올바른 근육사용을 위한

요가해부학

Anatomie pour le yoga
les muscles dans le yoga

Anatomie pour le yoga

les muscles dans le yoga

올바른 근육사용을 위한

요가 해부학

정선영 외 옮김

Blandine Calais-Germain

영 문 출 판 사

■ 옮긴이

정선영 경희대학교 체육대학 요가필라테스 전문실기 교수
경희대학교 동서의학대학원 움직임치료 강의교수
경희 요가 필라테스교육 협회장

남혜주 오산대학교 건강재활과 교수
한국 선수트레이너협회 이사
한국 스포츠 치의학회 이사

김민호 영산대학교 태권도학부
동양무예전공 교수

Udo Moenig 영산대학교 태권도학부
태권도전공 교수

Anatomie pour le yoga by Blandine Calais-Germain

– 올바른 근육사용을 위한 –
요가해부학

2019년 1월 21일 초판 인쇄
2019년 1월 28일 초판 발행

지은이 : Blandine Calais–Germain
역 자 : 정 선 영 외
발행인 : 박 병 조
발행처 : 도서출판 영문출판사
등 록 : 1987년 12월 21일 제2–419호
주 소 : 서울시 강남구 삼성동 69–1
전 화 : (02) 514–5590, 776–5590
팩 스 : (02) 756–8943
E–mail : yeongmunsa@empal.com
홈페이지 : www.ymsbook.net
정 가 : 25,000원
ISBN 978–89–7224–445–5 93510

※ 파본은 교환해 드립니다.

감사의 글

여러 가지 방법으로, 이 책이 출판되도록
도움을 주신 모든 분들에게 감사한다:

Antonia Baumann
Bernard Bizeul
Matilde Cegarra
Éric Charrier
Bernard Coignard
Katia Cornier
Anne Debreilly
Sylvie Dugachard
Charlotte Fonseca
Romane Fossart de Rozeville
Jocelyne Galland
Gloria Gastaminza
François Germain
Nathalie Gérouard
Maria Gonzales
Elisabeth Jalabert
Ibai Lopez
Brigitte Masri
José Luis Marin Mateo
Hélène Mugica
Julia Roux

그리고 열정을 가지고 도와준
그래픽 디자이너인
Marie-Luce Dehondt와 Florence Penouty에게
감사한다.......

서 문

나는 오랫동안 무용과 무용을 하기 위해 준비하는 운동을 가르쳤고, 그 후 물리치료사가 되었는데, 움직임과 직접적으로 관계되는 (해부학을 이해하고, 움직임에 해부학 지식을 응용하기 위해) 해부학을 공부하였다.

이러한 과정에서 수십 년 동안 나는 다양한 학파와 다양한 협회에 속한 요가 지도자와 요가 수련인을 만날 수 있었다. 그들은 움직임 해부학 연수에서 매트를 펴서, 그들의 몸 위에 골격 모형을 놓아 척추를 관찰하였고, Virasana에서 무릎의 위치를 관찰하였고, 발의 삼각대........

점진적으로 시간이 지나면서 그들에게 특별히 필요한 적절한 내용들이 만들어졌다: 요가를 지도하면서 이론을 완성하고, 자세분석을 통해 자세를 수련하고, 몇몇 자세를 취하기 위해 특별히 자세를 준비하는 법 등등을 구성하였다. 요가 분야가 넓고 다양하기 때문에, 이 내용은 아직도 발전하고 있다.

이 연수들은, 몇 년을 걸쳐, 선조들의 지식을 확인하고 발견할 수 있는, 연구와 발견을 하는 열정적인 실험실이 되었다.

이러한 맥락에서, 요가에 관한 해부학 책을 출판해 줄 것을 자주 요청받았다. 요가자세의 목록은 매우 큰 분야이고, 나는 ≪이 자세에서 어떤 근육이 작용하는가?≫라는 주제와 적합한 자세를 묘사하는 것을 선택하였다. 요가자세에서 이 근육들의 역할은 매우 명확하다.

따라서 이 책은, 올바르게 요가를 지도하고 수련을 새롭게 하기 위해, 근육의 다양한 단계를 배우는 여정으로 구성되었다.

역자 서문

지난 15년간 요가를 처음 접하는 일반인을 비롯하여, 학부 및 대학원에서 체육을 전공한 학생들에게 움직임 이론과 해부학적 지식을 바탕으로 요가와 이론이 접목된 요가 전문가 교육을 진행해 왔다. 역자는 무용학을 전공했으며 오랜 시간동안 요가와 필라테스, 움직임에 관한 연구와 직접 수련을 통한 자세를 분석적으로 나누고 근육의 발달을 점진적으로 발전시켜 수련할 수 있도록 직접 고안한 Dr. Jung 빈야사 요가법을 제시해왔다. 이를 통해 요가 수련의 방향성과 특별한 요가 자세 실행하기 위한 준비 자세를 이론적으로 정립했으며 이는 현재 실제 현장에서 유용하게 사용되고 있다. 요가 해부학 책을 통해 요가 지도법에 확신을 갖게 되었고 이론을 뒷받침 해줄 것이다.

저자의 움직임 해부학관련 저서를 모두 읽어왔지만, 이번 Anatomie pour le Yoga(요가해부학)에서 저자의 능력을 다시 한 번 확인할 수 있었다. 이 책은 요가동작을 올바르게 취할 때 근원이 되는 근육이 무엇인지를 간단하면서도 자세하게 설명하고 있을 뿐만 아니라 각 움직임의 단계에서 작용하는 근육들의 변화까지도 정확하게 설명하고 있다.

저자가 언급하였듯이 이 책은 요가 자세를 취할 때 작용하는 근육의 다양한 역할들을 잘 설명하고 있다. 한 개 또는 여러 개의 근육이 작용하는 각각의 상황을 관찰하여 그림과 예시를 통해 근육의 여러 가지 역할을 이해하고 그 역할을 구분하도록 구성되었다. 요가 수련 시 근육 사용에 대한 이해를 도모하는 본 저서는 독자가 요가를 효율적으로 정확히 받아드려 올바르게 수련하도록 도움을 줄 것이다. 또한 비록 요가를 수련하지 않는 독자라도 몸의 움직임에 관심을 갖는 사람들에게 그 움직임을 이해하는데 실질적으로 많은 도움이 되리라 믿어 의심치 않는다.

끝으로 이 책이 출간되기까지 도움을 주신 영문출판사 박병조대표님과 여러분들에게 감사의 뜻을 전합니다.

2019년 1월

역자대표 정선영

이 책은 여러 종류의 내용이 있다.

이 책은 독자에게 다양한 방법으로, *근육이 작용하는* 많은 종류의 asanas(자세)의 예를 보여준다. 한 자세에 존재하는 세부 사항을 통해 때로는 아래 내용에서 발견하는 일련의 근육들의 역할에서 한 측면을 탐구한다.

- 이것은 특정한 경우를 중심으로 이루어진, 주제의 그림형태를 취한다(자세, 근육 하나, 보호해야 할 부위.....).

- 이 그림 앞쪽이거나 다음쪽에서, 이론적인 개념을 설명한다.

- 마지막으로 몇몇 쪽들은 주제별 그림에서 다루는 같은 문제에 해당되는 자세목록들을 소개한다.

이 책을 순서대로 읽을 필요는 없다: 독자는 자신이 제시하는 문제에 따라 자세들을 살펴볼 수 있다.

이 책은 *움직임 해부학*을 참조하였다.

이 책은 기초 해부학을 설명하는 것이 목적이 아니다. 이 책은 *다양한 요가 asanas(자세)에서 해부학이 어떻게 작용하는지*를 보여주는 것이 목적이다. 때로는 설명하는 자세에 관한 해부학을 약간 다루었지만 단지 자세에 필요한 해부학 분야만 다루었다.

이 책을 이해하기 위해 저자는 지속적으로 독자에게 저자가 출판한 해부학 기초를 설명하는 *움직임 해부학 1권*을 참조할 것을 권한다. 이는 다음과 같은 방법으로 가리킨다: apm1, p.)

여기서 다루는 각 자세에 대해 모든 것을 말하지 않는다:

자세는 근육이 작용하는 *면*을 관찰하기 위한 하나의 핑계인데, 다른 자세에서도 이 근육작용을 발견할 수 있다.

이 책은 요가 학습서가 아니다:

여기서 설명하는 자세들은 자세를 배우도록 전혀 구성되어 있지 않다(예를 들어, 쉬운 자세에서 점점 더 어려운 자세로 변하지 않는다).

또한 관찰하는 자세의 난이도는 고려하지 않는다. 이 책은 요가에서 *근육작용과 관련되어* 관찰된 많은 상황들을 살펴본다.

≪주제의 그림≫

43개의 ≪주제의 그림≫이 이 책의 흐름을 인도한다.
이 그림들은 체험을 한 사례에 의거하여 요가에서 근육을 관찰할 수 있도록 구성되었다.

쪽에 따라, 이 그림들은 다음과 같은 것을 설명한다:

- *해부학* 설명,
- 상황 *분석*
- 다양한 실제 *체험*
  - 근육작용을 발견,
  - 근육이 늘어남,
  - 근육 감지를 측정,
  - 자세의 특정 세부 사항을 수행하기 위한 준비,
  - 자세를 취한 후 운동.

주제의 그림, 사용법

각 그림은 그림문자에 의해 표시된다.
각 장식은 내용의 배치를 알려준다.

●●● ***≪목표를 향한 연습≫***
주로 이론적인 내용이고 그림 마지막에 하나
또는 여러 가지 실습이 제시된다.

●●● ***≪간헐적인 연습≫***
이론은 실용적인 실험을 통해 그림 전체에 교대로 나타난다.

◉ ***≪상황 분석≫***
그림내용은 예시나 실습을 포함하지 않으며 주로 그림내용은 근육에서
또는 자세에서 무엇이 발생하는지를 이해하는데 활용된다.

축약

*척주*를 가장 자주 ≪주(척주)≫라 부른다.

일상적으로 사용하는 용어에 따라, *상지*는 가장 자주 ≪팔≫이라 부르고 *하지*는 자주 ≪다리≫라 부른다.

큰돌기(greater trochanter), 넙다리뼈 위에서 튀어나온 덩어리뼈는 엉덩이의 많은
근육에 닿는 곳이기 때문에 자주 인용된다.
해당되는 쪽에서, ≪돌기≫라 부른다.

*앞위엉덩뼈가시*를 골반을 다루는 쪽에서 ≪가시≫ 또는 ≪골반가시≫라 부른다.

전경, *후경*은 골반 움직임을 묘사하는 용어인데 여러 쪽에서 볼 수 있다.
서 있는 자세에서, ≪가시≫는 동시에 앞과 아래로 향한다. 후경에서 가시는 뒤로 향한다.

분류

한편으로 해부학용어의 명칭은 지난 30년 동안 3번이나 바뀌었다.

예를 들어, 큰톱니근은 *전거근(serratus anterior)*이라 불렸고 그 후 *앞톱니근*이라.......

다른 한편으로, 요가자세를 지칭하는 용어들을, 여러 유파에서 프랑스어와 산스크리트어로 사용한다.

이 책은 문맥을 복잡하게 하지 않기 위해 다양한 명명법을 자유롭게 사용한다.

목 차

근육에 관한 몇 가지 예비 개념 15

근육의 힘과 자세 43

근육이완과 자세 75

근육 길이와 자세 101

길이 & 힘 159

자세에서 근육조정 173

부 록 212

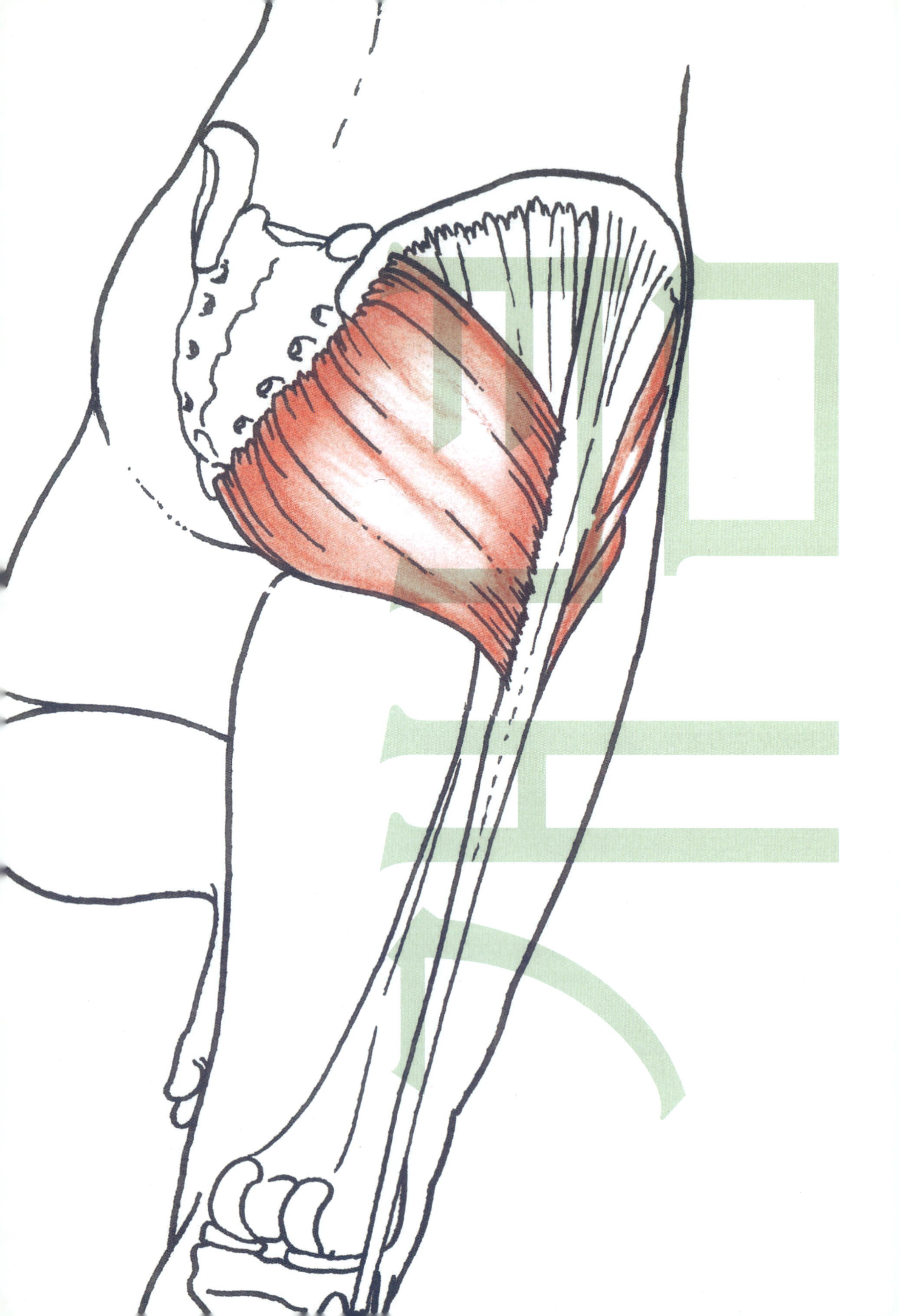

1

근육에 관한 몇 가지 예비 개념

(Quelques notions préalables sur le muscle)

이 단락에서는 근육과 그 기능에 대한 몇 가지 개념을 제시한다.
이 개념은 완전하지는 않지만 이 책을 이해하는데 필요하다.

근육, 무엇인가?

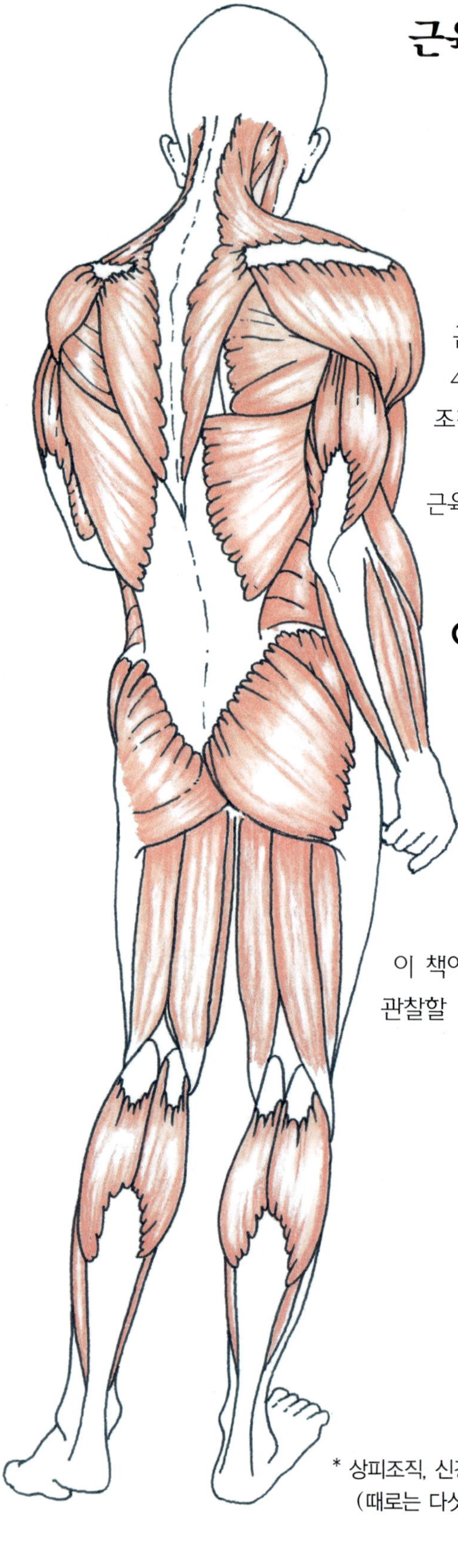

근육은 조직이다. 근육은 몸을 구성하는 4종류의 조직*에 속한다.
조직은 몸에서 특별한 기능을 하는 세포의 배열이다.

근육의 특별한 기능은, 수축하는 것이다.

이 책에서 해당되는 근육들

몸에는 3가지 주요한 근육이 있다 : 심장근육, 민무늬근육(이 2종류의 근육은 이 책의 내용과는 연관이 없다) 그리고 줄무늬라고 불리는 근육인데, 이 근육의 대부분은 골격에 붙어있어 골격을 움직인다.

이 책에서, 요가자세 중 일부자세를 선정하여, 줄무늬근육만을 관찰할 것이다.

* 상피조직, 신경조직, 결합조직, 근육조직
(때로는 다섯 번째 조직을 추가한다 : 혈액조직).

육안으로 보는, 줄무늬근육 구조

줄무늬 근육의 *모양*과 *크기*는 매우 다양하지만,
공통되는 구조를 지닌다 : 근육을 실제크기로 보면,
항상 *적색근육*과 *백색근육*으로 구성되어 있다는 것을 볼 수 있다.

적색부위만 유일하게 수축할 수 있다.

백색부위는

– 또는 적색 덩어리를 둘러싸고 분할하거나*(근막이다)*,

– 또는 적색 덩어리를 뼈까지
연장시킨다*(힘줄(tendon)이나 힘줄날(tendinous membrane)*이다).

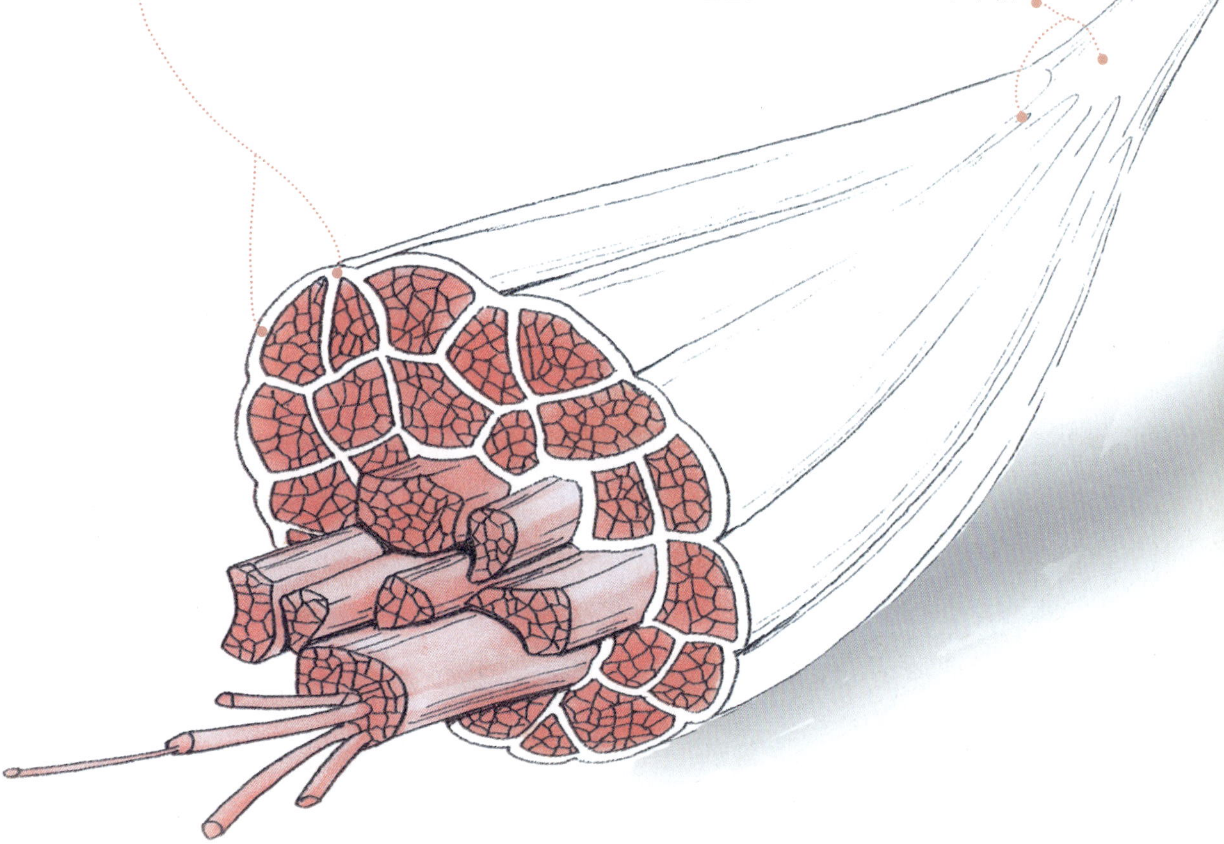

백색부위는, 수축하지 않는, *결합조직*이다.

현미경으로 보는, 줄무늬근육 구조

적색부위는, *근절(sarcomere)*에 배열된 세 유형의 단백질을 포함하고 있는, *근육≪섬유≫**
라고 불리는 슈퍼세포로 구성되어 있다,

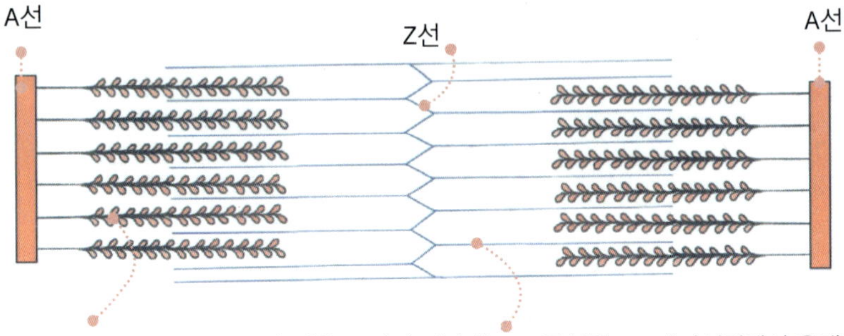

두꺼운 필라멘트로 구성된 (그림의 적색부위), **미오신** 단백질(적색)은 수축에 결정적인 역할을 하는 구부러진 ≪머리≫에서 끝난다. 필라멘트는 가로선으로 연결된다 : A선.

더 작은 크기의 필라멘트로 구성된 **액틴** 단백질(푸른색)은 미오신 단백질 사이에 서로 삽입되고, 가로선에서 서로 연결된다 –: Z선.

(*타이탄*에서 유래한 단어인) 커다란 단백질인 **티틴**은 Z선을 미오신과 A선에 연결한다. 티틴 단백질은 근절의 유지와 탄성에 기여한다. 104쪽을 참고.

근육이 수축하면, 액틴 필라멘트와 미오신 필라멘트는
점점 가까워지고 서로 침투하는 경향이 있다.
이 작용은 마치 양손의 ≪손가락을 교차하는 것≫과 같다.

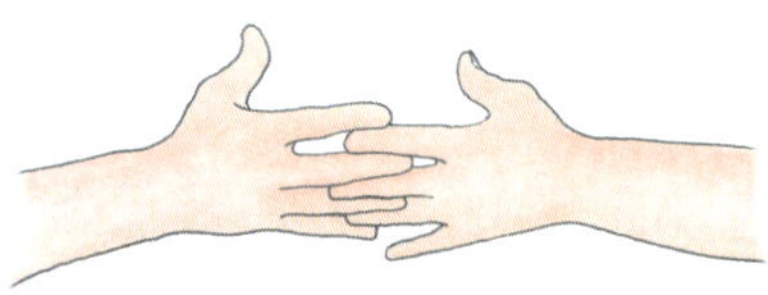

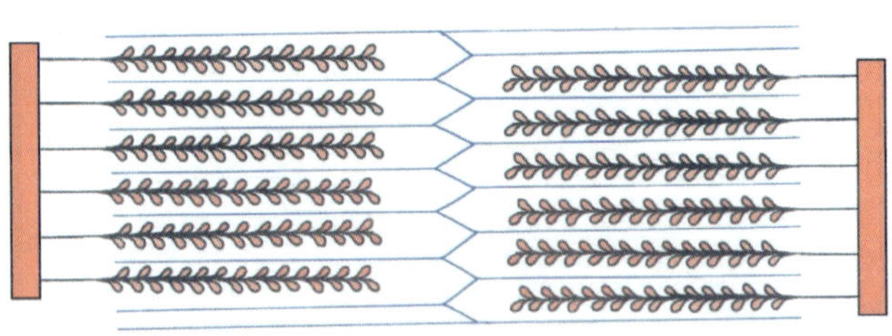

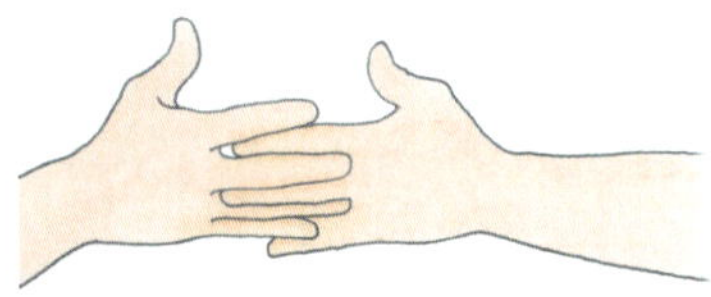

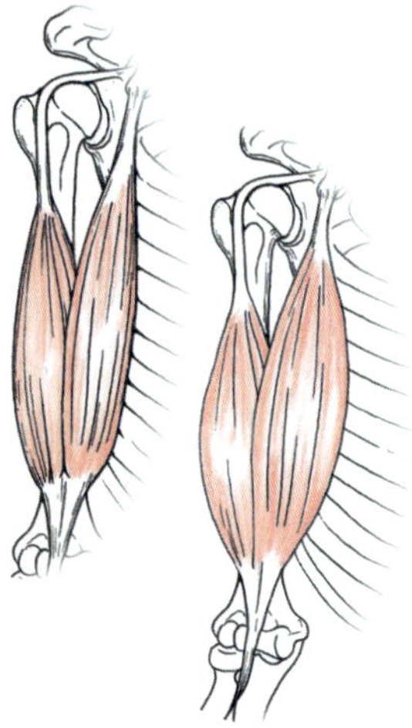

이러한 작용이 일어나면, 근섬유는 더 짧아지고 더 두꺼워지며, 더 큰 규모에서, 근육 전체가 짧아지고 두꺼워진다. 이 단축이 발생하면 근육덩어리는 뼈를 당긴다.

* 근육에 대해 *세포*라는 단어 대신에 *섬유*라는 단어를 자주 사용하지만, 근육은 세포이다.

근육이 늘어나면, 이 필라멘트들은 서로 멀어지면서 반대쪽으로 미끄러진다.

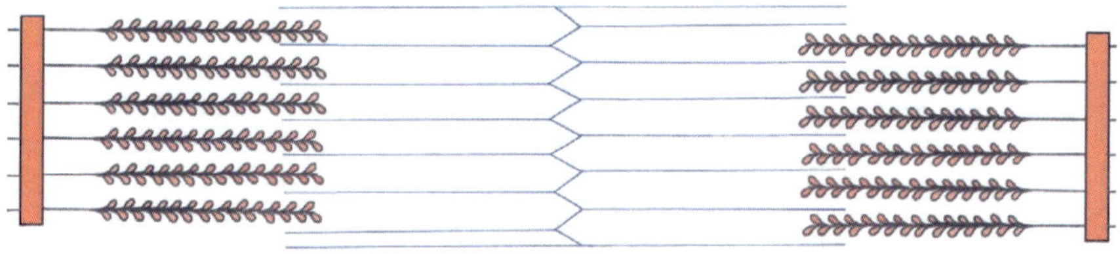

마치 교차한 양손에서
손가락이 미끄러지면서
서로 떨어지는 것과 조금 유사하다.
이렇게 근육에서 수축된 부위는 길어질 수 있다.

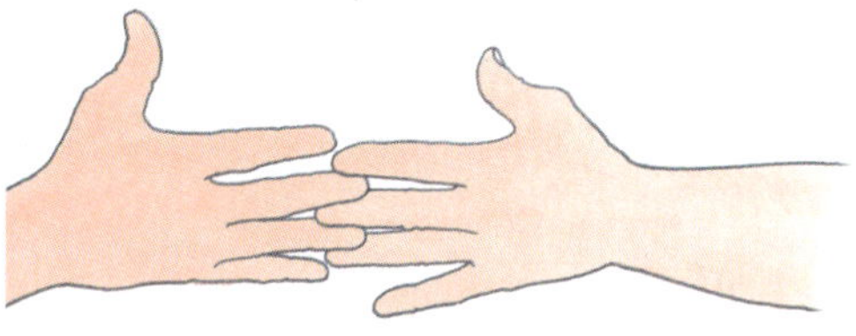

미오신 단백질과 액틴 단백질의 배열은 근섬유 전체길이에서 반복되는 패턴을 형성한다. 이를 Z선에서 다른 선으로 가는 기본 단위인 근절이라 부른다. 체인이 링크로 구성되는 것과 같은 방식으로, 근섬유는 근절로 구성된다.

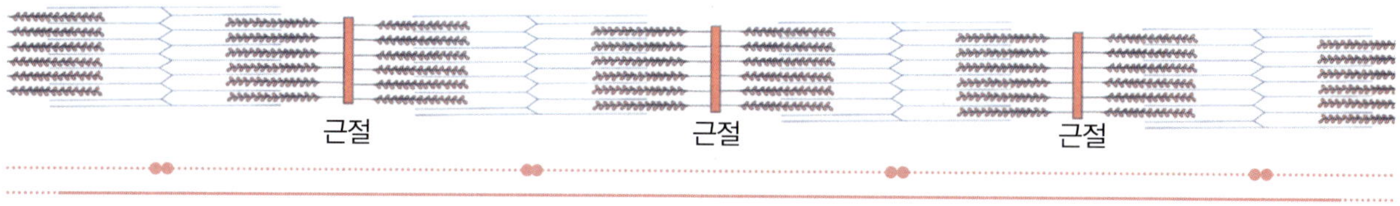

상호억제반사(reciprocal inhibition reflex)에 반응하는 것은 바로 근육덩어리에서 이 부위이다(39쪽 참고).

백색부위는 세포와 섬유를 감싸고 있는 기본물질로 구성되어 있는, 주로 콜라겐섬유와 탄성섬유로 구성된, *결합조직*이다.

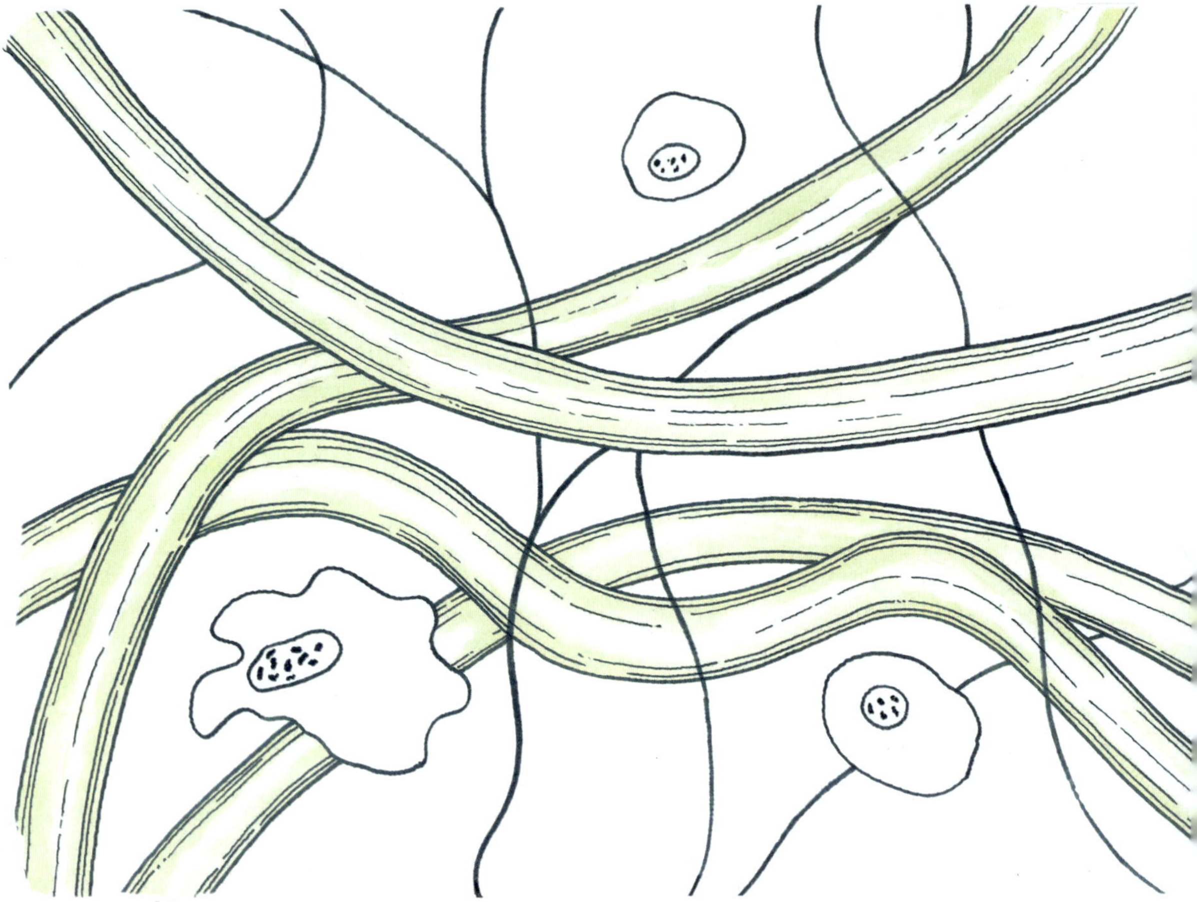

혈관, 신경, 다른 요소는 그림에서 표시하지 않았다.

결합조직은 그 위치에 따라 명칭이 바뀐다.

근육 끝에서는, 힘줄 또는 힘줄날을 형성하기 위해, *조밀결합조직(dense connective tissue)* 이란 이름으로 불린다. 이 조직은 저항력이 있어, 당겨질 때 거의 변하기 않는다.

근육덩어리 주위에서, 이 조직을 *지역결합조직(connective tissue areal)*이라 부르고, 덮개망(network of envelopes)으로 구성된다 : *근막(fascia)*은 점점 더 가늘어지는 근육덩어리의 격벽을 만들기 위해 이중으로 늘어난다. 이 근육의 외곽에서, 이 덮개를 *근육바깥막(epimysium)*이라 부른다.

더 깊은 곳에서, 이 덮개는 근육섬유 묶음 주위에서 증가하고, 더 가늘어지는데 *근육다발막(perimysium)*이라 부른다. 끝으로, 이 덮개는 각각의 근육섬유를 감싸기 위해 또 다시 분할된다 : *근육섬유막(endomysium)*이다.

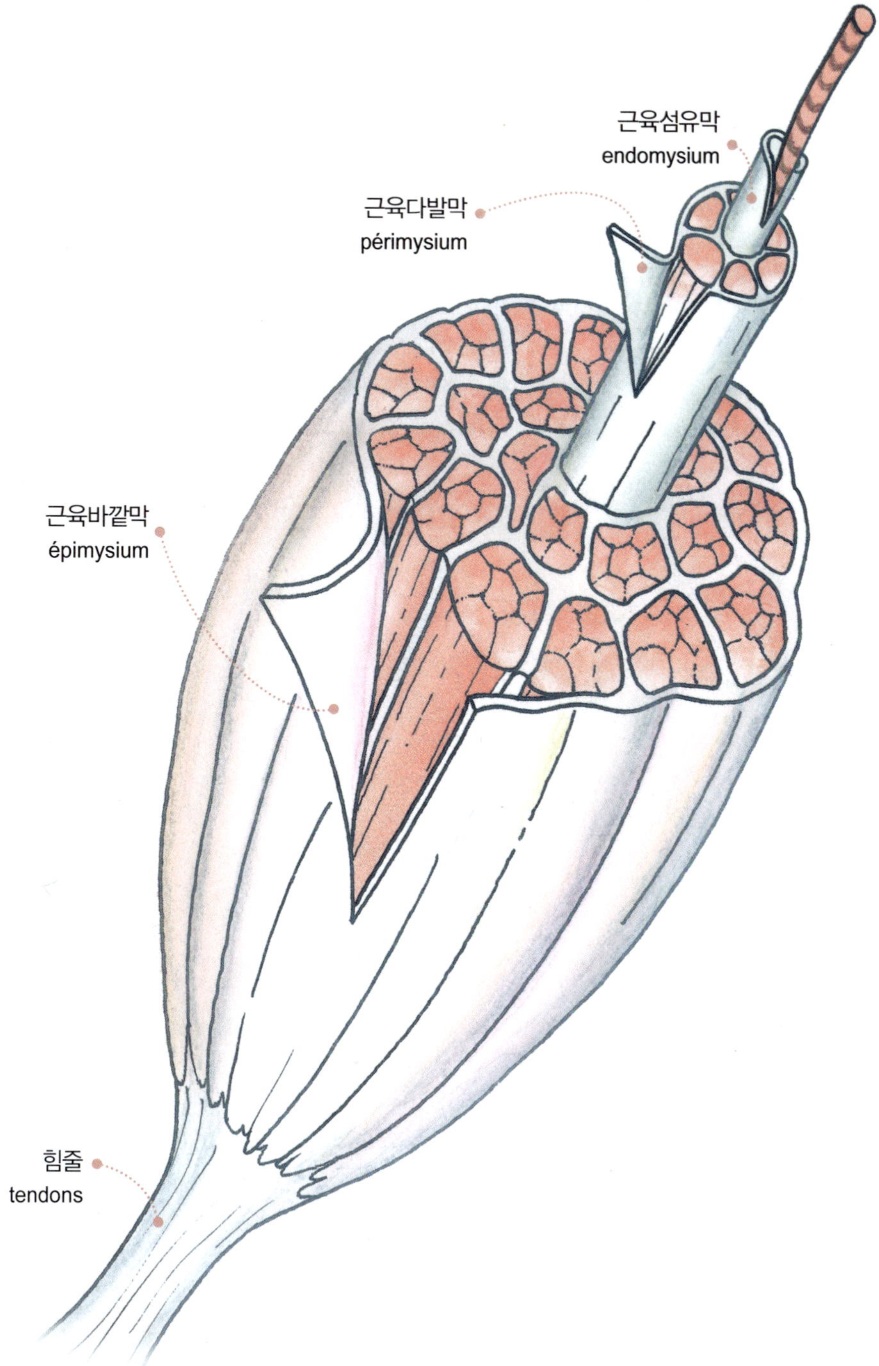

이 덮개망은 힘줄보다 더 잘 변형된다 : 콜라겐섬유는 힘줄에서 한 방향으로만 향하지 않고, 부직포처럼, 서로 얽혀있다. 이 망은 (두껍게, 늘어난) 근육모양에 따라 변형된다.

백색부위(힘줄, 근막) 전체는, 근육전체에 근육구조를 제공하고 또한 뼈에 대한 견고한 부착 수단을 제공하면서, 수축부위의 역할을 보완한다.

근육덩어리에서 이 부위는 상호억제반사에 반응하지 않는데(39쪽 참고), 왜냐하면 이 반사는 수축/이완에 작용하기 때문이다.

근육은 모든 움직임에 관여하지 않는다

근육을 수축하면 힘이 강해지고, 이 힘은 많은 움직임의 원인이지만, 모든 움직임에 관여하는 것은 아니다 : *많은 움직임은 다른 힘에 의해서 이루어진다*. 요가에서, *무게*에 의해 많은 움직임이 이루어지는 것을 관찰할 수 있다.

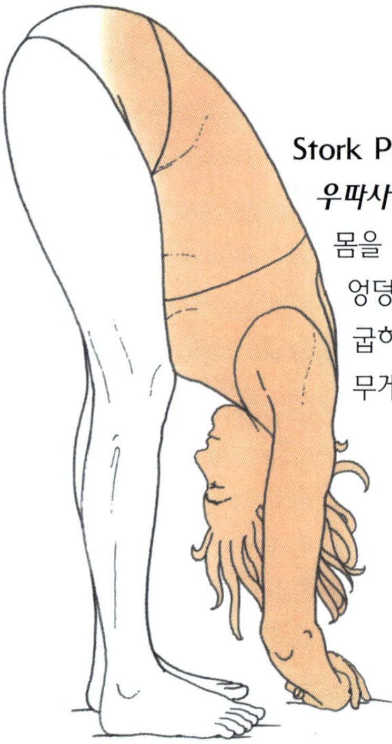

Stork Pose 또는 ***우따사나(Uttasana)***에서, 몸을 앞으로 숙일 때, 엉덩이와 몸통을 굽히는 힘은 무게이다.

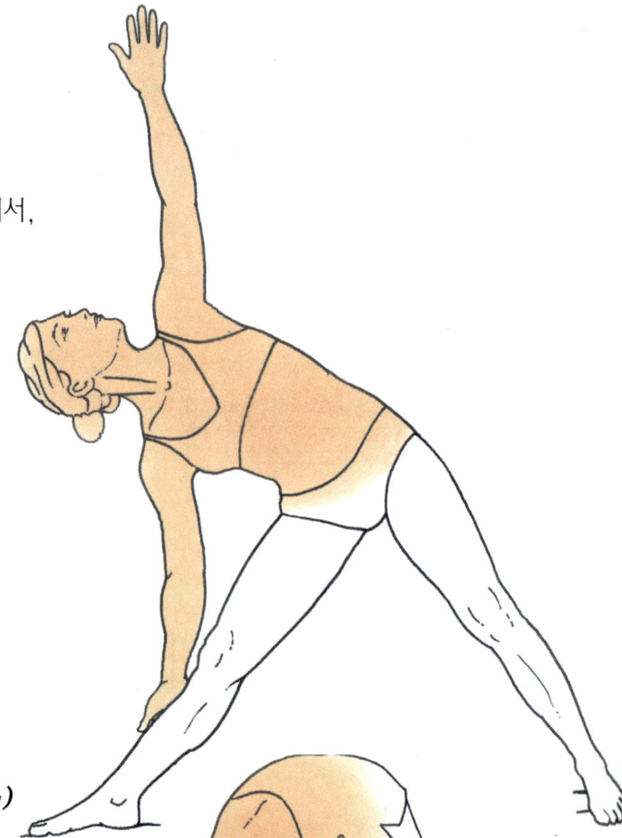

Triangle Pose 또는 ***프리꼬나사나(trikonasana)***에서, 몸을 옆으로 기울 때, 몸통을 골반과 늑골 위에 기울어지게 하는 힘은 무게이다.

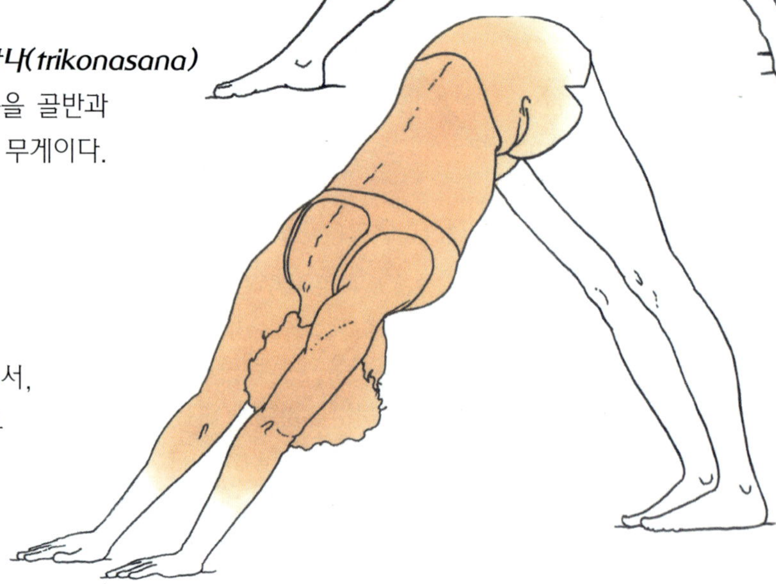

Down Dog Pose 또는 ***아도 무카 스바나사나 (Adho Mukha svanasana)***에서, 척주를 늘일 때, 엉덩이를 굽히고 몸통을 크게 하는 힘은 무게이다.

Plow Pose 또는 ***할라사나(Halasana)***에서
다리를 아래로 내릴 때,
이 움직임은 다리가 아래로 내려가는 무게에
의해 이루어진다.

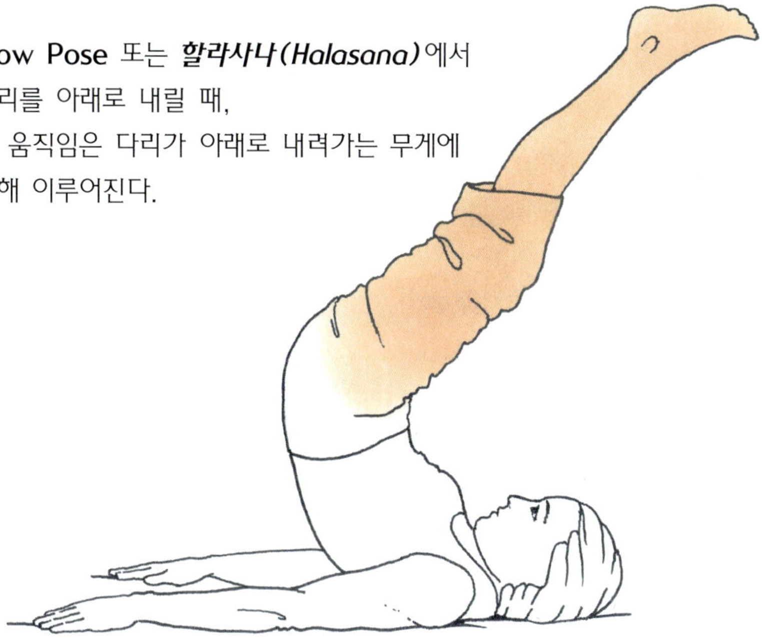

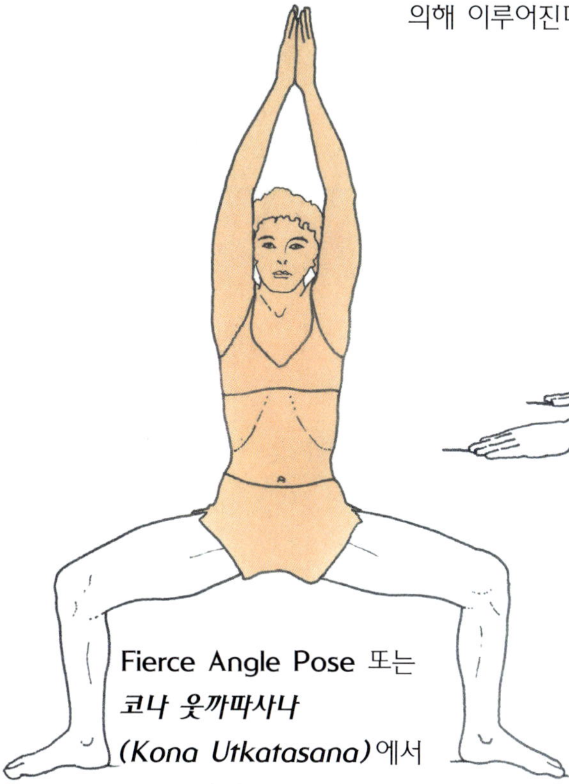

Fierce Angle Pose 또는
코나 웃까따사나
(Kona Utkatasana)에서
무릎 굽힘은 무릎 굽힘근의 작용이 아니라,
무릎이 굽어지는 무게에 의해 이루어진다.

Camel Pose 또는 ***우스뜨라사나 (Ustrasana)***에서,
머리를 뒤로 젖히면,
이 움직임은 몸통과 머리 무게에
의해 이루어진다.

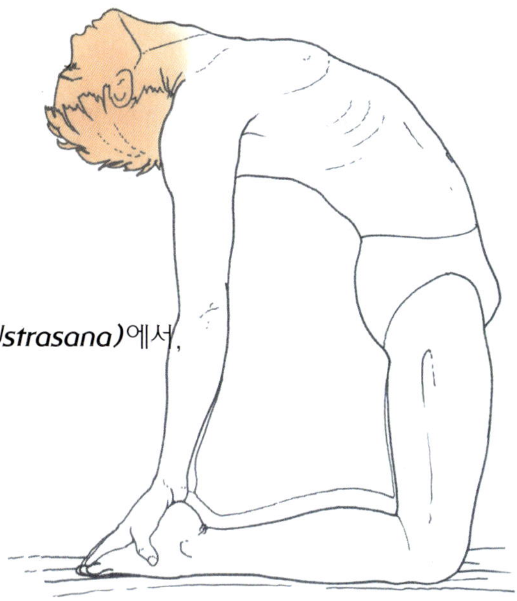

많은 다른 사례들이 있다. 무게는 많은 움직임의
주체이거나 또는 움직임 일부이다.
이러한 경우, 근육작용은 무게와 결합하여 움직임을 구성한다.

이 책에서 자세를 분석할 때, 이 힘을 자주 언급할 것이다.
무게이외에도, 몇몇 자세에서 *다른 힘*이 작용한다.

예를 들어 : Cat Pose 또는 ***마리아라사나(Marjarasana)***에서 몸통을 견인하고 늘이기 위해 카펫을 움켜잡을 때, 작용하는 힘은 카펫과 손의 밀착정도에서 달려있다.

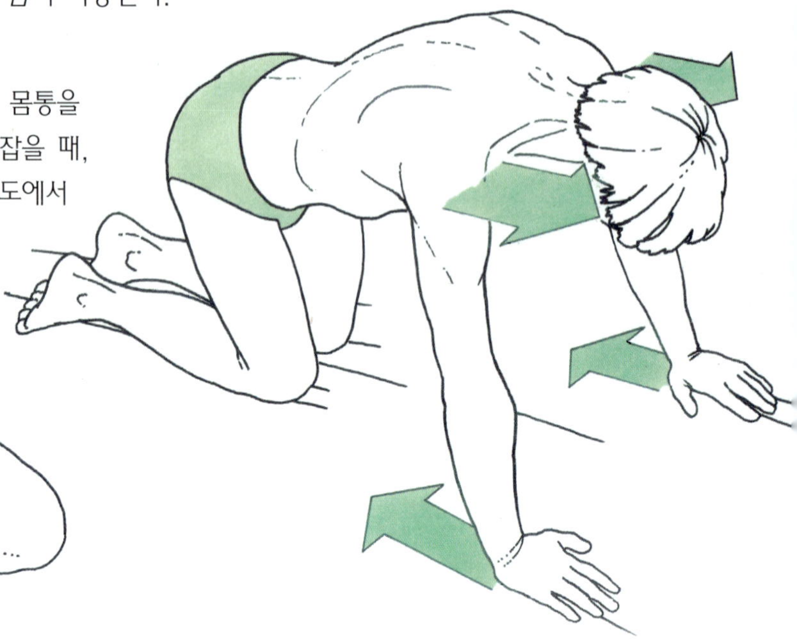

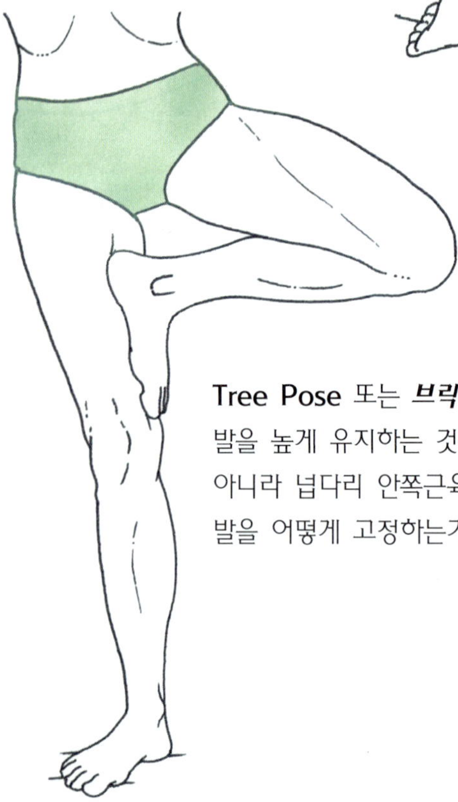

Tree Pose 또는 ***브릭샤사나(Vrikshasana)***에서 발을 높게 유지하는 것은 근육수축에 의해서가 아니라 넙다리 안쪽근육덩어리에 발을 어떻게 고정하는가에 달려있다.

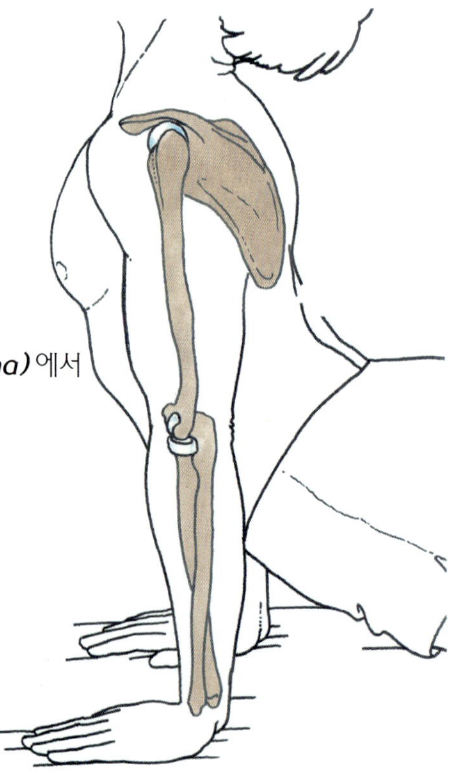

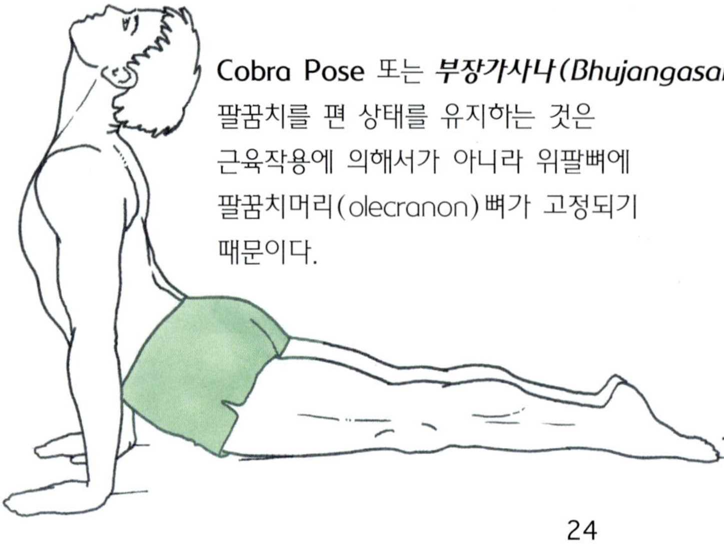

Cobra Pose 또는 ***부장가사나(Bhujangasana)***에서 팔꿈치를 편 상태를 유지하는 것은 근육작용에 의해서가 아니라 위팔뼈에 팔꿈치머리(olecranon)뼈가 고정되기 때문이다.

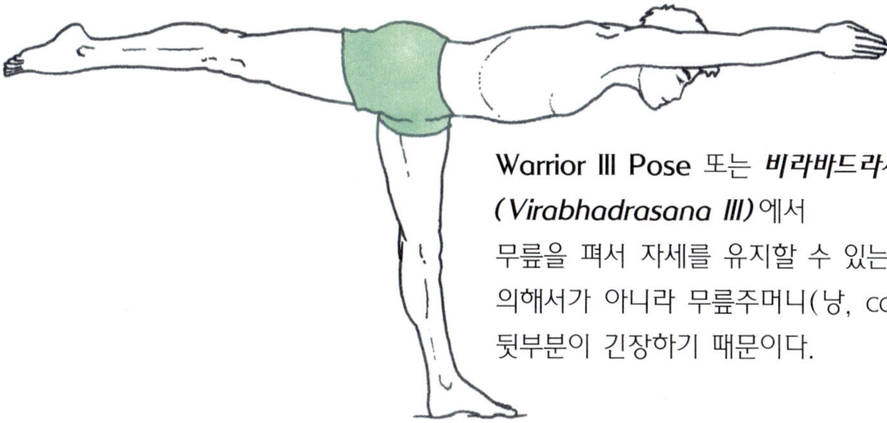

Warrior III Pose 또는 ***비라바드라사나 (Virabhadrasana III)***에서
무릎을 펴서 자세를 유지할 수 있는 것은 근육작용에
의해서가 아니라 무릎주머니(낭, capsule)
뒷부분이 긴장하기 때문이다.

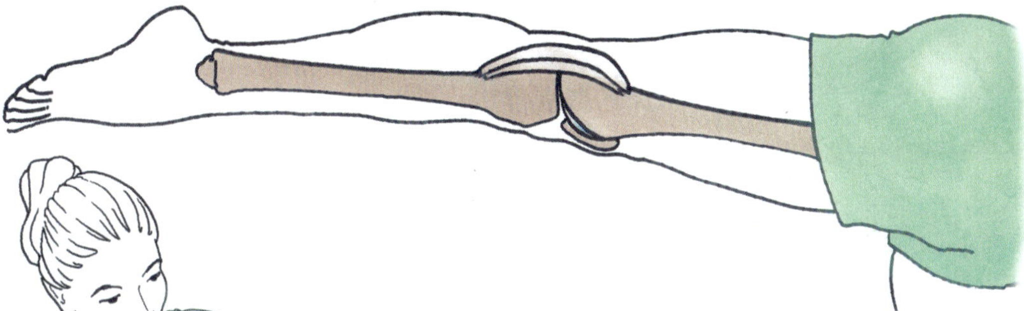

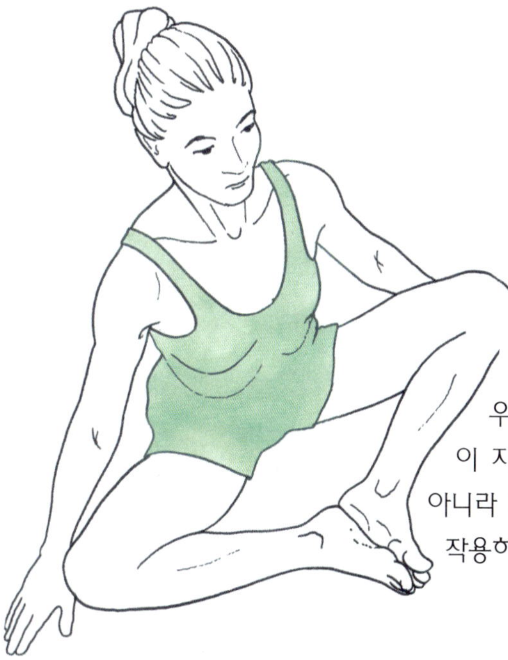

Bound Angle Pose 또는 ***받다꼬나사나(Baddha Konasana)***에서,
벌어진 엉덩이 자세(굽힘, 벌림, 가쪽돌림)는
우선 수동적으로 이루어진다. 그런 다음,
이 자세를 유지하는 것은 근육이 작용해서가
아니라 바닥과 몸통 무게 사이의 압박이
작용하기 때문이다.

Fish Pose 또는 ***마츠야사나(Matsyasana)***에서, 손을 엉덩이 아래에 놓을 때, 양손을 가까이
유지하는 것은 근육의 능동적인 작용에 의해서가 아니라, 골반이 양손을 누르기 때문이다.

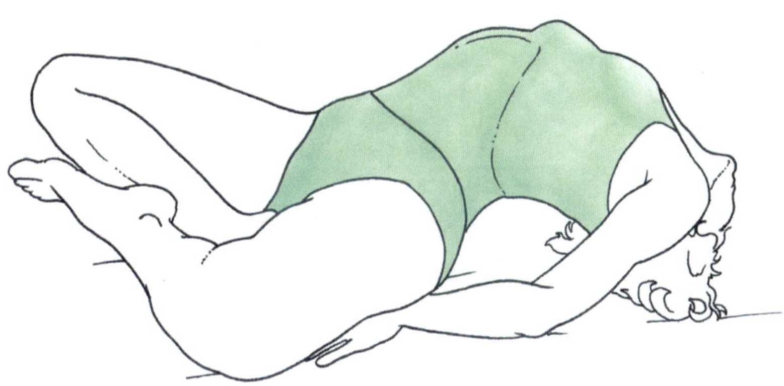

근육은 수축에 의해서만 작용하지 않는다

근육은 *≪수동적인 긴장근(passive tensor)≫*이 될 수 있다.
근육이 심하게 늘어나면 견인밧줄(traction rope)로 바뀐다.
이렇게 늘어난 근육은 강하게 수축하기 때문에 더 이상 작용을 하지 않지만,
긴장된 케이블처럼 수축을 하지 않고 뼈를 움직인다.

예를 들어, **Sitting Forward Bend Pose** 또는
빠스치못따나사나(Paschimottanasana)에서,
골반이 움직이면 뒤넙다리근(hamstrings)이 수축한다.
이때 자주 뒤넙다리근은 궁둥뼈(ischium)를
당기고, 골반후경(retroversion)을 유발시키거나
유지시킨다

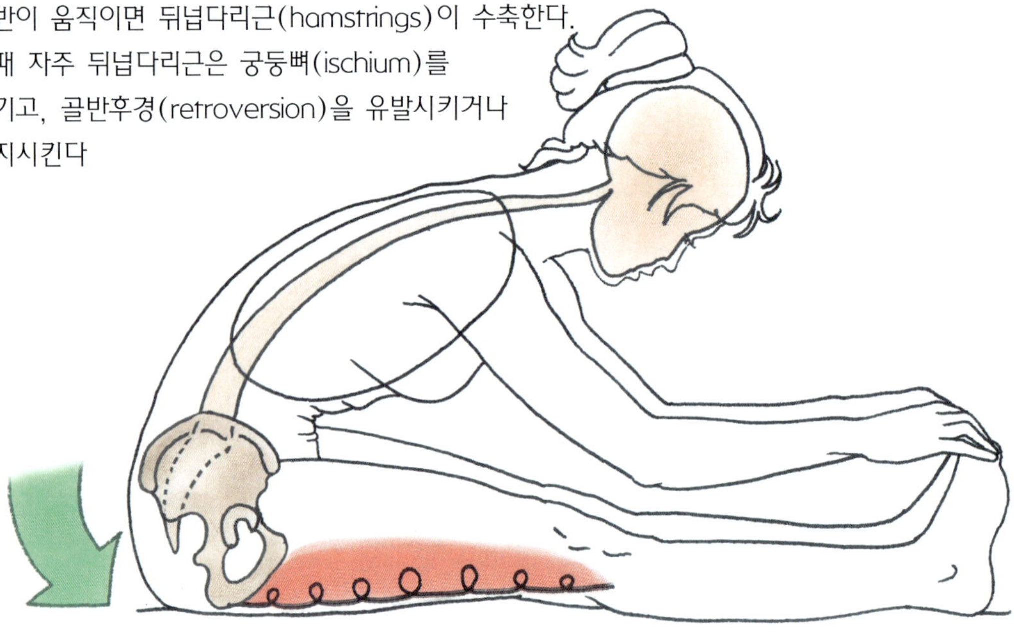

이 작용은 뒤넙다리근의 수축으로 인해 발생하는 것이 아니라, *수동적인 긴장*에 의해서 발생한다.

이 수동적인 견인력은 두 가지 구조가 수축하여 나타난다 :

- 비수축성 백색부위가 펼쳐지고, 그 후 이 부위가 수축
  (콜라겐 섬유 및 근막의 탄성 섬유, 20쪽 참고),
- 티틴 단백질이 펼쳐지고, 그 후 늘어나는 것에 저항하여 용수철처럼 작용하는 근절(104쪽 참고)에서 티틴 단백질의 수축.

공동작용의(synergistic), 주동근(Agonist), 길항근(antagonist)...

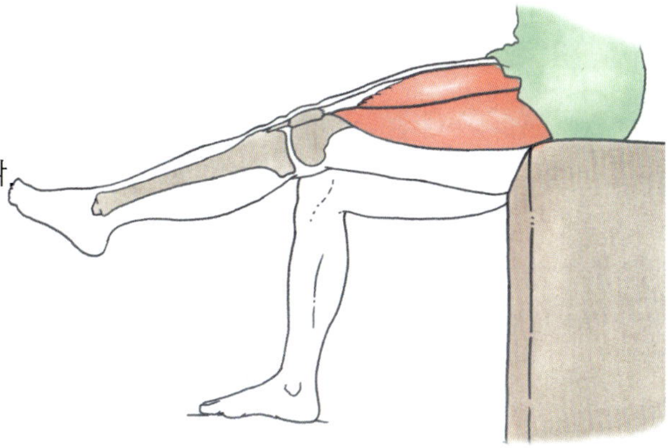

어떤 움직임에서,
이 움직임을 발생시키는 근육을 *주동근*이라 부른다.
예 : 무릎을 능동적으로 펴면, 무릎폄근인
넙다리네갈래근(quadriceps)은 주동근이다.

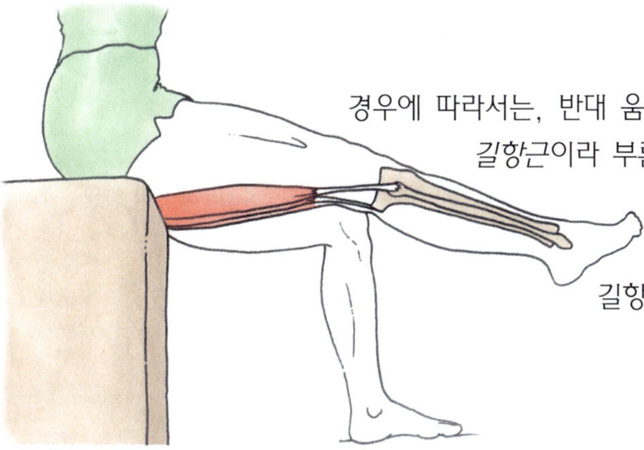

경우에 따라서는, 반대 움직임을 하는 근육을
*길항근*이라 부른다.
예를 들어, 무릎을 능동적으로 펴면,
무릎굽힘근인 뒤넙다리근은 넙다리네갈래근의
길항근이다.

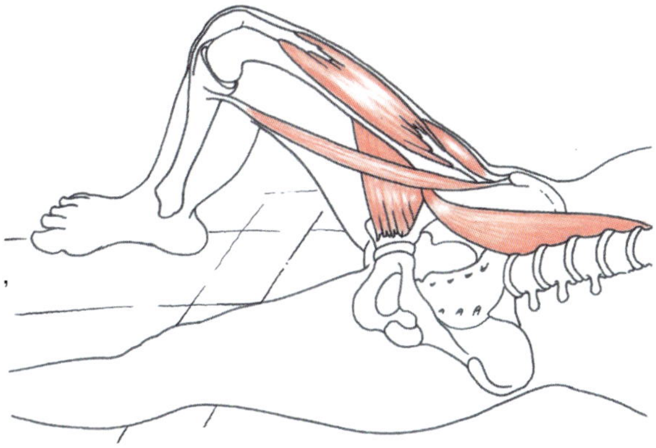

두 개의 근육이 공동작용을 위해 서로 결합 할 때,
이 두 개의 근육은 *공동작용*을 한다고 말한다.
예를 들어, 허리근(psoas), 넙다리빗근(sartorius),
넙다리근막긴장근(tensor fasciae latae),
넙다리곧은근(rectus femoris)은 넙다리를
골반 위에 굽히기 위해 공동으로 작용할 수 있다.

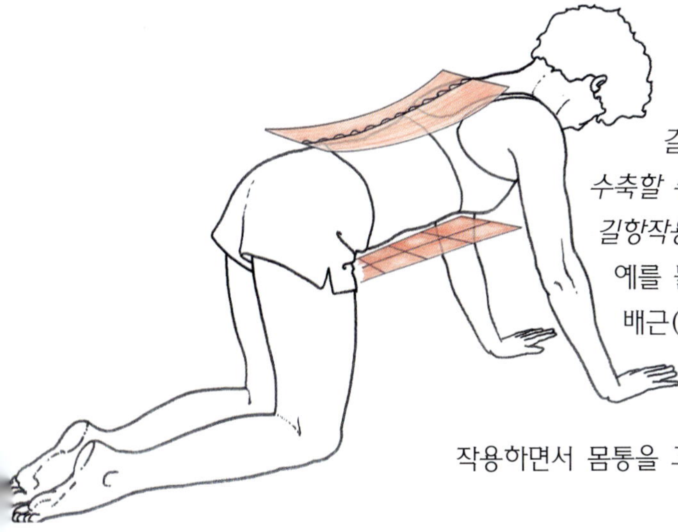

*길항근은 뼈를 고정시키고, 안정시키기 위해
수축할 수 있다. 이것을 시너지 -
길항작용(synergy-antagonism)이라 한다.*
예를 들어, 몸통을 안정시키기 위해 (굽힘근인)
배근(abdominis)이 (폄근, 따라서 길항근인)
등근(dorsi)과 공동으로 수축할 수 있다.
서로 반대 방향으로 이 근육들이 공동으로
작용하면서 몸통을 고정시킨다.

자세에서, 근육수축은 다른 *형태*를 취한다

자세를 취하는 동안, 또는 일반적인 방법으로 움직일 때, 근육은 움직임이 *발생할 수 있도록* 도울 수 있다,

예를 들어, 앉아서 무릎을 펼 때, 발이 땅에서 떨어져 위로 올라가는데, 이 움직임은 넙다리네갈래근(실제로는 무릎폄근)의 수축으로 *이루어진다.*

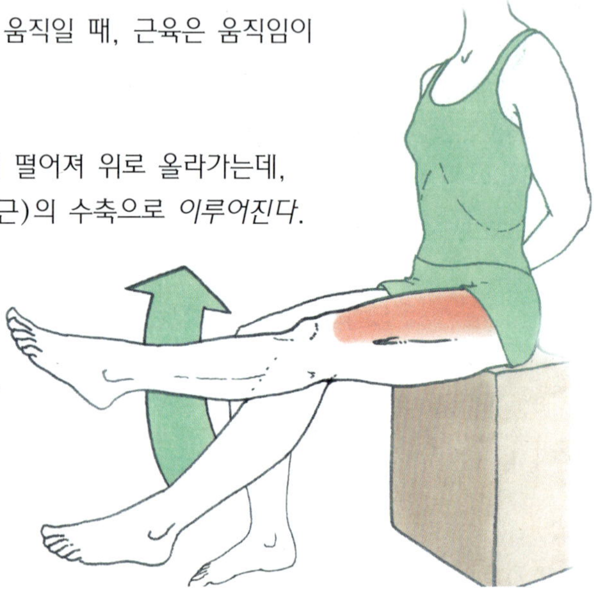

작용하는 근육에 의해 움직임이 발생하면, 이를 *단축성 수축*(concentric contraction) 또는 주동성 수축(actress contraction)이라 한다.

그런 다음 다른 방향으로 동일한 동작을 실행할 수 있다 : 무릎을 구부리면 발이 다시 내려간다. 다리와 발을 내리는 힘은 무게이다. 같은 근육인 넙다리네갈래근은 움직이기 위해서 작용하는 것이 아니라(움직임은 무게에 의해서 이루어진다), 반대 움직임인, 무릎굽힘을 *제어하기* 위해서 작용한다.

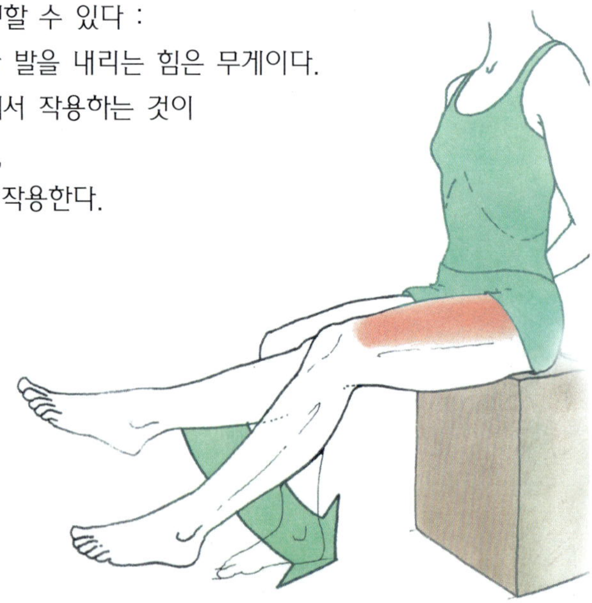

움직임에 반대작용을 하는 근육에 의해서 움직임이 제어되면, 이를 *신장성 수축*(eccentric contraction) 또는 제어성 수축(brake contraction)이라 한다.
근육은 점점 늘어나면서 수축한다.

이 두 가지 형태의 근육수축에는 공통점이 있다 : 움직임이 발생하거나 또는 제어되거나 하더라도, 이 *수축은 움직임과 관련이 있다.*
요가에서, 자세를 시작할 때와 자세를 마칠 때 이 두 가지 형태의 수축이 작용한다.
움직임과 관련된 이러한 유형의 수축은 Ashtanga요가 같이 동적인 요가에서 나타난다.

심지어는 움직임이 없을 때에도 때로는 근육이 수축한다.
예를 들어, 무릎을 펴는 첫 번째 움직임이 끝날 때 잠깐 동안
그 자세를 *유지하면* : 넙다리네갈래근은 계속 수축한다. 하지만 움직임이 없다.
이를 *정적수축*(static contraction) 또는 안정수축(stabilizing contraction)
이라 한다.

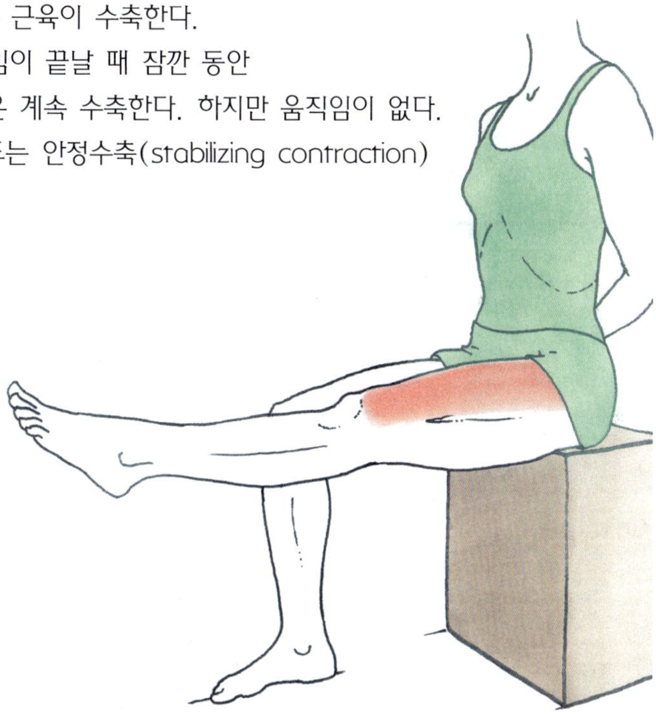

요가에서, 자세가 완성될 때, 잠시 동안 자세를 *유지한다*(173쪽 참고).

이 단계에서는, 아무런 움직임이 없다(호흡움직임과 자세를 정렬하는 작은 움직임을 제외하고).
자세유지는, 가장 자주, 몸 전체에서 일반화된 정적수축의 순간이다.

대부분의 요가에서는, 정적수축이 우세하다.

동일한 근육이 자세를 취하는 순간(시작, 자세유지, 마침…)에 따라,
종종 단축성 수축, 안정수축, 신장성 수축이 교대로 발생한다.

동일한 근육도 자세에 따라 다르게 작용한다

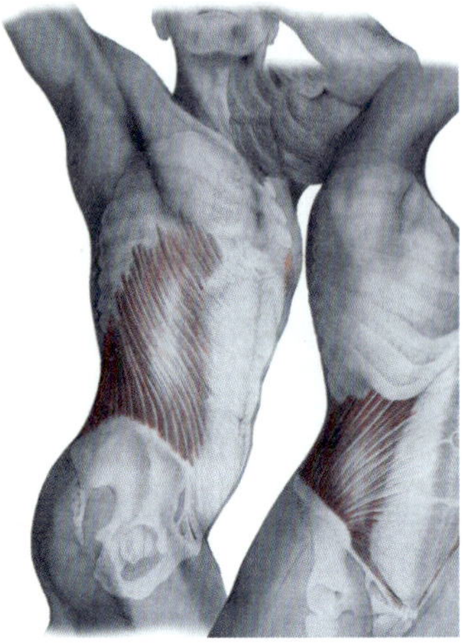

허리옆면(apm1, 99쪽)에 위치한 배바깥빗근(external oblique)과 배속빗근(internal oblique)의 경우를 관찰 해보자.
배빗근의 가장 뒷부위는 골반에서 갈비뼈로 직접 가는 섬유로 구성되어 있다. *가쪽기울기*를 하면, 이 부위에서 골반과 가슴우리가 가깝게 접근한다.
배빗근은 허리의 한쪽이 짧아질 때마다 수축한다. 하지만 또한 배빗근은 허리를 가쪽으로 고정시킬 때마다 수축하거나, 또는 반대쪽으로 허리가 기울어지는 것을 제어할 때마다 수축한다.

허리의 한쪽을 짧아지게 한다

이를 위해, **Half Moon Pose** 또는 ***아르다마첸드라사나(Ardhachandrasana)***의 변형 동작 중 하나를 실행한다.
먼저 몸통 한쪽 면을 바닥에 대고 눕는데, 팔을 머리 위로 편다. 허리 옆면에서 발생한 힘에 의하여, 점차적으로 몸통 전체가 초승달 모양으로 되면서 허리가 안쪽으로 휜다. 여기에서, 위로 향하는 허리면의 배빗근은 짧아지면서 아주 강하게 작용한다. 단축성 수축이다.

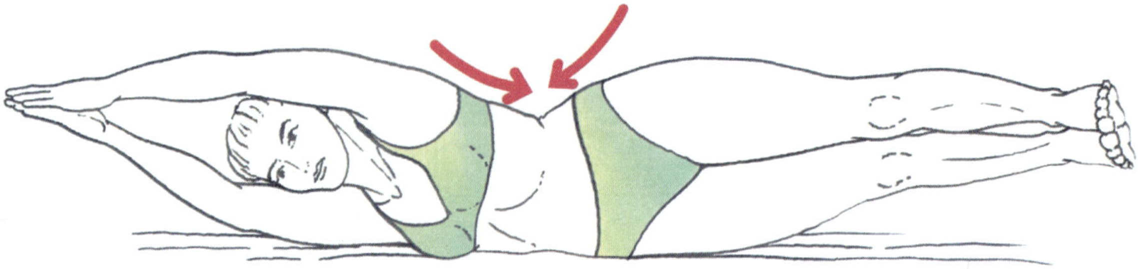

허리를 옆면으로 고정시킨다

Table Pose(Side Plank Pose라고도 한다, 역자 주) 또는 ***바시스타아사나 (Vasisthasana)***의 옆면 변형자세에서 허리를 고정시키는 것을 체험할 수 있다. 배빗근은 몸통이 아래로 떨어지는 것을 막기 위해 수축한다(그러나 조심해야 한다… 이제는 허리아래에 위치한 배빗근이 작용한다), 배빗근은 짧아지지 않지만, 자세를 유지하기 위해서만 수축하는데 : 등척성 수축(isometric contraction)이다.

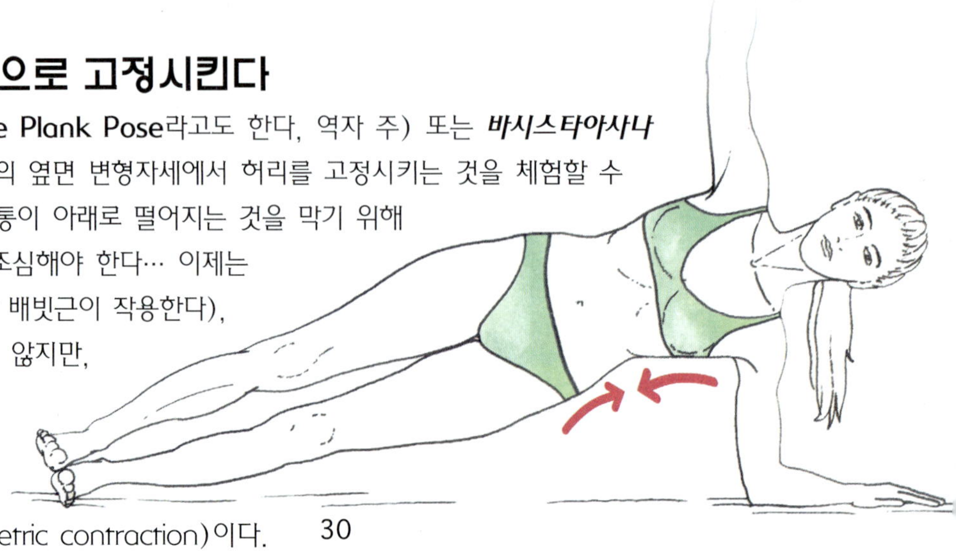

허리가 반대쪽으로 기울어지는 것을 제어하다

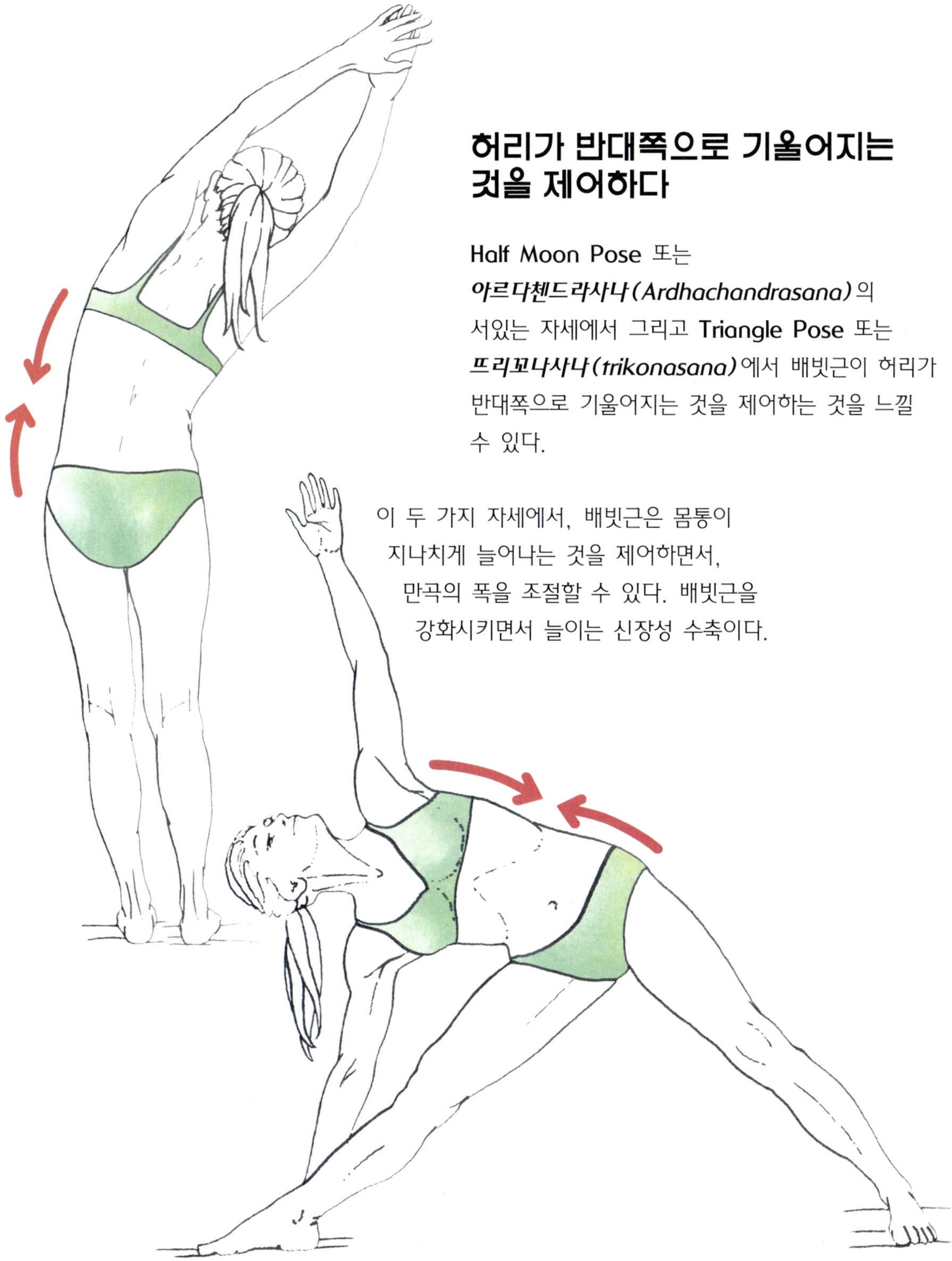

Half Moon Pose 또는 ***아르다첸드라사나(Ardhachandrasana)***의 서있는 자세에서 그리고 Triangle Pose 또는 ***뜨리꼬나사나(trikonasana)***에서 배빗근이 허리가 반대쪽으로 기울어지는 것을 제어하는 것을 느낄 수 있다.

이 두 가지 자세에서, 배빗근은 몸통이 지나치게 늘어나는 것을 제어하면서, 만곡의 폭을 조절할 수 있다. 배빗근을 강화시키면서 늘이는 신장성 수축이다.

방금 보았던 근육을 수축하는 3가지 방법은 매우 상호 보완적이며 수련을 할 때 이 방법을 결합하면 모든 상태에서 배빗근을 강화할 수 있다.

수축을 하고 있는 부위라고 생각하는 부위에서 수축이 항상 발생하지 않는다

서있는 Half Moon Pose에서, 몸통을 기울이면, 움직임이 일어나고 있는 부위로 의식이 집중된다. 오른쪽으로 몸통을 기울이면, 작용하는 오른쪽 근육이 수축한다고 자주 생각한다.
그러나 이것은 움직임이 시작될 때 잠시 동안만 사실이다 :
몸통의 균형을 잃는 움직임이 오른쪽에서 시작될 때 근육은 오른쪽에서 수축한다. 그러나 곧, *무게*로 인해 몸통이 강하게 오른쪽으로 *떨어진다.* 바로 왼쪽 근육이 수축하면서 몸통이 오른쪽으로 기울어지는 것을 제어한다. 신장성 수축이다 : 근육은 수축하면서 동시에 늘어난다.

수직 자세에서 몸통이 휘어지는 움직임이나 몸통을 숙이는 움직임에서, 이러한 도식은 매우 흔하게 발생한다 : 움직임이 시작되는 (매우 짧은) 순간이 지나가면, 휘어지는 것을 억제하기 위해, 휘어지는 방향의 반대쪽 근육이 작용한다. 올바른 방법으로 이 작용을 생각하는 것이 중요하다, 왜냐하면 이 작용은 디스크 및 신경을 보호하기 때문에 이 작용을 잊지 말아야 한다.

몸통을 앞으로 숙이는 자세에서 이 작용을 발견한다 :
Sitting Forward Bend Pose 또는
빠스치못따나사나(Paschimottanasana),
Stork Pose 또는 ***웃따사나(Uttasana)***...

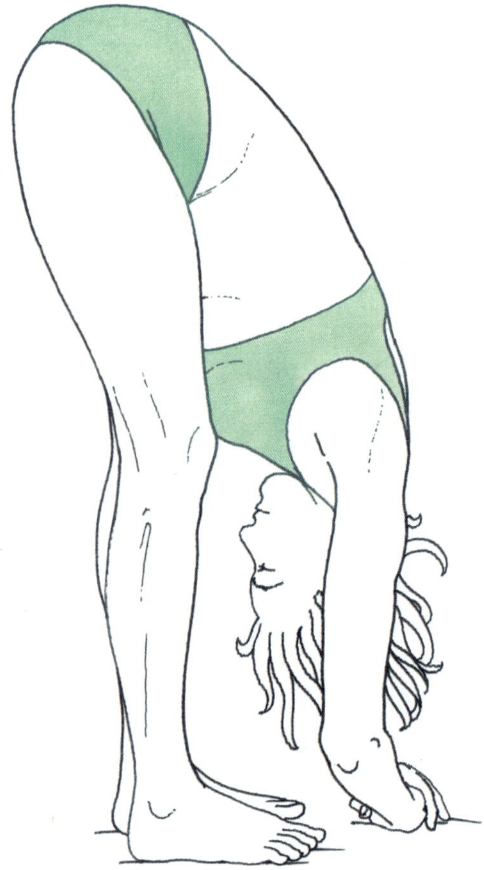

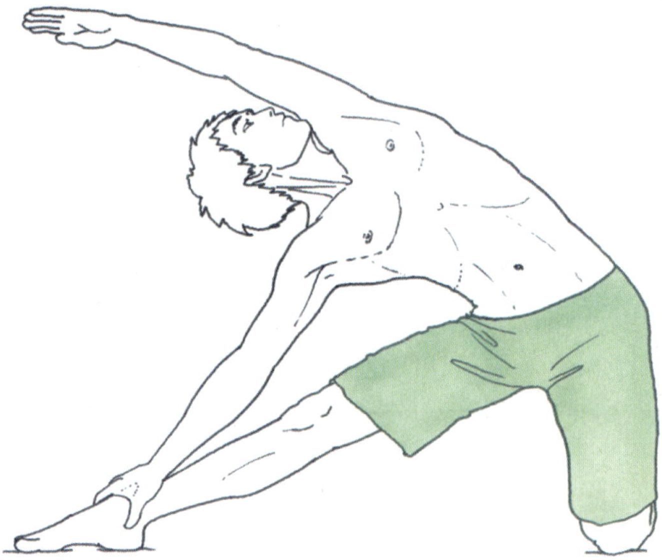

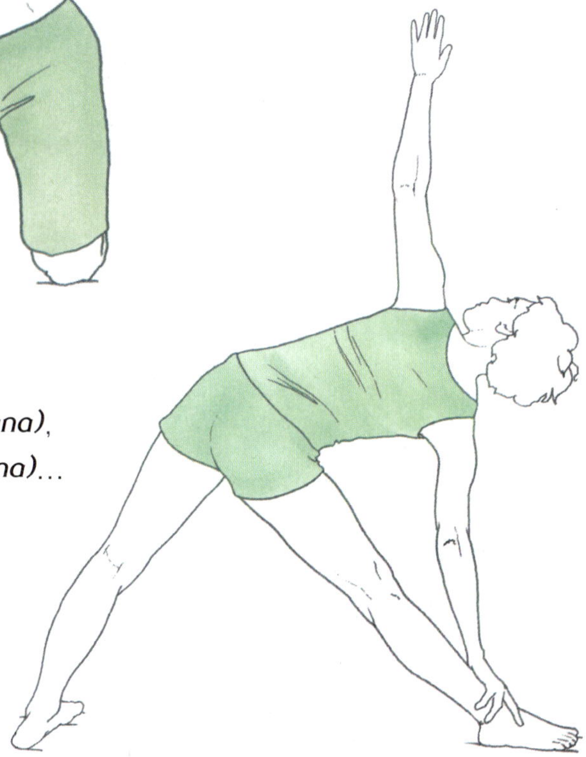

몸통이 옆으로 휘어진
자세에서 이 작용을 발견한다 :
Triangle Pose 또는 ***프리꼬나사나(trikonasana)***,
Crossbar Pose 또는 ***빠리가사나(Parighasana)***...

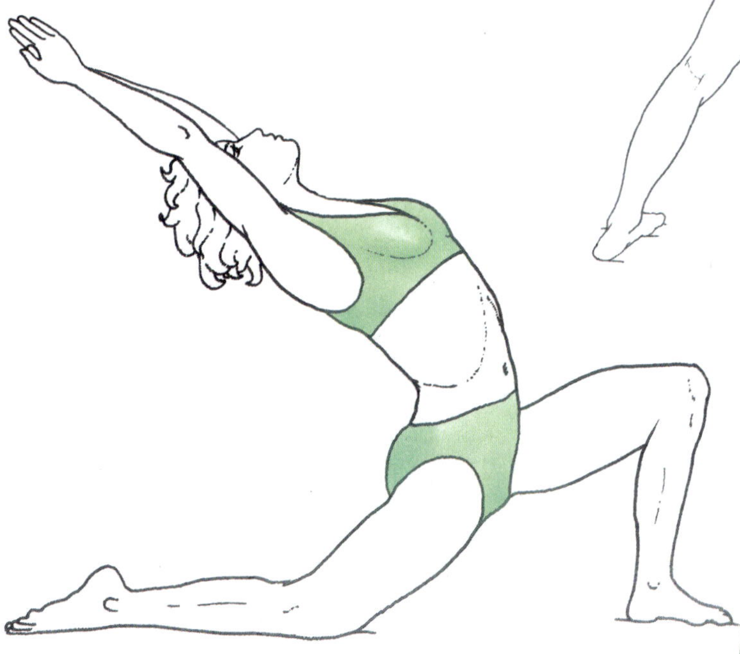

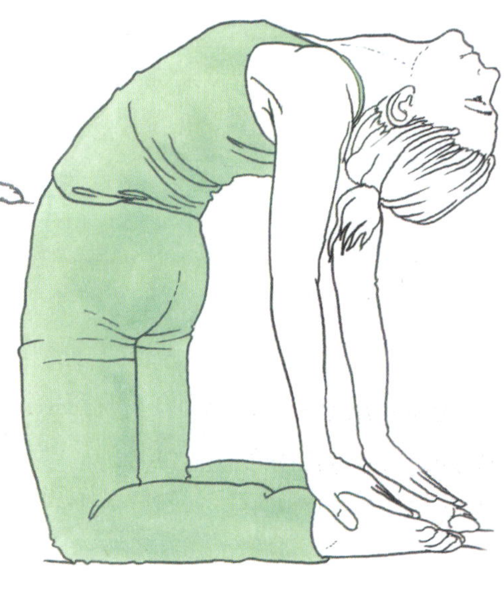

목이 뒤로 휘어진
자세에서 이 작용을 발견한다 :
Crescent Pose 또는 ***안자네야사나(Anjaneyasana)***,
Camel Pose 또는 ***우스프라사나(Ustrasana)***...

≪이중으로 근육을≫ 수축

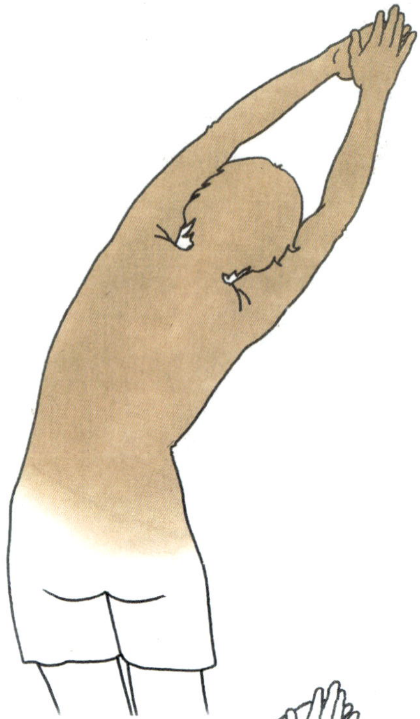

수직 자세에서 몸통이 휘어지는 움직임에서, 이 움직임을 만드는 힘은 무게인 것을 살펴보았다.

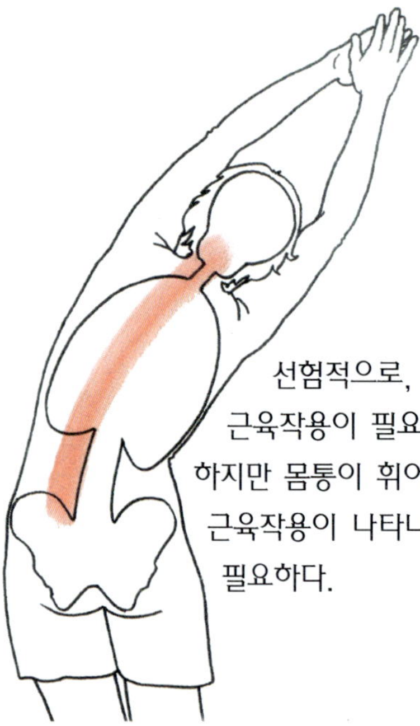

선험적으로, 몸통이 휘어지는 쪽에서는 근육작용이 필요 없다.
하지만 몸통이 휘어지는 반대쪽에서는 근육작용이 나타나고 또 이 근육작용이 필요하다.

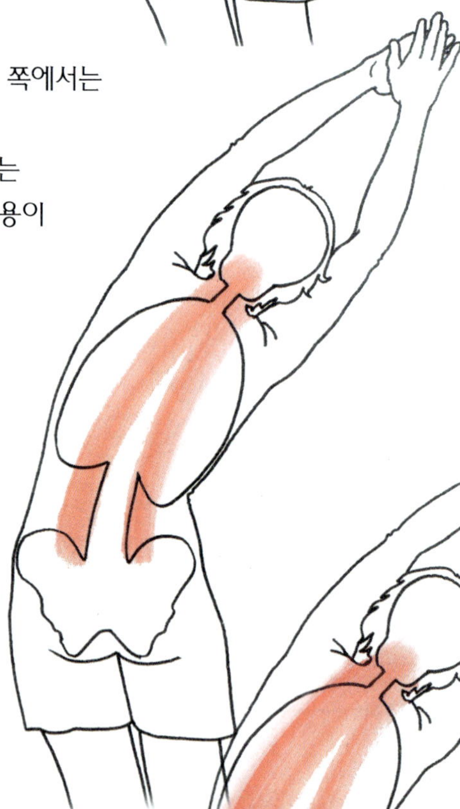

그러나 여전히 몸통이 휘어지는 쪽의 근육을 수축할 수 있다.
마치 이 수축이 몸통을 휘어지게 하는 것처럼 근육을 수축할 수 있다.

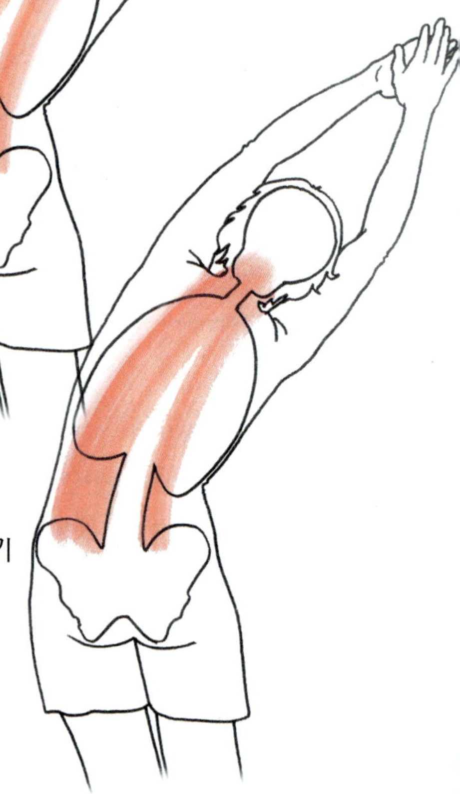

따라서 이 수축에 무게가 *더해진다* : 이러한 경우 기울어지는 몸통무게와, 이 몸통무게에 더해지는 수축작용을 동시에 제어하기 위해 반대쪽에서는 두 배의 수축력이 필요하다.

이렇게 움직이면 어떤 이점이 있는가?

- 한편으로, 몸통에서 오목면이 수축하면 근육작용이 더 정밀해진다.
- 다른 한편으로, 움직이는 부위의 주변 부위가 더 많이 수축하면 국소적인 ≪피복≫이 만들어 진다.
- 수축과 관련된 혈액흐름이 더 많아진다 : 미세 순환이 더 많아진다.

반면에 이런 방법으로 움직이는 것은 단점이 있다 :

- 위에서 언급한 수축은, 오목면에서 무게만 작용하는 것보다...

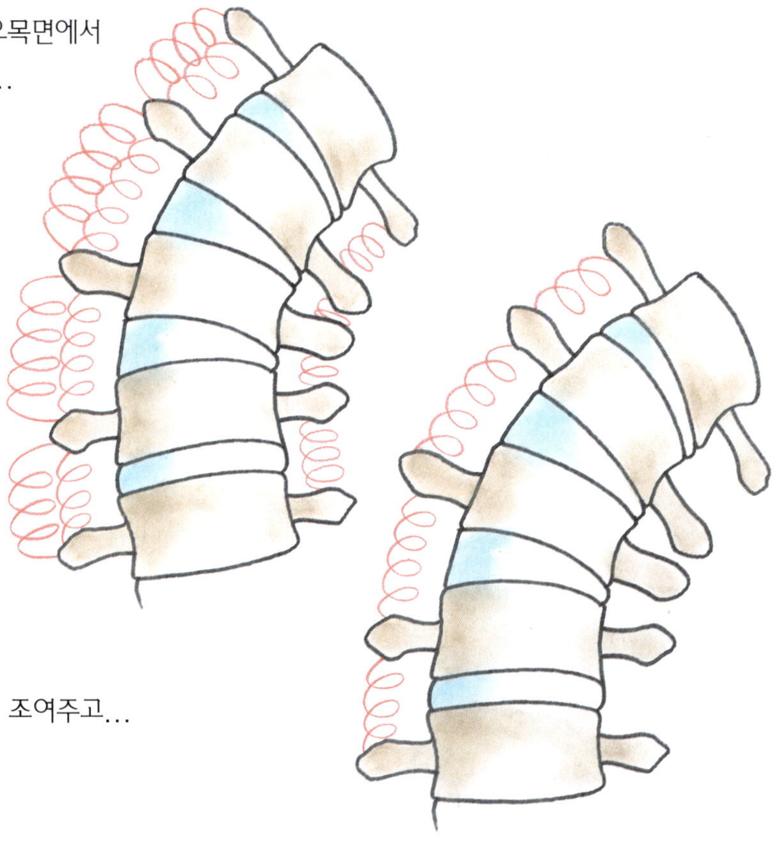

보다 강하게, 추간관절을 더 조여주고...

- 그리고 —매우 중요하다 — 오목면에서 근육을 수축할 때 다음과 같은 사실을 결코 잊어서는 않된다. 가장 필요불가결하고 그리고 (척추를 가장 잘 보호하는) 수축은 바로 몸통이 기울어 지는 방향의 반대쪽인 볼록면에서 발생하는 수축이라는 것이다.

수축은 모든 근육길이에 영향을 줄 수 있다

수축하는 근육은 스스로 짧아진다. 그러나 수축이 시작될 때 반드시 짧아지는 것은 아니다. 근육 삽입점(muscle insertion points)이 *매우 멀리 있거나* 또는 반대로, *매우 가까이 있을 수* 있다. 여기서 3가지 자세에서 큰볼기근(grand guteal, apm1, 253쪽)의 예를 살펴보자.

근육 삽입점이 매우 가까이 있을 때, 근육수축이 시작되면 근육은 스스로 움츠려들면서 짧아진다 : 이것을 안쪽 *진행* 수축 *(contraction in internal race)*이라고 부른다.
근육이 안쪽 진행 수축을 하면,
두 가지 이유로 인해서 짧아진다.
예를 들어, **Locust Pose** 또는 ***살라바사나*** ***(Salabhasana)***에서 큰볼기근이 안쪽 진행 수축을 할 때이다.

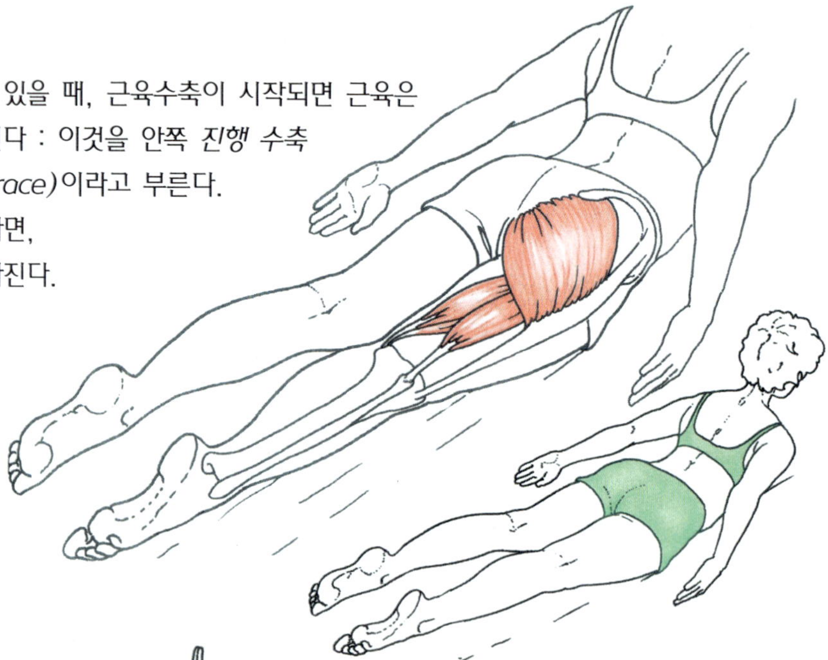

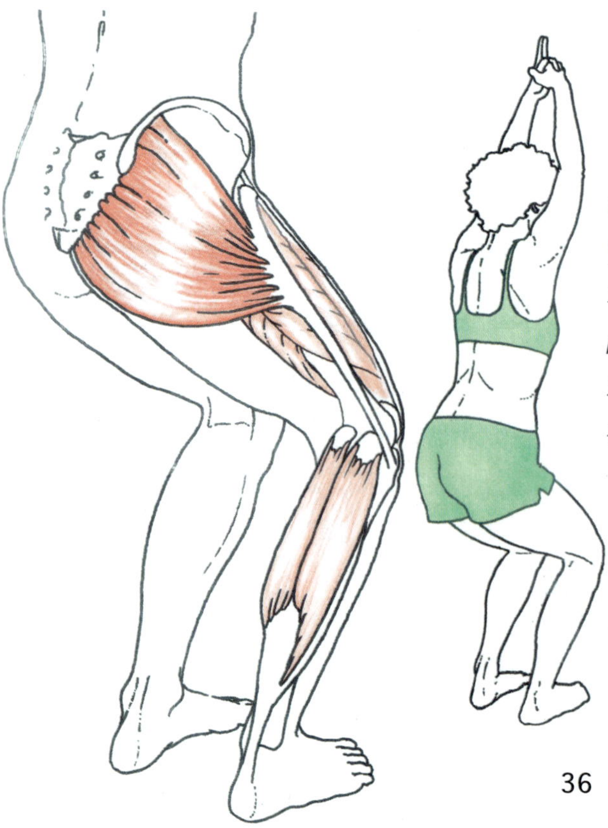

(수축이 시작되는) 근육 삽입점이 매우 멀리 있으면, 근육은 길어지고, 늘어난다 : *가쪽 진행* 수축*(contraction in external race)*이라 부른다. **Chair Pose** 또는 ***웃까따사나(Utkatasana)***에서 큰볼기근이 가쪽 진행 수축을 한다.

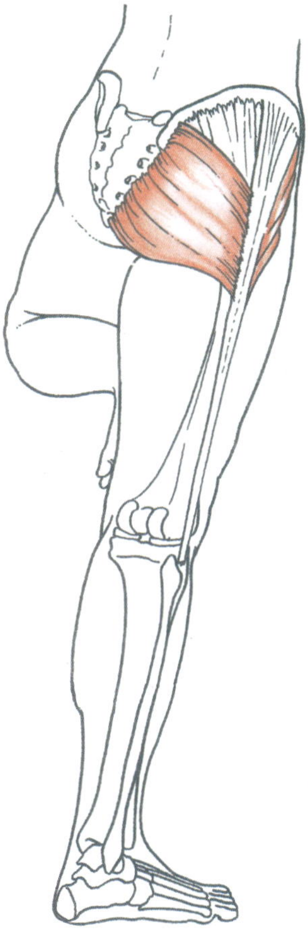

이 두 진행 사이의 중간 위치에서, 근육이 수축할 때 *중간 진행 수축(contraction in the middle race)*을 한다고 말한다. 근육 삽입점은 근육수축이 시작될 때 멀지도 가깝지도 않다. 예를 들어, **Tree Pose** 또는 ***브릭샤사나(Vrikshasana)***에서 한 다리로 서있기 위해서 큰볼기근은 중간 진행 수축을 한다.

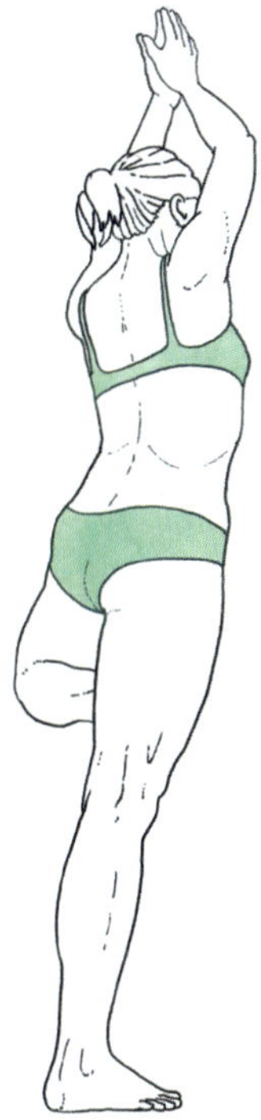

> 주의할 것, 근육수축의 유형과 근육 진행 수축이 결합될 수 있다.
> 따라서 한 개의 근육은 모든 진행 수축 동안
> 단축성 수축, 신장성 수축, 정적 수축을 할 수 있다.

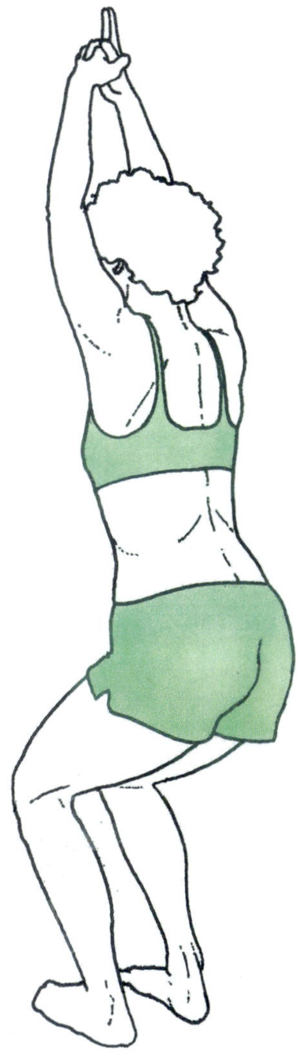

Chair Pose 또는 ***웃까따사나(Utkatasana)***의 예를 다시 든다면 : 자세를 취하기 위해 ≪몸을 아래로 내릴 때≫, 큰볼기근은 *신장성* 수축(내려가는 것을 제어한다)을 하고, 점진적으로 중간 진행 수축(내려가는 초기에는 거의 늘어나지 않는다)에서 가쪽 진행 수축으로 바뀐다.

자세에서 일어서면, 큰볼기근은 *단축성 수축*으로 작용하고, 그리고 가쪽 진행 수축에서 중간 진행 수축으로 바뀐다.

따라서 이 자세의 예를 통해 근육수축 유형과 근육수축 진행은 지속적으로 결합한다는 것을 볼 수 있다.

요가에서 3가지 반사

반사는 자극에 대한 반응으로 일어나는 무의식적이고 비자발적인 행동이다.
몸의 많은 행동은 반사적으로 발생하는데, 즉, 행동을 결정하지 않거나 또는 주의를 기울지 않았는데 이루어진다.

근신전반사

스트레치반사(stretch reflex) 또는 뼈힘줄반사(osteo-tendinous reflex)라고도 부르는, 이 반사는 근육이 약한 강도에서 빠르게 늘어날 때 작용한다.
이 반사는 늘어난 근육 자체에서 수축을 유발시킨다. 따라서 근육은 스스로 늘어나는 것에 저항한다.

모든 근육에 존재하는 이 반사는 근육을 보호하는데, 따라서 근육에 손상을 줄 수 있는 지나치게 격렬한 상황이 발생하면 근육이 지나치게 늘어나는 것을 방지한다.
또한 이 반사는 *근육긴장(muscle tone)*의 기초 역할을 한다.
이 반사회로(reflex circuit)가 중추신경계에 연결되었더라도 반사는 척수에서 일어난다.

요가에서, 근육을 이완시키기를 원할 때, 특히 근육을 늘일 때, *빠른 움직임*을 피해야 한다.

역근감각반사

이 두 번째 종류의 반사는 첫 번째 반사와 반대로 작용한다. 이 반사는 근육이 느리고 지속적으로 늘어날 때 작용한다. 이 반사는 비록 근육이 늘어났다 하더라도 (어느 정도 현저한) 근육이완을 유발시킨다. 따라서 근육은 더 늘어날 수 있다.

요가에서, 자세를 취하여, 근육이 늘어날 수 있는 한계에 도달하고, 그리고 몇 초간 이 자세를 유지할 때 이러한 반사가 필요하다 : 근육은 정상 길이 한계 내에서 늘어난다.

또한 *근육의 긴장을 풀거나 근육을 늘일 때, 느린 동작으로 움직이는 것이 바람직하다는 것을* 기억해야 한다.

상호억제반사

이 세 번째 종류의 반사는 두 개의 다른 근육에 작용하는데, 반대작용을 한다.
한 근육이 수축하면 다른 근육인 길항근이 이완된다.

주의할 것, 이 현상은 *비수축근(noncontractile muscle)* 부위에는 작용하지 않는다.

뒤넙다리근과 같은 근육들의 근막 일부분이 수축하여 짧아지면(20쪽 참고),
이 반사는 근육들이 원래 길이로 돌아가지 않도록 한다.

때때로 혼돈을 유발하는 몇몇 단어들

이 두 쪽에는 몸 기술언어와 특히 요가 언어에서 일반적으로 사용되는 단어들을 소개한다. 문맥에 따라, 이 단어들은 특별한 의미를 지니는데, 이것은 상황에 따라 다른 의미로 사용된다. 그러므로 다음의 문장들은 이 단어들에 주어진 의미를 분명히 설명할 것이다.

긴장된 근육

이 책에서 근육이 ≪긴장된≫이라고 읽거나, 또는 근육≪긴장≫에 대해 말하면, 케이블과 마찬가지로, 주어진 상황에 의해 근육이 긴장되었다는 것을 의미한다. 이 긴장은 반드시 근육이 늘어나는 것은 아니지만, 적어도 근육이 길어진 상태이다.

주의할 것, ≪긴장된≫이라는 단어는 종종 완전히 다른 의미로 이해된다. 누군가가 이완할 수 없을 정도로 경직되었을 때, 때로는 그는 ≪긴장된≫ 상태라고 말할 때가 있다. 이 맥락에서 ≪긴장된≫이라는 단어는 ≪너무 불안한≫의미를 나타내는데, 근육의 경우에는, 수축된 상태를 의미한다. 따라서 이 책에서 ≪너무 불안한≫ 의미로 사용하지 않는다.

이완된 근육

이 책에서 근육이 ≪이완된≫이라고 읽거나, 또는 근육≪이완≫에 대해 말하면, 그것은 근육수축 상태가 약하다는 것을 의미한다. 그러므로 이 단어는 근육수축 상태를 나타내며 근육이 늘어난 것을 의미하지는 않는다.

주의할 것, ≪이완된≫이라는 단어는 다르게 이해 될 수 있다 : 때로는 고무 또는 자전거 체인이 ≪느슨해졌다고≫ 말하고, 그리고 이는 재료 또는 물체가 다소 늘어난 상태를 의미한다. 이 책에서는 이러한 의미로 사용되지 않고, 일반적으로 몸 활동에서도 근육이 느슨해졌다고 사용하지 않는다.

따라서 움직임기술의 맥락에서, ≪긴장된≫과 ≪이완된≫이라는 두 단어는 일반적으로 사용하는 의미와 일치하지 않음을 알 수 있다.

짧은 근육

이 책에서 근육이 ≪짧다≫는 것을 읽을 때, 짧다는 것은 몇 가지 다른 의미를 지닐 수 있다.

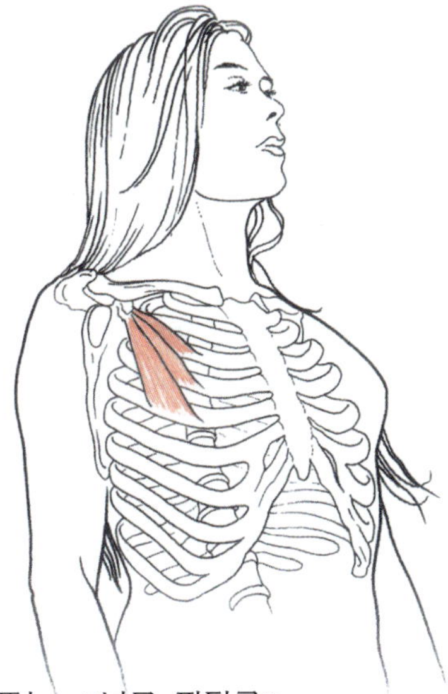

- *해부학적으로, 근육 크기가 작기* 때문에, 근육이 ≪짧을 수≫ 있다.
  예를 들어, 작은가슴근(pectoralis manor, 소흉근 이라고도 한다)은 ≪짧은≫근육이다.

- 근육길이가 짧기 때문에, *근육이 짧아져서*, 근육이 ≪짧다거나≫ 또는 ≪너무 짧다고≫ 말할 수 있다 : 예를 들어, 뒤넙다리근의 경우 자주 발생한다.
  ≪짧은≫이라는 단어는 앞에서 사용된 것과 매우 다른 의미를 지니는데, 근육길이가 긴 경우에도 적용된다. 또한 ≪수축된≫ 근육(retracted muscle)에 대해 말을 하는데, 이 단어는 병리학적 의미를 지닌다.

- 근육의 부착점들이 순간적으로 가까워지고, 이 근육이 *짧은 위치에* 놓여있기 때문에, 근육이 ≪짧다≫라고 말 할 수 있다.
  예를 들어, 서있는 자세에서 앉은 자세로 바꿀 때 작은볼기근(gluteus minimus, 138쪽 참고)의 경우이다 (근육은 안쪽 진행 수축이 된다, 36쪽 참고).

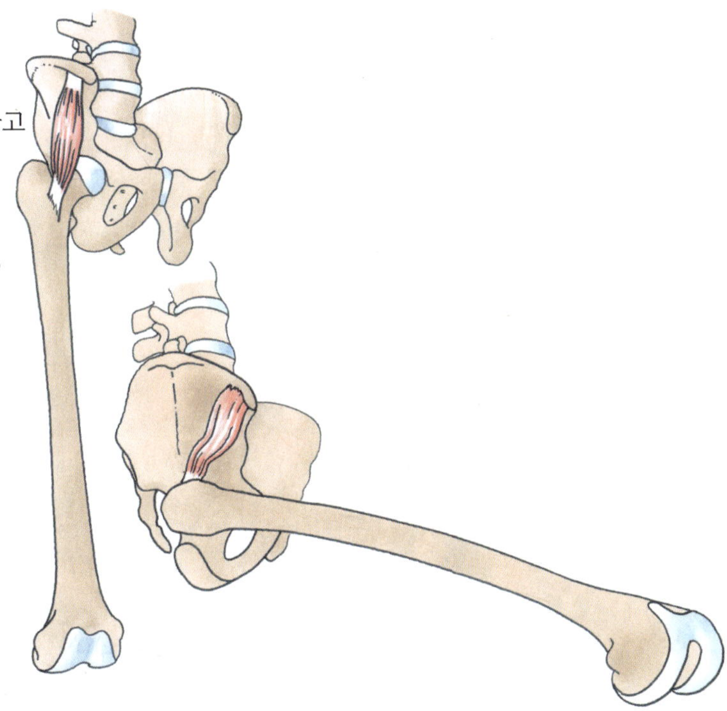

자주 발생하는 또 다른 혼돈 : 근육이 ≪순간적으로 짧아졌다≫는 것은 근육이 수축했다는 것을 의미하지 않는다. —가까워진 부착점들로 인해— 근육은 짧은 위치에 있을 수 있으며 그리고 순간적으로, 근육이 강하게 수축하는 것처럼 근육이 완전히 이완될 수 있다. 그러므로 짧은 근육의 개념은 상황에 따라 이해해야 한다.

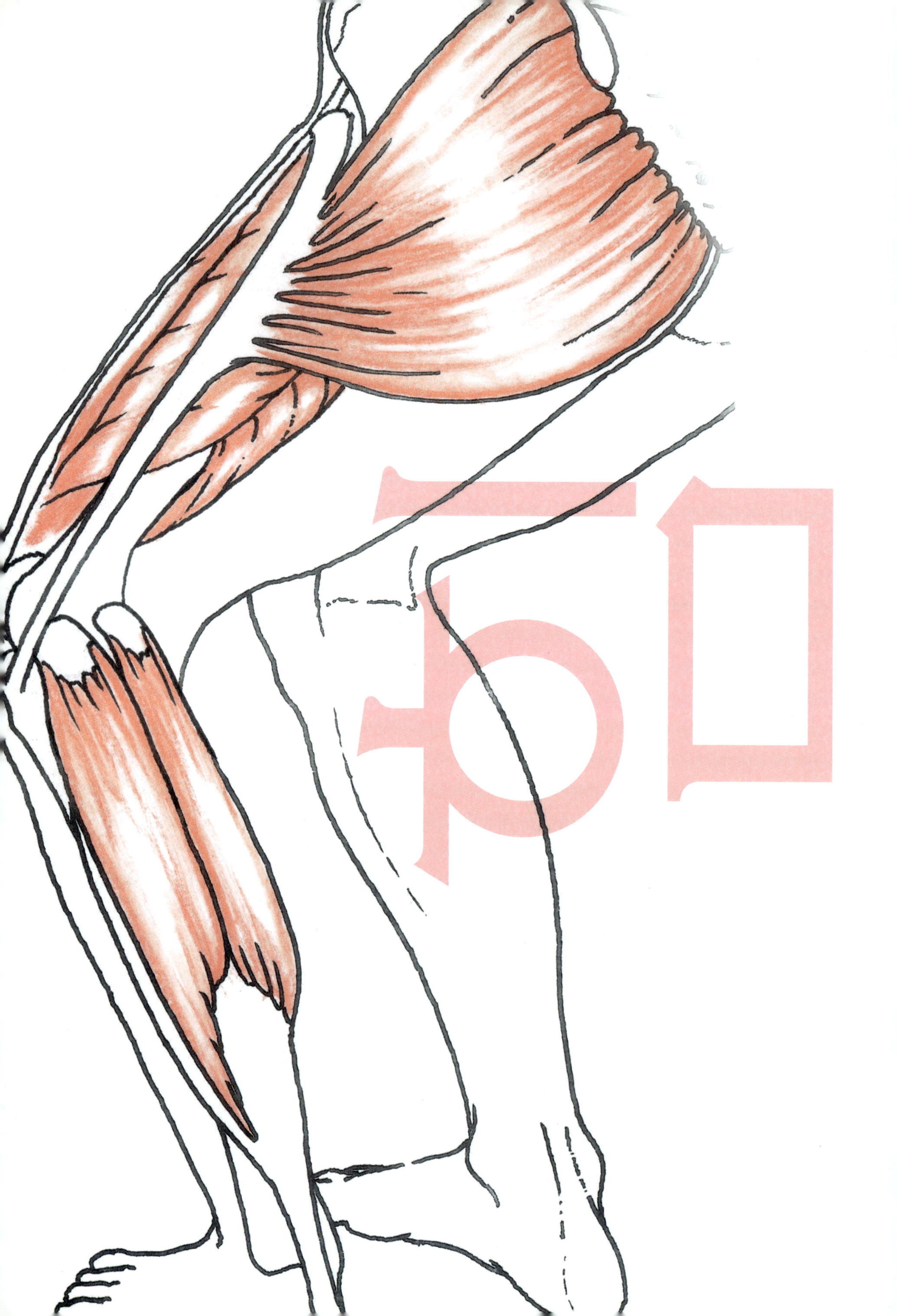

2

근육의 힘과 자세

(La force des muscles et les postures)

세션에서 세션으로 넘어갈 때, 요가는 몸을 강화시킨다.

동시에 :

- 특정 자세를 유지하려면 평소와 다른 근육수축이 필요하다.
- 그리고 반대로 이 근육이 작용하면 종종 해당되는 하나의 근육 또는 다수의 근육을 *강화시킨다.*

요가에서 근력은 항상 존재하지 않는다.
어떤 자세는 근력을 전혀 요구하지 않고, 어떤 자세는 아주 적은 근력을 요구한다.
어떤 자세에서는, *근력이 완전히 자세를 제어한다.*

어떤 자세는 특정 근력의 발달을 필요로 하며, 이 근력이 강하지 못하면 자세를 취할 수 없다. 근력은 자세마다 다양한 역할을 한다.
때때로 근육은 관절이나 신경을 보호하기도 하고, 때로는 뼈의 방향을 잡아주고, 때로는 몸의 일부를 지탱하고, 때로는 몸이 매달릴 수 있게 한다...

이 장에서는 10가지 요가 자세를 통해 근력을 관찰하고 경험하는 과정을 소개한다.

근력에 대한 관찰 요소

근육의 경우, 사용할 수 있는 근력은 가변데이터(variable data)이고, 일반적으로 어느 정도 *수축 기능을 실행*할 수 있는 것과 연관이 있다.

근육이 수축을 자주하지 않으면, 근육부피와 근력이 줄어드는 경향이 있다. 이 상태를 근육이 *약해졌다고* 한다.

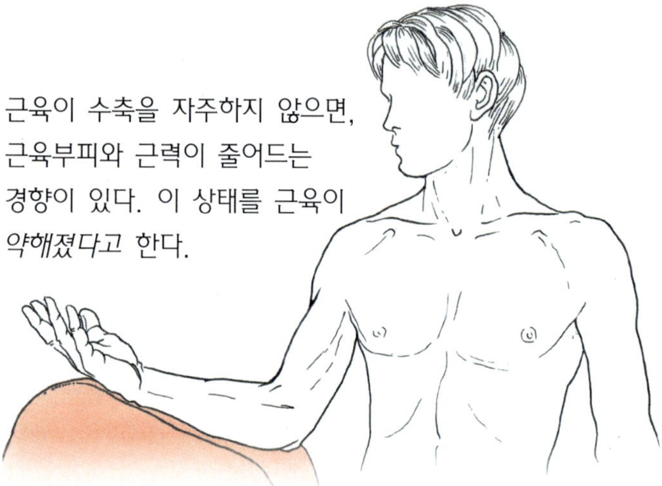

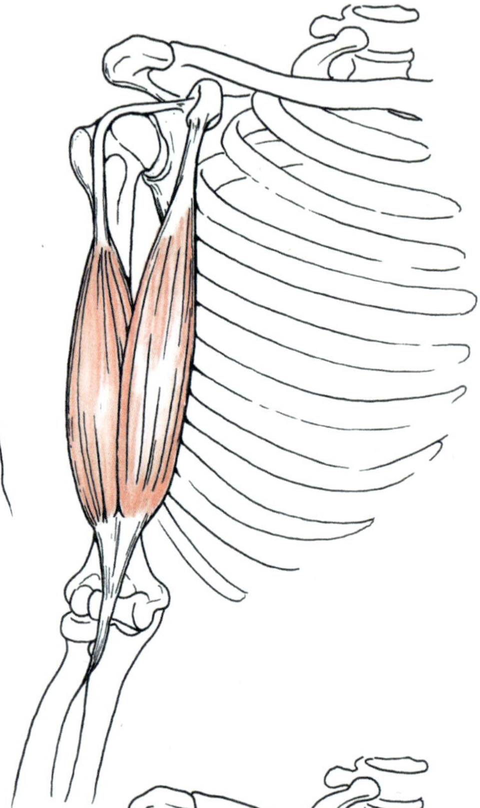

반대로, 근력을 *유지하거나 강화시킬* 수 있고, 그러기 위해서는 근육을 수축시켜야 한다. 이것은 *근력강화*라고 한다.

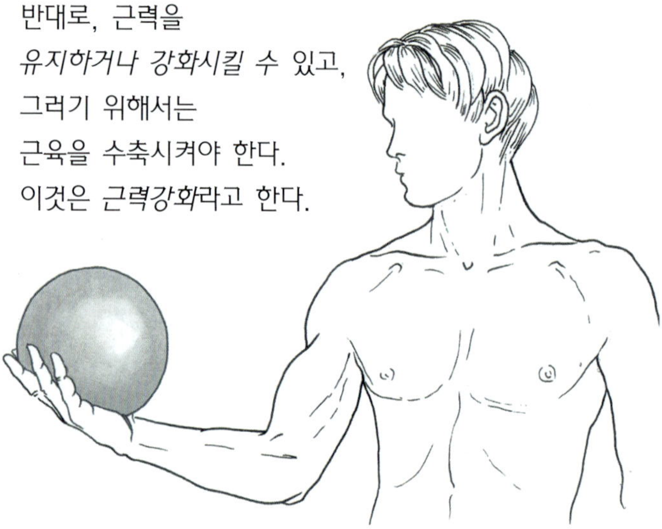

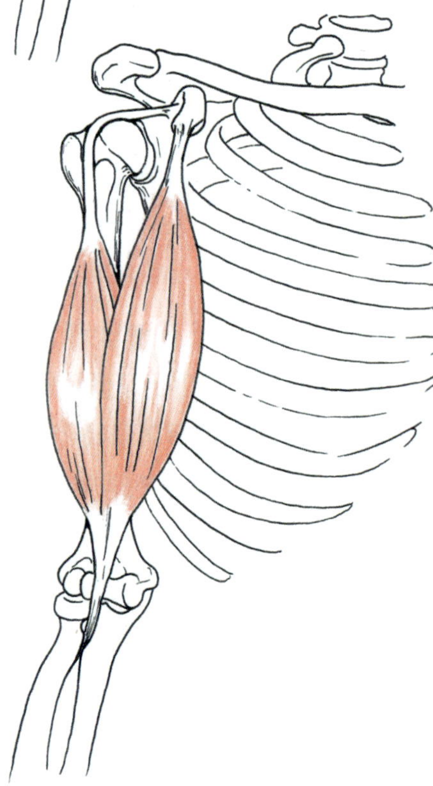

근력을 강화시키는 과정은 요가에 있지만, 하지만 *요가에만 있는 것도 아니고*,
그리고 *항상 요가에 있는 것은 아니다* :

- 요가에만 있는 것도 아니고 :
  많은 몸기술은 피트니스, 스포츠 훈련, 필라테스와 같은 훈련방법, 등등에서 근력강화 프로그램이 존재한다.

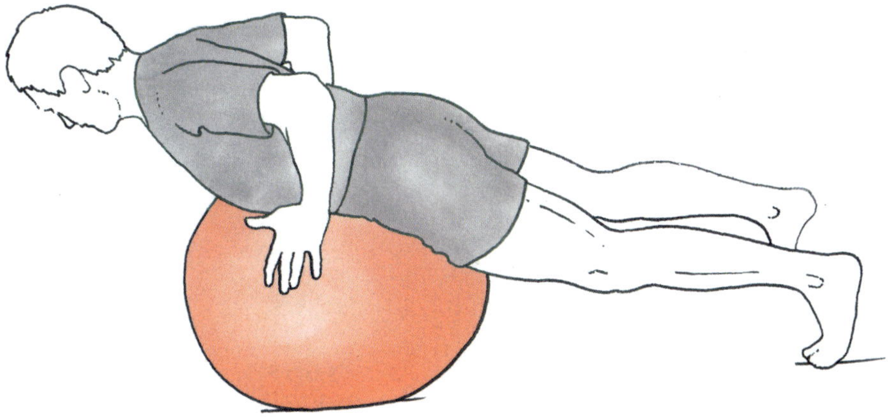

- 항상 요가에 있는 것은 아니다 :
  어떤 자세는 특히 근력과 관련이 있다.
  (이것은 2장에서 살펴 볼 것이다).

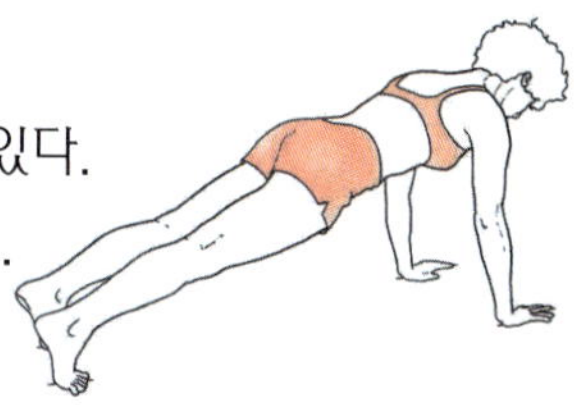

그러나 다른 자세의 경우, 근력강화가 목적이 아니라,
근육이완을 추구하거나(3장)

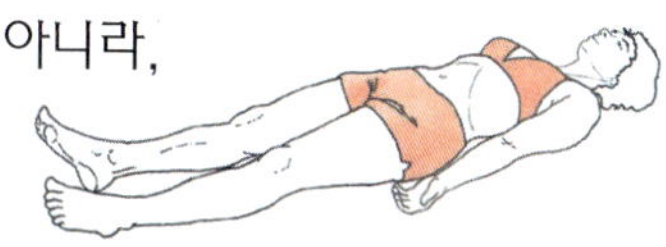

또는 근육이 늘어나는 것을 추구한다(4장).

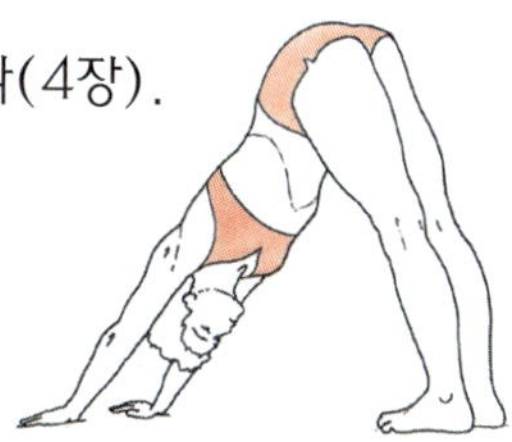

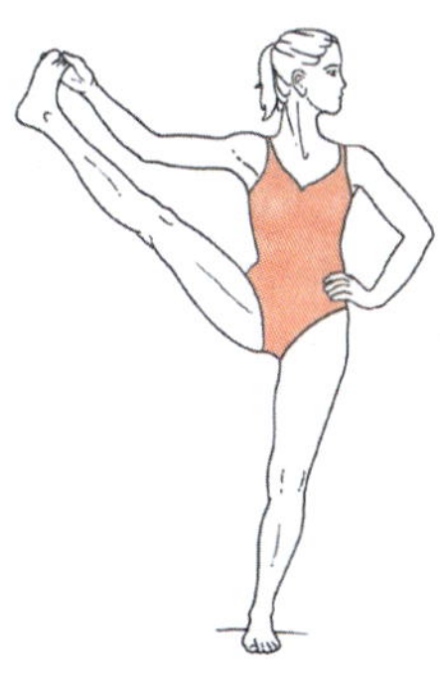

다른 자세의 경우, 적절한 근력을 사용하기 위해서는, 먼저 자세를 취해야 한다(이것은 5장에서 살펴볼 것이다).

어떤 자세가 근력을 필요로 하는지, 어떤 자세가 근력을 강화시키는지(자세가 근력을 강화시킬 수 있는지 또는 없는지), 어떤 자세가 근력을 조금 또는 많이 강화시키는지, 그리고 게다가, 어떤 자세에서 어떤 근육이 강화가 되는지를 아는 것이 유용하다.

근육을 강화시키기 위하여, *평소보다 더 강한 저항에 맞서서 연습해야 한다.*

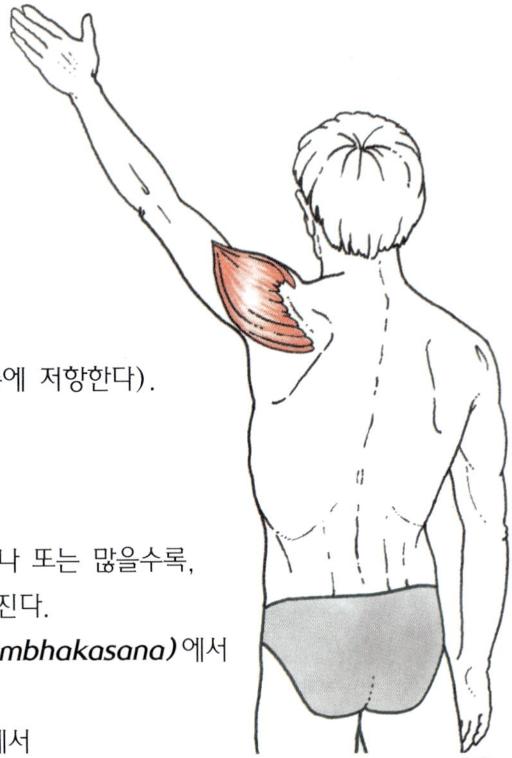

1) 저항은 무엇인가?

저항은 *근력에 대항하는 힘이고,*
그리고 매우 다양할 수 있다.
저항은 다음과 같을 수 있다 :

- 몸 부위의 무게
(예, 팔 무게는 어깨세모근(deltoideus) 수축에 저항한다).

움직이는 또는 자세를 유지하는 몸부위가 무겁거나 또는 많을수록, 저항이 더 강해지고, 근육작용의 강도도 더 높아진다.
예를 들어, **Plank Pose** 또는 ***쿰브하까사나(Kumbhakasana)***에서 팔꿈치 폄근인 위팔세갈래근(triceps brachii)이 **Cat Pose** 또는 ***마리아라사나(Marjarasana)***에서 단지 몸통을 들기 위해 팔꿈치를 펴는 것보다...

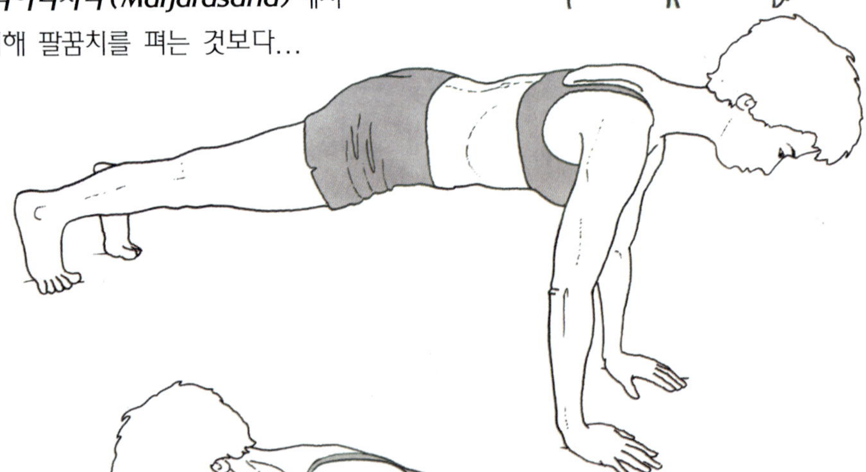

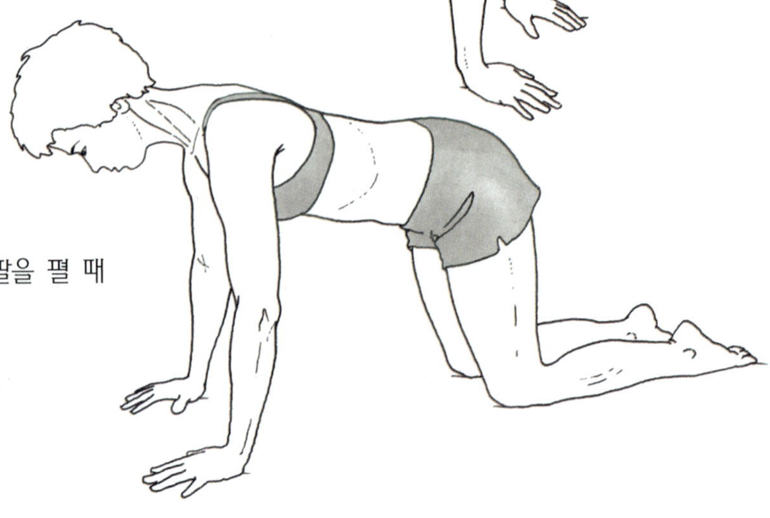

몸통과 하지를 올리기 위해 팔을 펼 때
더 많은 저항을 만난다...

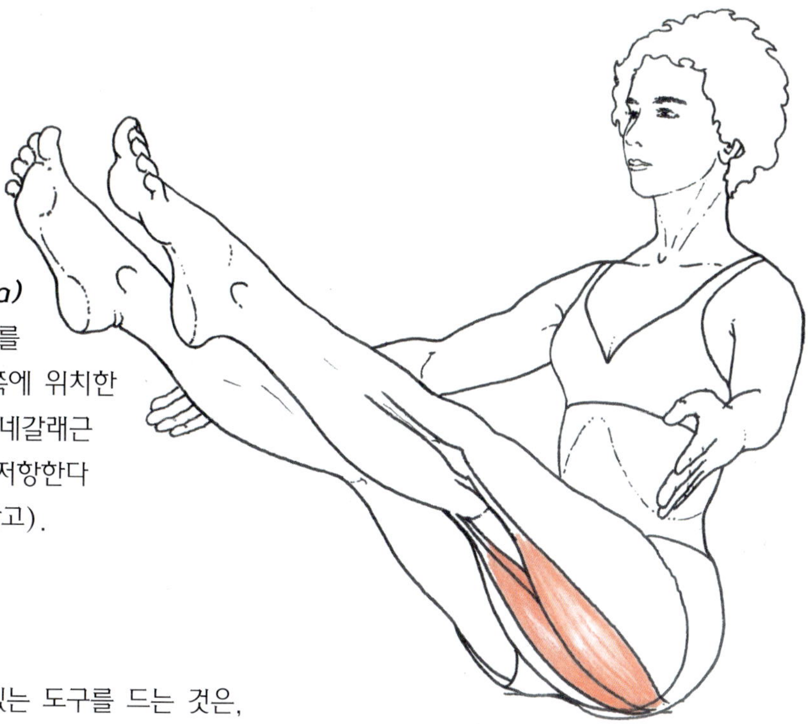

- 길항근의 긴장.
  예로, **Boat Pose**
  또는 ***나바사나(Navasana)***
  에서 무릎을 펴고, 넙다리를
  올리려고 할 때, 무릎 뒤쪽에 위치한
  근육이 긴장하면서 넙다리네갈래근
  (quadriceps)의 작용에 저항한다
  (162쪽 분석 세부사항 참고).

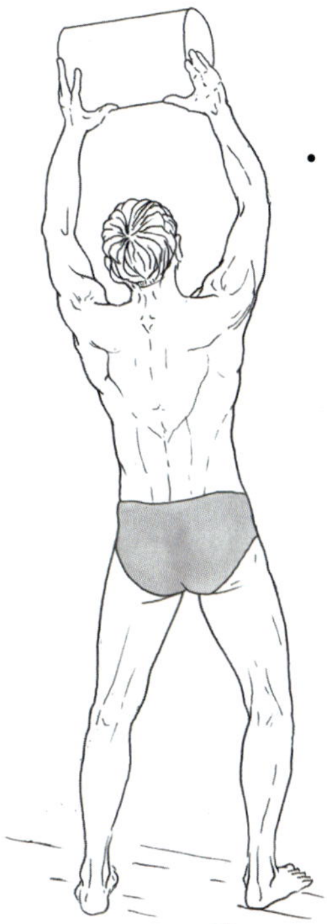

- 무게가 있는 도구를 드는 것은,
  요가에서 자주하지 않는다.

- 요가에서 제3자에 의해서 또는 도구에
  의해서 이루어지는 행위를 때로는 볼 수 있다.
  (acro-yoga에서와 같이).

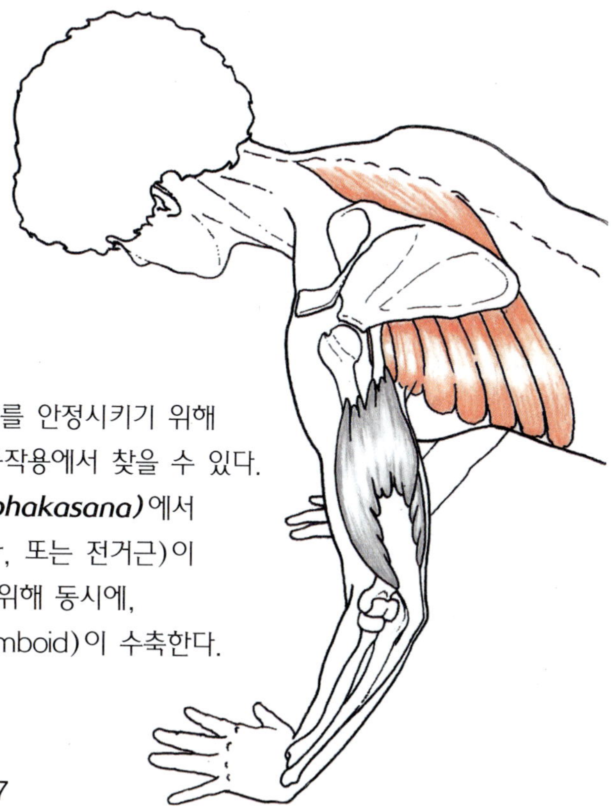

- 길항근의 작용. 길항근의 작용은 뼈나 몸 부위를 안정시키기 위해
  반대되는 두 힘을 결합시키는 2개 근육의 공동작용에서 찾을 수 있다.
  예로, **Plank Pose** 또는 ***쿰브하까사나(Kumbhakasana)***에서
  어깨뼈 벌림근인, 앞톱니근(serratus anterior, 또는 전거근)이
  수축하면, 가슴우리에서 어깨뼈를 안정시키기 위해 동시에,
  같은 어깨뼈(scapula) 모음근인, 마름근(rhomboid)이 수축한다.

2) 평소보다 더 강한 저항

몸활동을 거의 하지 않는 사람의 경우는,
(평편한 땅 위를 걷는 사람,
앉아 있거나 서있는 사람),
계단을 올라가는 간단한 움직임에도
평소에 움직일 때 발생하는 저항보다 더 강한
저항이 다리에 부과된다.

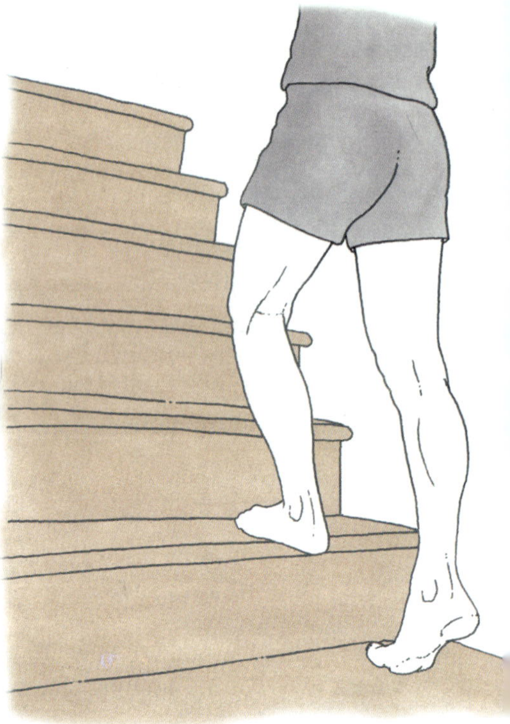

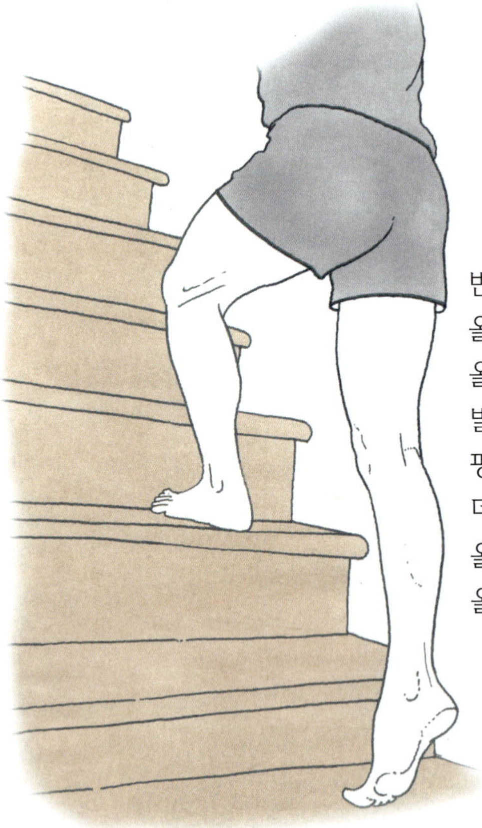

반면에, 매일 여러 계단을
올라가는 사람은, 계단을
올라가는 것은 평소 활동에서
발생하는 저항보다 강하지 않는 저항을 만난다 :
평소에 발생하는 저항보다 더 강한 저항을 받기 위해서는,
더 많은 계단을 올라가거나, 한 걸음에 2계단씩
올라가거나, 짐을 지고 올라가거나, 더 빠른 속도로
올라가야 할 것이다...

따라서 근육강화를 위해 제시되는 저항은 사람마다 매우 가변적이라는 것을 알 수 있다.
사람마다. 근육을 강화시키기 위한 저항 강도는 양로원 또는 전문 훈련 클럽에서 동일하지 않으며, 요가 수업에서도 마찬가지이다.

때로는, 근력이 충분하지 않는 사람은 자세를 취할 수 없거나 또는 자세를 유지할 수 없다.

예로, Wheel Pose 또는 ***차크라사나(Chakrasana)***에서, 사지를 밀어 몸통을 들어 올리는 경우이다.

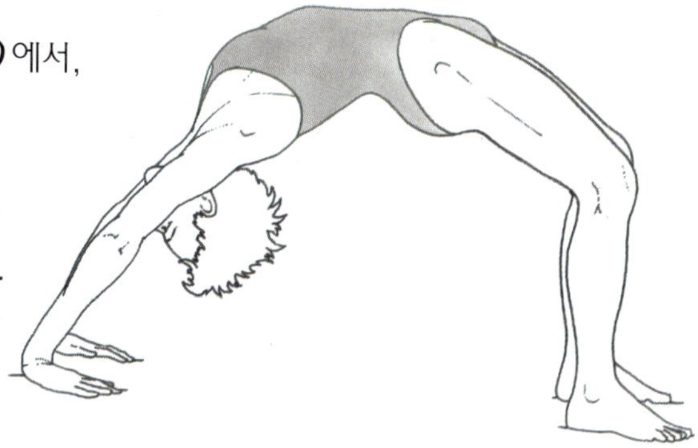

뿌리 근육에 많은 힘이 필요하다(어깨뼈 벨트의 근육 뿐만 아니라 팔에는 어깨세모근, 다리에는 골반근육). 중간사지 근육에서도 많은 근력이 필요하다(팔꿈치를 펴기 위해 위팔세갈래근, 무릎을 펴기 위해 넙다리네갈래근).

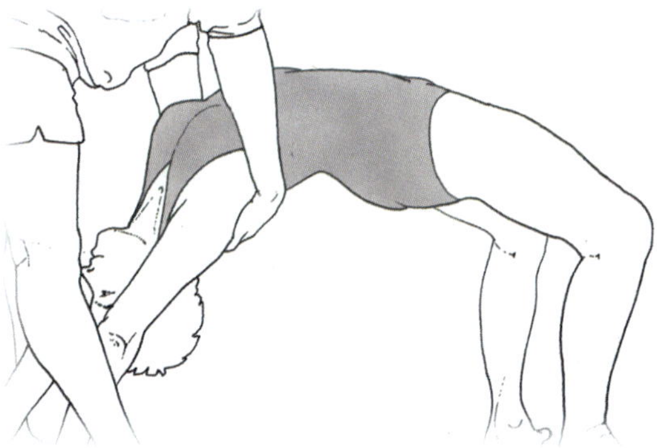

근력이 부족하면, 몸통을 들 수 없다.
제3자에 의해 가슴우리를 들어 올리는 도움을 받아 자세를 취할 수 있지만, 자신의 근력으로 자세를 취하는 것은 아니다(170쪽 자세 분석 참고).
따라서 방금 언급한 모든 근육을 강화하면서 자세를 준비하는 것이 적합할 것이다(그러나 또한 —그리고— 자세를 편안하게 취하는 것을 방해하는 모든 해부학적 장애를 ≪제거하면서≫ 자세를 준비하는 것은 또 다른 주제이다).

자세 자체로 근력을 강화해야 하는가? 또는 어떤 근육 또는 일련의 어떤 근육을 목표로 삼는 다른 자세로 근력을 강화해야 하는가?
가능하다. 그러나 항상 필수적인 것은 아니다 :
계단을 오르면서 (또는 내려가면서)...
하지근육을 강화할 수 있다.
무거운 것을 들면서...
상지근육을 강화할 수 있다.

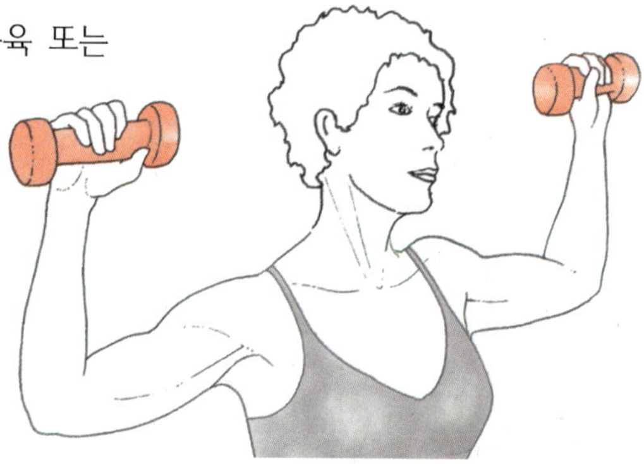

이러한 예를 통해, 요가에서 근력을 강화시킬 수 있고 또한 자세를 벗어난 분야에서도 근력을 강화시켜 어떤 자세에 필요한 힘을 구비할 수 있다는 것을 알 수 있다.
이 책에서는 두 경우 모두 설명할 것이다.

다음 쪽에서는 10가지 요가 자세를 소개한다 :

- 무엇보다도 우선, 10가지 자세 중에서 7가지 자세는 특히 근력이 필요하고, 특별한 유연성이 없어도 되면서, 근력을 강화시킨다.
- 나머지 3가지 자세는 특정 근력을 요구한다.

10가지 주제의 그림 : 살펴볼 자세

몸 뒤쪽 근육을 강화하다 : Chair Pose 또는 *웃까따사나(Utkatasana)*

변형된 *편평* 발과 기울은 *등에서*

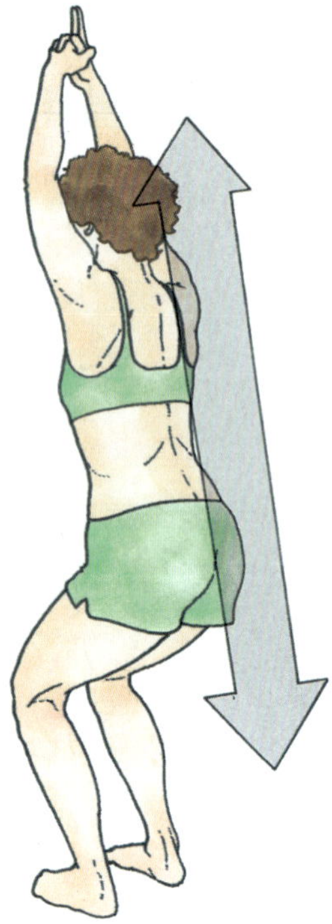

이 자세는 몸을 서로 다른 두 방향으로 향하도록 요구한다 :
하지는 삼중 굽힘으로 내려가고(엉덩이, 무릎, 발목), 몸통과 팔은 가능한 최대한으로 위와 앞으로 똑바로 선다. 이 자세를 연습하면 몸 뒤쪽 근력이 강화될 뿐만 아니라 또한 몸을 수직으로 유지하는 넙다리네갈래근의 힘이 강화된다. 근력을 부분적으로 작용시키는 몇 가지 운동을 통하여 관계되는 근육이 작용하는 각 부위를 자세히 설명할 수 있다.

천천히 웅크린다 :

양발을 11자로 놓고,
서있는 자세에서 시작한다.
무릎을 굽히면서
천천히 내려간다.

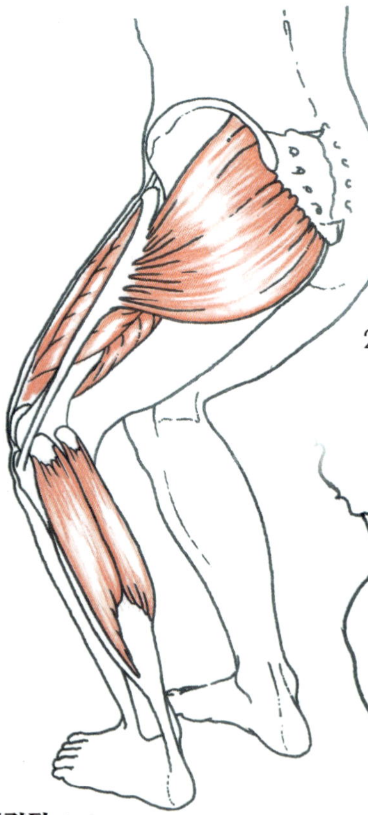

골반을 유지하기 위해 큰볼기근들 (apm1, 253쪽)이 수축하고, 그리고 무릎과 발목을 유지하기 위해 넙다리네갈래근과 세갈래근(apm1, 242쪽과 296쪽)이 수축하는 것을 느낀다.

이 3개의 ≪커다란≫ 볼기근이 점점 더 내려갈수록 점점 더 많이 작용하고 더 많이 늘어난다.

천천히 몸통을 아래로 내린다 :

다시 서서, 양발을 11자로 놓고,
몸통을 굽히지 않고, 엉덩이에서부터 앞으로 천천히 기울인다.

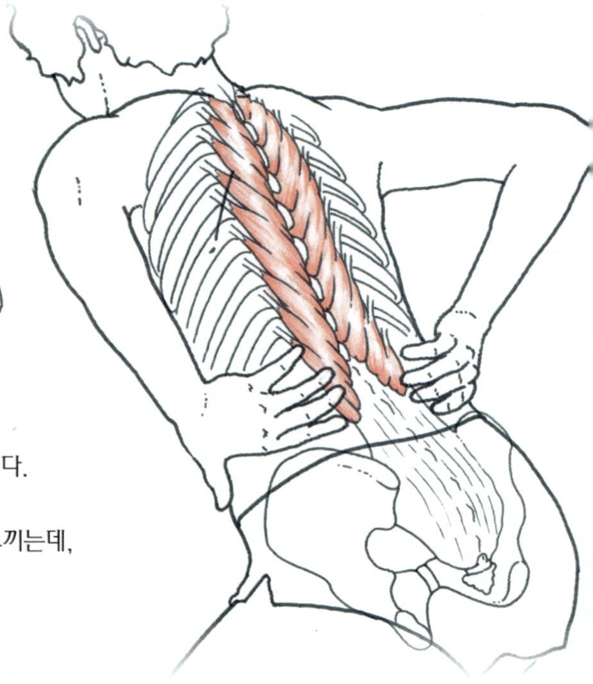

만약 등 가운데에 손가락을 대면 등근(amp1, 82쪽)을 느끼는데,
자세가 점점 더 내려갈수록 등근이 점점 더 수축하고,
점점 더 넓게 수축하는 것을 느낄 것이다.
몸통 윗부위에서 등근수축은 목 뒤 전체로 번진다.

배근을 느끼다 :
양손을 배에 대고
몸통을 다시 아래로 내린다.
몸통이 내려가면 배근의 힘이
강화되는 것을 느낀다(apm1, 98-101쪽).
이 배근수축은 자세를 유지하기
위해서가 아니라, 무엇보다도
장기가 앞으로 처지는 것을
제어하기 위해 작용한다.

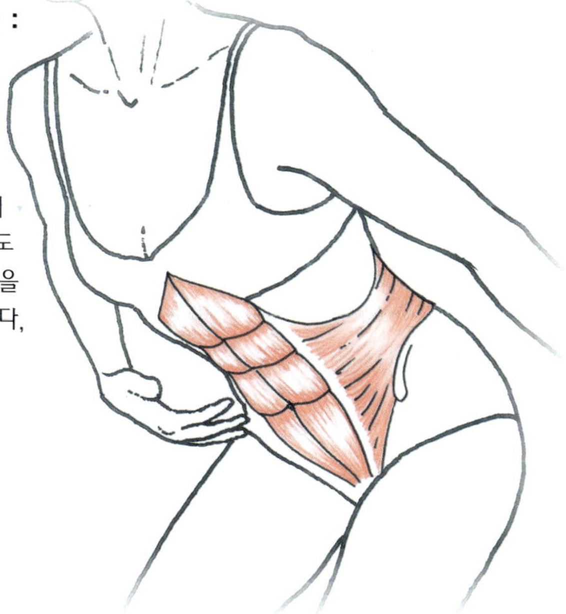

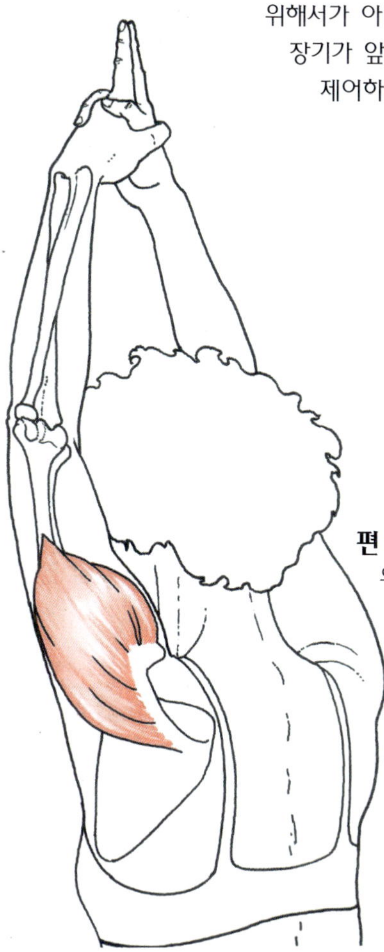

편 팔을 위로 올리다 :
위의 자세를 유지하면서,
이제는 팔꿈치를 펴서
팔을 늘인다.
어깨 뒤, 뒤어깨세모근
(apm1, 136쪽)을 느끼고,
그리고 팔의 뒤쪽에서
팔꿈치를 펴는 위팔세갈래근을 느낀다.

팔과 몸의 윗부위 전체 :
이제는 무릎 굽힘, 몸통 숙이기와 팔 올리기를 동시에 연습한다.
앞에서 보았던 모든 근육들은 몸에서 동시에 작용한다.
이것은 강력한 피복이다.

다른 자세에서 이러한 근육강화를 부분적으로 발견한다 :
Locust Pose, Sun Salutation, Warrior Pose.

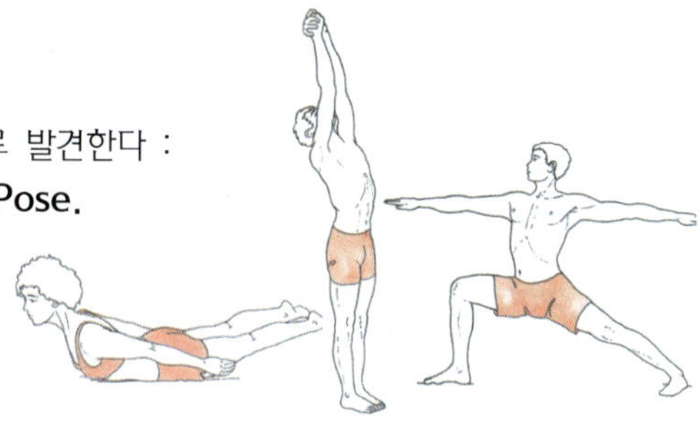

하지 근육을 강화하다 : Chair Pose 또는 *웃까따사나(Utkatasana)*

*발앞꿈치*로 서기의 변형자세에서

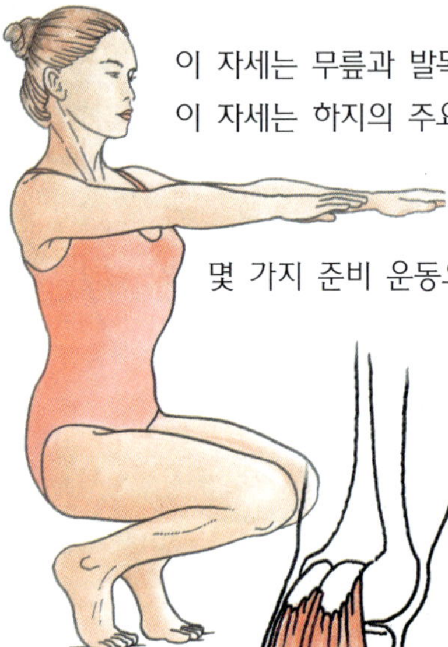

이 자세는 무릎과 발목을 동시에 굽히는 동안 몸의 균형을 유지해야 한다.
이 자세는 하지의 주요 관절부위의 힘을 필요로 한다.
이 자세를 연습하면 많은 다른 자세에서 발목과 무릎이 안정될 것이다.
몇 가지 준비 운동으로 세부사항을 발견할 수 있다.

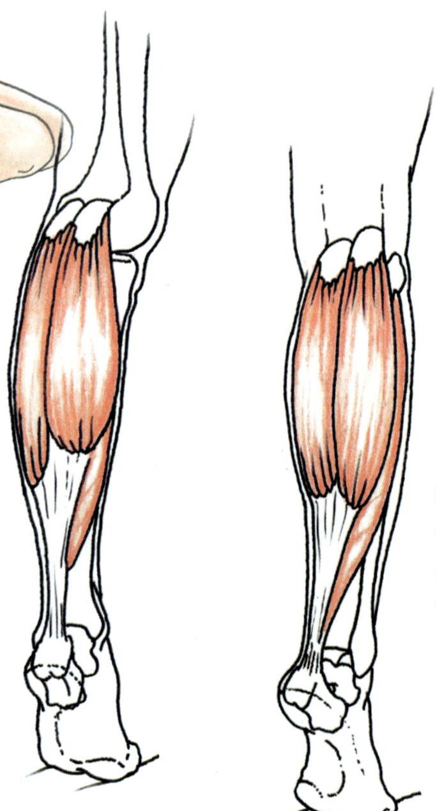

발앞꿈치로 선다 :
안정된 물건에 기댈 수 있는 가까운 거리에서 선다.

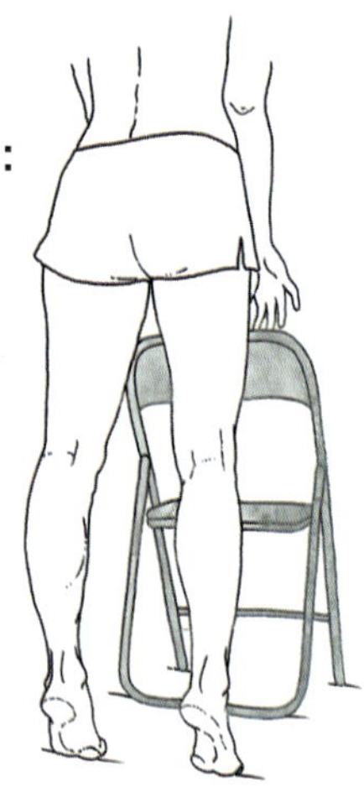

발앞꿈치로 선다.
이 자세는 세갈래근(apm1, 296쪽) (장판지근, 가자미근, 장판지빗근, 역자 주)을 동원한다,

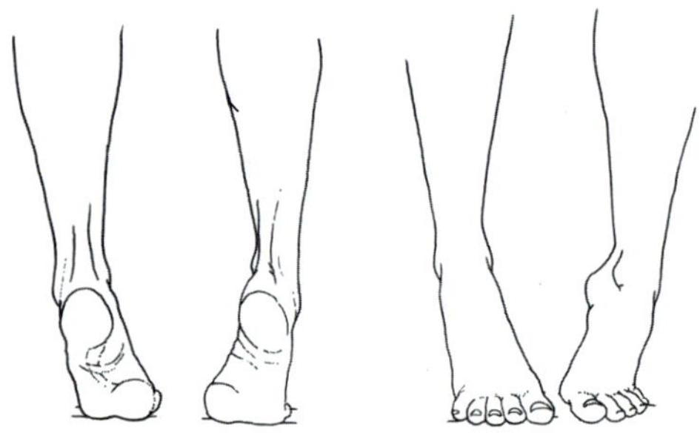

앞꿈치로 서면, 발목이 옆으로, 특히 가쪽으로, 기울어지는 경향이 있다는 것을 느낀다.
이러한 경향은 발가락에서 훨씬 강하게 발생한다. 왜냐하면 발가락뼈는 덜 중첩되어 있고 인대가 느슨하기 때문이다.
그러므로 근육작용으로 자세를 유지해야 한다.

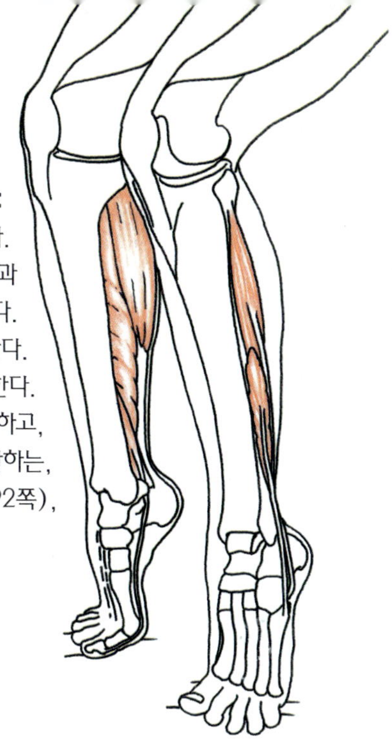

발목을 안정시키다 :
먼저 발을 바깥쪽으로 움직인다.
이 움직임으로 인해 전족부 바깥쪽 부위와, 바닥에 막 놓은 엄지발가락과 엄지발가락 바로 뒤 발볼(살이 두둑한 부위)에서 발의 지지가 변한다.
이제는 이 지지부위에서 다시 원래 지지부위로 이동한다.
이러한 움직임은, 종아리뼈(fibula)를 따라, 다리 바깥쪽에서 작용이 발생한다.
바로 종아리에서 세갈래근의 강력한 작용을 보완하고, 또한 발에 속한 많은 작은 근육의 작용을 보완하는, 종아리근(peroneus)의 작용한다(apm1, 292쪽),

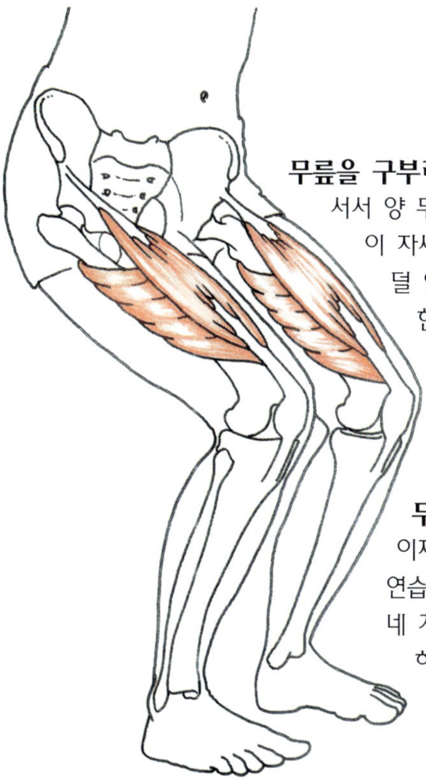

무릎을 구부리고 안정시킨다 :
서서 양 무릎을 조금 구부린다.
이 자세는, 무릎인대를 이완시키는데, 인대가 수축했을 때보다 자세가 덜 안정적이다. 그 후 팔을 움직이거나 또는 다른 다리를 움직이면서 한쪽 무릎만으로 균형을 유지한다 : 이 자세를 유지하기 위해서 무릎의 모든 근육의 작용, 특히 넙다리네갈래근(amp1, 242쪽)과 뒤넙다리근(amp1, 246쪽)이 필요하다.

무릎과 발목이 함께 :
이제는 무릎을 굽히고 동시에 발앞꿈치로 서는 연습을 한다.
네 개의 관절에 근육 작용이 필요하다.
하지만, 게다가, 엉덩이 균형을 유지하는 것도 필요한데. 이 균형을 유지하기 위해 (큰 및 중간) 볼기근이 작용한다.

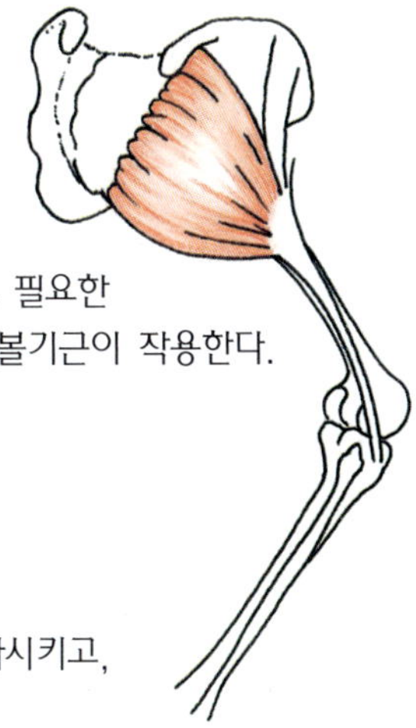

또한 *우트카타사나(Utkatasana)*는, 낮은 강도에서도, 앞어깨세모근(팔을 올리기 위해), 어깨세모근(팔꿈치를 펴기 위해), 손목과 손가락 폄근육을 강화시키고, 그리고 몸통을 유지하기 위해 배근과 등근을 강화시킨다.

다른 자세에서 이러한 근육강화를 부분적으로 발견한다 :
High Lunge, Warrior, Eagle Pose,
특히 한쪽 다리로 균형을 잡는 경우.

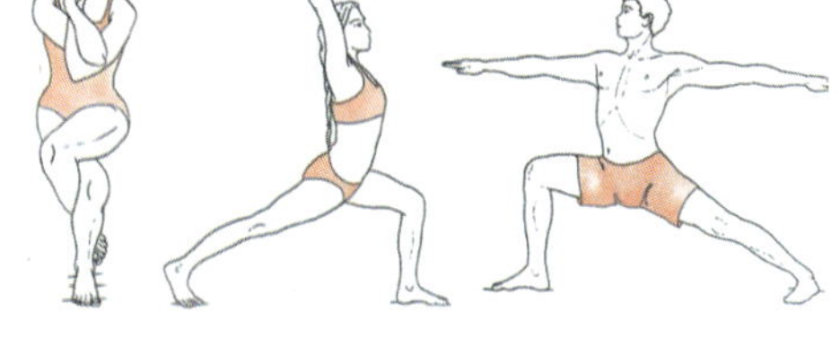

상지 근육을 강화하다 : Corbeau Pose 또는 *바카사나(Bakasana)*

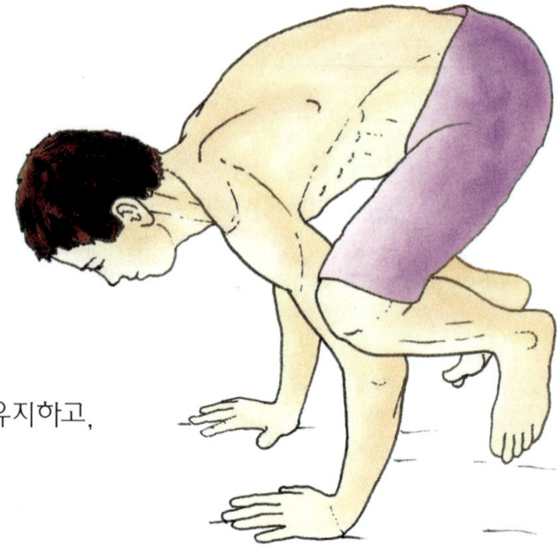

이 자세는 몸을 아래팔과 손에 접근시킨다.
이 자세에서 주로 몸을 받치고 있는 팔의 균형을 유지하고,
팔 근육은 주요한 팔 관절을 안정시켜야 한다.
몇몇 예비 연습으로 이 자세를 살펴볼 할 수 있다.

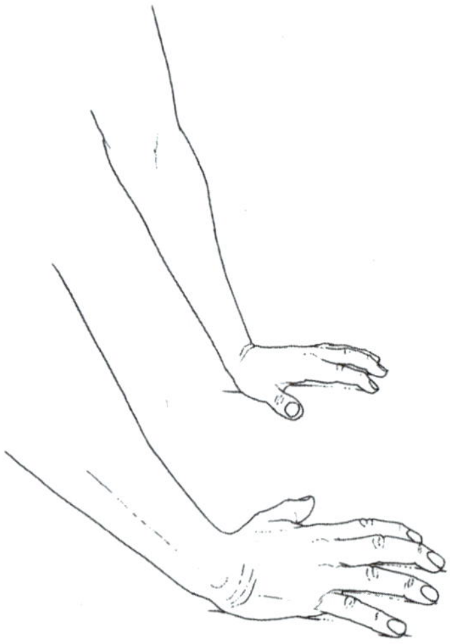

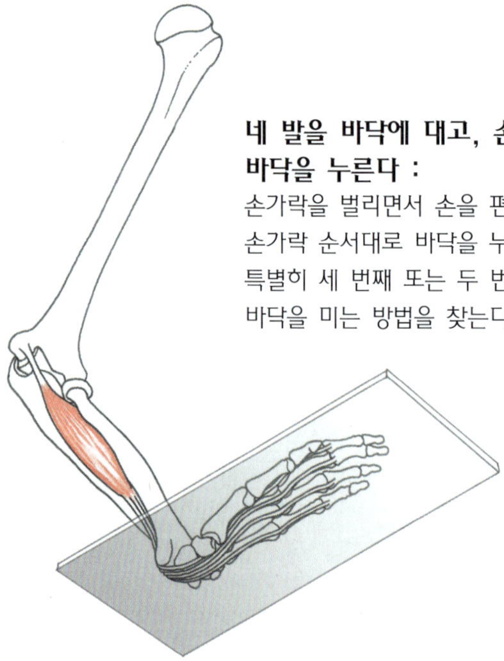

네 발을 바닥에 대고, 손가락 끝으로 바닥을 누른다 :
손가락을 벌리면서 손을 편다.
손가락 순서대로 바닥을 누른다.
특별히 세 번째 또는 두 번째 손가락뼈로 바닥을 미는 방법을 찾는다.

이 움직임은, 손가락 굽힘근을 강화시킨다(apm1, 180쪽).
깊은 굽힘근은 세 번째 손가락뼈까지 연결된다.
얕은 굽힘근은 두 번째 손가락뼈까지 연결된다.

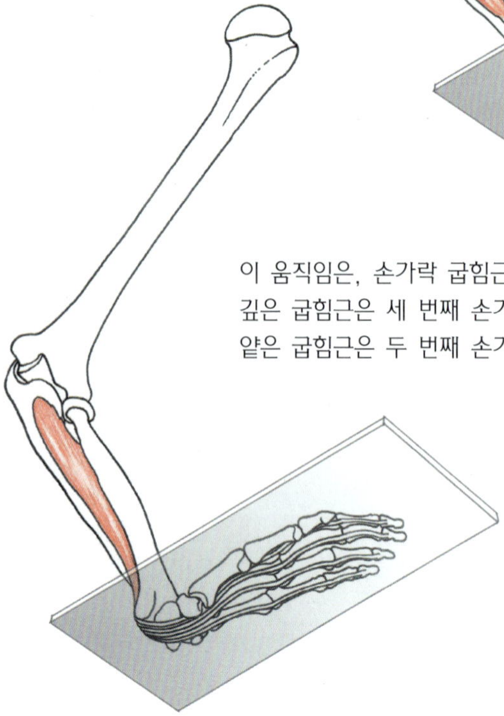

주의할 것, 위의 두 그림 모두 근육힘줄을 상세하게 해부학적으로 묘사한 것이 아니라 이 근육모양을 간단하게 표현하였다.

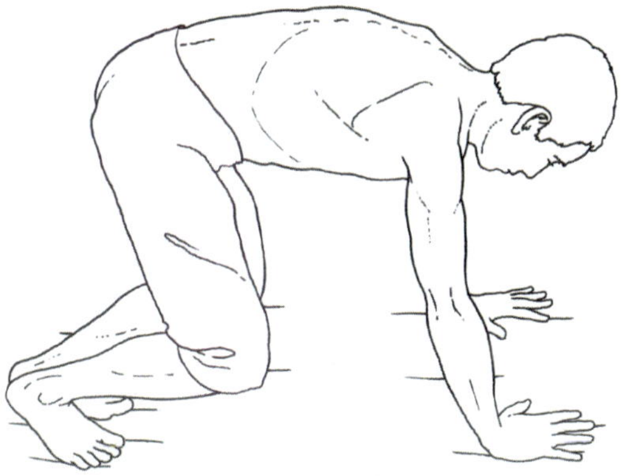

손바닥 전체로 바닥을 민다 :
이제는 몸을 손바닥에 기댄다.
이 동작은 손목 굽힘근을
강화시킨다(apm1, 176쪽).

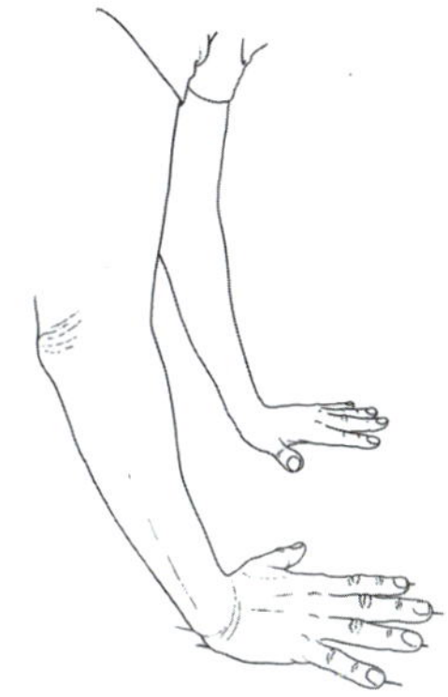

팔꿈치로부터 바닥을 민다 :
팔꿈치를 약간 구부린다.
팔꿈치가 몸을 지탱하는 지지대 역할을 하기 위해
팔꿈치를 펴려고 노력한다 - 하지만
실제로는 팔꿈치를 펴지 않는다.
따라서 팔 뒤에 있는 강력한 근육이
수축한다 : 어깨세갈래근(apm1, 152쪽).

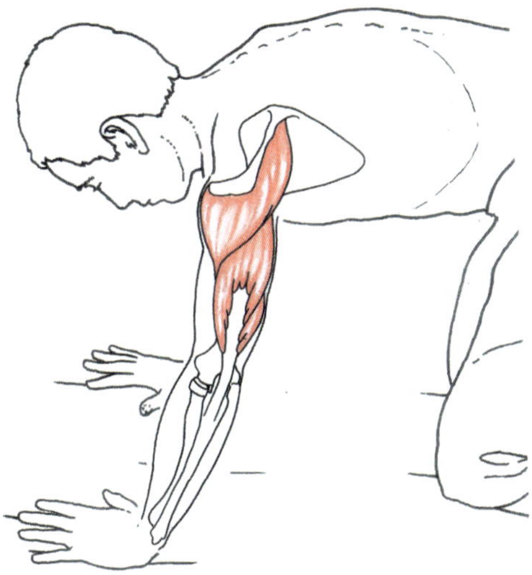

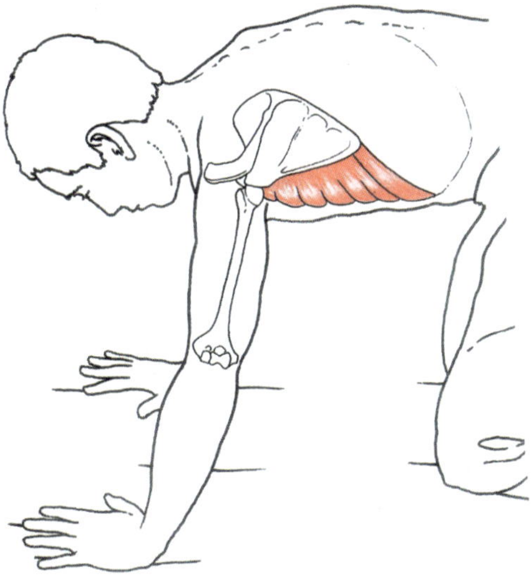

어깨에서부터 민다 :
이제는 어깨뼈를 벌린다. 이 움직임은 어깨뼈를
가슴 앞으로 미끄러지게 한다 - 왜냐하면 바닥을 향해
네다리 자세로 있기 때문이다. 마치 손의 압력이
어깨에서부터 손으로 직접 전달되는 것처럼
행동한다. 가슴 옆에 위치한 강력한 근육을
강화시킨다 :
앞톱니근(serratus anterior,
apm1, 124쪽).

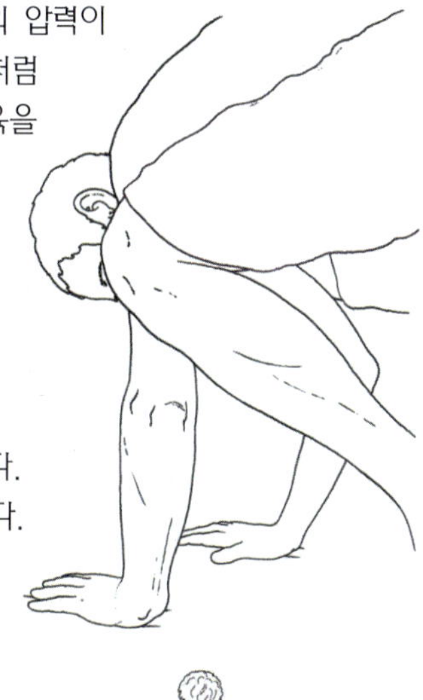

이제는 자세를 취하고, 구부린 무릎을 가능한 최대한 팔 뒤쪽에 놓는다.
위에서 본 모든 작용을 결합하여 바닥을 밀기 위해 체중을 손에 싣는다.
그 후, 동시에 발을 든다.

다른 자세에서 이러한 근육강화를 부분적으로 볼 수 있다 :
Cobra Pose, High Plank Pose,
그리고 **Upward Plank Pose.**

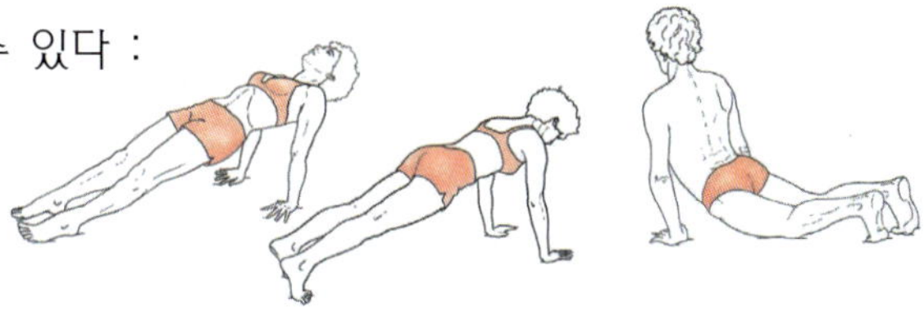

몸 앞쪽 근육을 강화하다: Plank Pose 또는 쿰브하까사나 *(Kumbhakasana)*

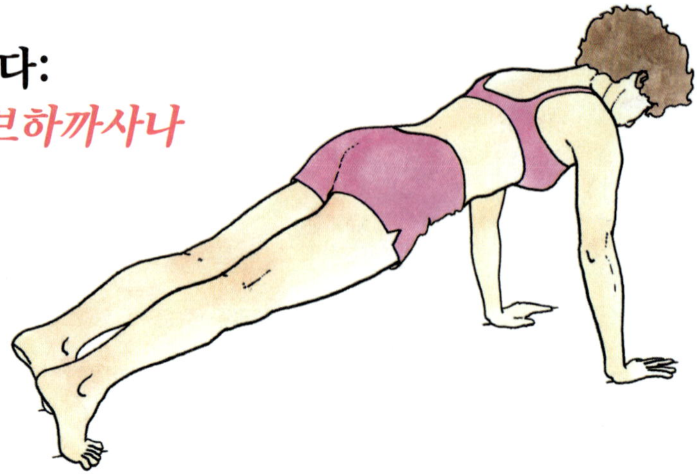

이 자세는 몸을 바닥 쪽으로 향하게 한다. 몸을 올바르게 정렬하려면, 몸통 앞쪽 근력이 필요하다.
여기에서도, 이 힘의 강화를 부분적으로 연습할 수 있다.

가슴우리/골반의 공간을 받친다 :
네 발로 자세를 잡는다.
바닥을 무릎보다 손으로 누르기 위해 손을 조금 더 앞으로 이동한다. 그 후, 반대로, 손보다 무릎으로 누르기 위해 무릎을 조금 더 뒤로 이동한다.

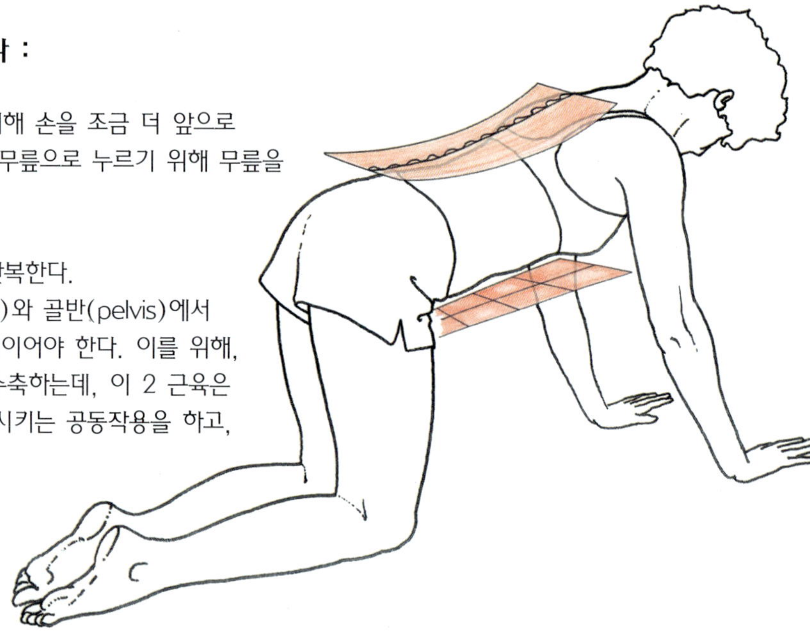

손과 발로 체중 이동을 여러 번 반복한다.
이 움직임 동안, 복장뼈(sternum)와 골반(pelvis)에서 체중이동을 느끼고, 몸통은 안정적이어야 한다. 이를 위해, 배근(apm1, 101쪽)과 등근이 수축하는데, 이 2 근육은 복장뼈와 골반사이의 거리를 고정시키는 공동작용을 하고, 그물 침대처럼 장기를 받친다.

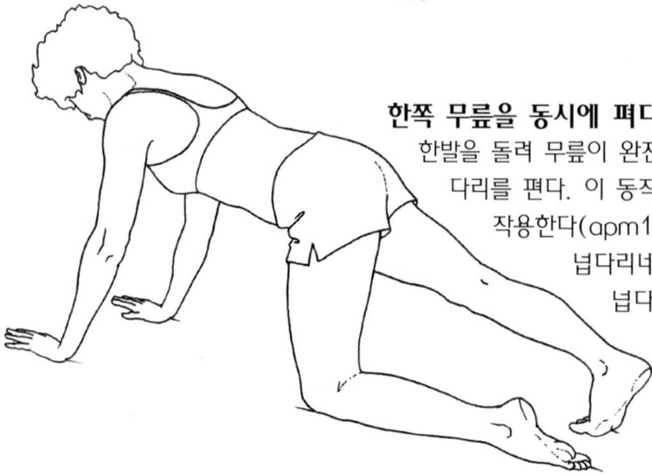

한쪽 무릎을 동시에 펴다 :
한발을 돌려 무릎이 완전히 펴지도록 다리를 편다. 이 동작은 넙다리네갈래근이 작용한다(apm1, 242쪽).
넙다리네갈래근의 깊은 부위를 수축시키기 위해, 넙다리를 따라 무릎뼈(patella)를 올린다.
이 발에 체중을 실는다.
그런 다음 다른 발에도 동일한 동작을 행한다.

양쪽 무릎을 편다 :
양쪽 발을 돌려, 양쪽 무릎을 편다.

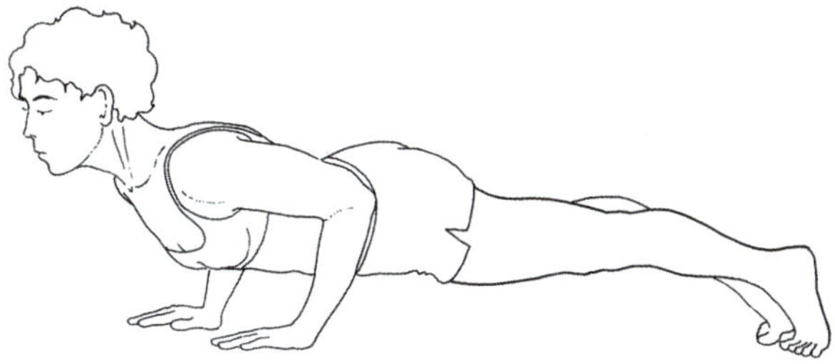

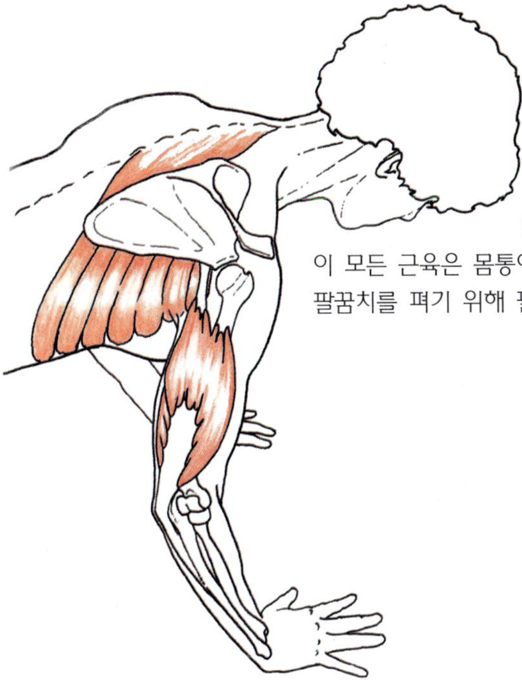

가슴 양쪽에서 앞톱니근이
작용하는 것을 느낀다(apm1, 124쪽).
어깨 앞에서 단단히 고정시킨다(큰가슴근, apm1, 134쪽,
앞어깨세모근, apm1, 136쪽).
이 모든 근육은 몸통이 바닥으로 내려가는 것을 막기 위해 강하게 작용한다.
팔꿈치를 펴기 위해 팔 뒤에 위치한 위팔세갈래도 수축한다.

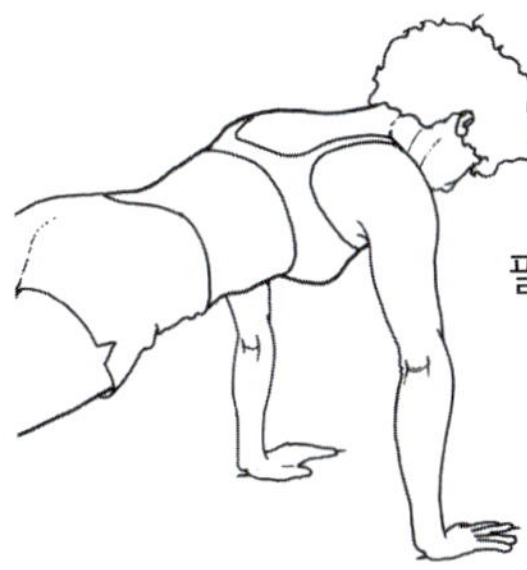

만약 팔꿈치가 전반슬
(recurvatum)이면,
팔꿈치를 지나치게 펴는 것을
피한다. 왜냐하면 더 이상
위팔세갈래근이 작용하지
않기 때문이다.

골반의 균형을 유지하다 :
골반은 바닥으로 떨어지는 경향이 있다.
이를 제어하기 위해, 엉덩이굽힘근(apm1, 256쪽)을 수축시켜야 한다. 그러나 이 근육들이 너무 강하게 작용하면, 골반을 위로 올리고, 그리고 더 이상 발/머리의 직선정렬이 이루어지지 않는다.

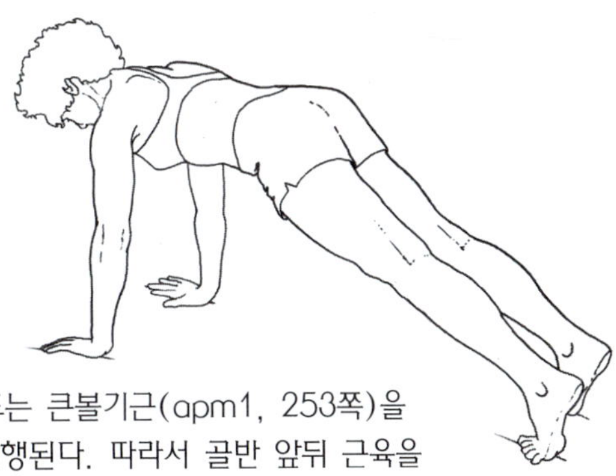

골반후경이 되다 :
골반후경이 되기 위해서는, 배근(apm1, 101쪽)을 수축시키거나, 또는 큰볼기근(apm1, 253쪽)을 수축시켜야 한다. 주의할 것, 이 작용은 이전 동작과 반대방향으로 진행된다. 따라서 골반 앞뒤 근육을 강하게 수축시켜야 한다.

장기를 고정시키다 :
장기가 아래로 쳐지는 것을 방지하기 위해 그물 침대처럼 작용하는 배근을 수축한다.

다른 자세에서 이러한 근육강화를 부분적으로 볼 수 있다 :
Side Plank Pose, Dauphin Pose, 그리고 Cat Pose.

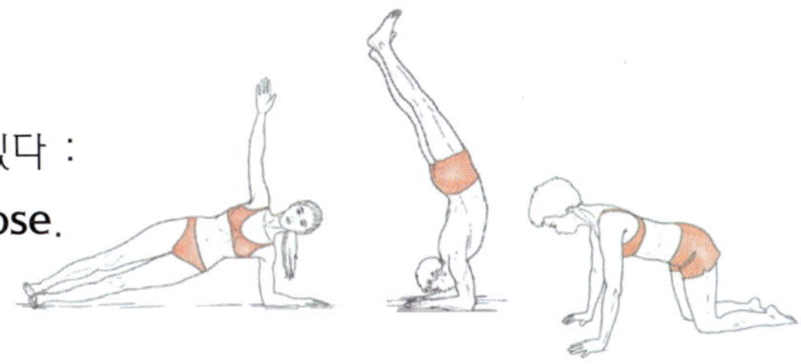

몸 앞뒤쪽 근육을 동시에 강화하다 : Boat Pose 또는 나바사나(Navasana)

또는 Reclined Straddle Pose *숩타 꼬나사나(Supta Konasana)*

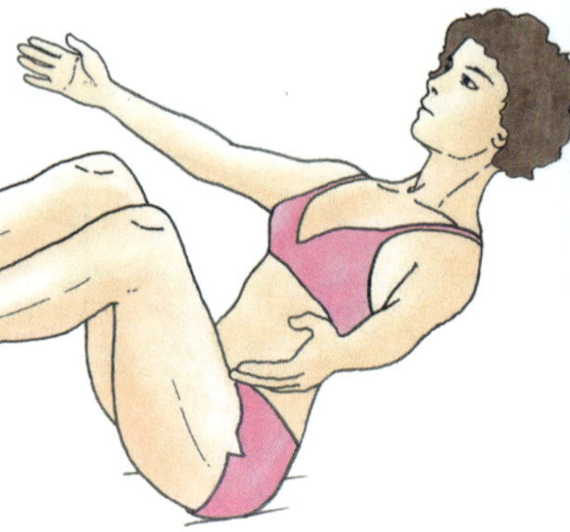

이 자세는 가장 많은 근력이 요구되는 자세 중 하나이다.
이 자세에서 작용하는 각각의 근육움직임을
인지하면서 점차적으로 이 자세를 통제할 수 있다.

무릎을 펴지 않는 변형자세로부터 시작한다.
무릎을 펴는 변형자세는, 162쪽을 참고.

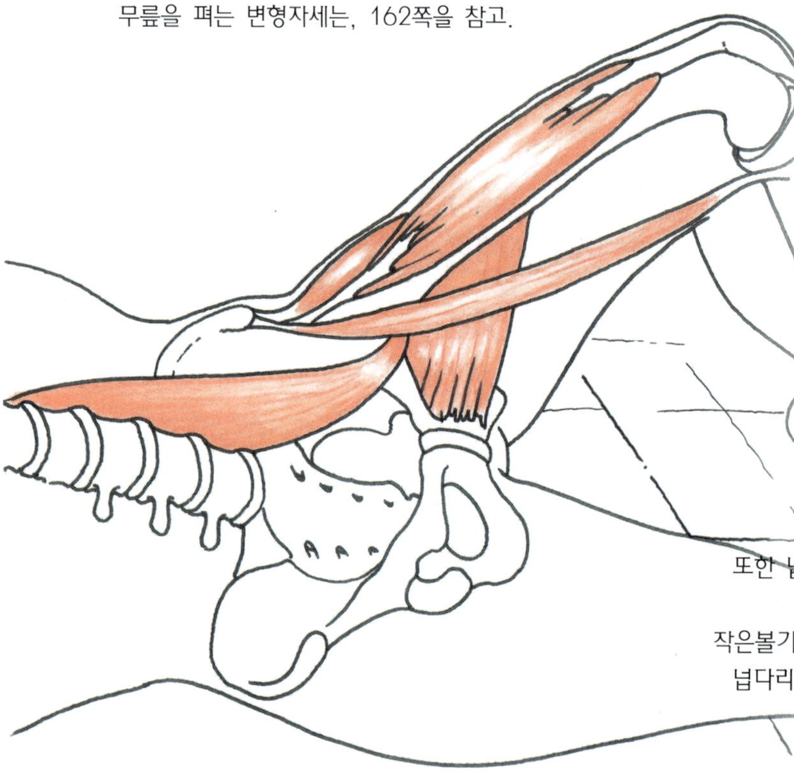

넙다리 굽히기 :
등을 바닥에 대고 눕거나 또는
팔꿈치로 바닥에 기댄다.
무릎을 굽히면서 넙다리를 굽힌다.

엉덩이굽힘근의
작용을 측정한다 :
몸통 아래 깊은 곳에서
허리근(psoa)의 작용을 느낄 수 있고,
골반안쪽으로부터 엉덩근(iliacus)의
작용을 느낄 수 있다(apm1, 238쪽).

또한 넙다리근막긴장근(tensor fasciae latae,
apm1, 252쪽),
작은볼기근(gluteus minimus, apm1, 240쪽),
넙다리빗근(sartorius, apm1, 245쪽) 수축을
골반뼈가시 아래에서 느낄 수 있다.

골반전경을 인식하고 골반을 안정시키다 :
양쪽 넙다리를 동시에 들어 올린다.
위에서 말한 근육들이 작용하면 꼬리뼈는 정경이 되기 때문에,
골반은 꼬리뼈 쪽으로 더 누른다. 이 작용을 느낀다.

골반을 안정시키다 :
골반 위치를 바르게 유지하려면 배곧은근(rectus abdominis)을 수축한다(apm1, 101쪽).

몸통을 뒤로 기울이다 :
무릎을 구부리고, 양발을 바닥에 놓고 궁둥뼈 꼭대기가 바닥에 닿도록 앉는다. 몸통을 직선으로 유지하면서 머리/목/몸통 전체를 약간 뒤로 기울인다.
몸통(갈비뼈가 골반에 고정된)을 유지시키는 배곧은근의 강한 수축을 느낀다.

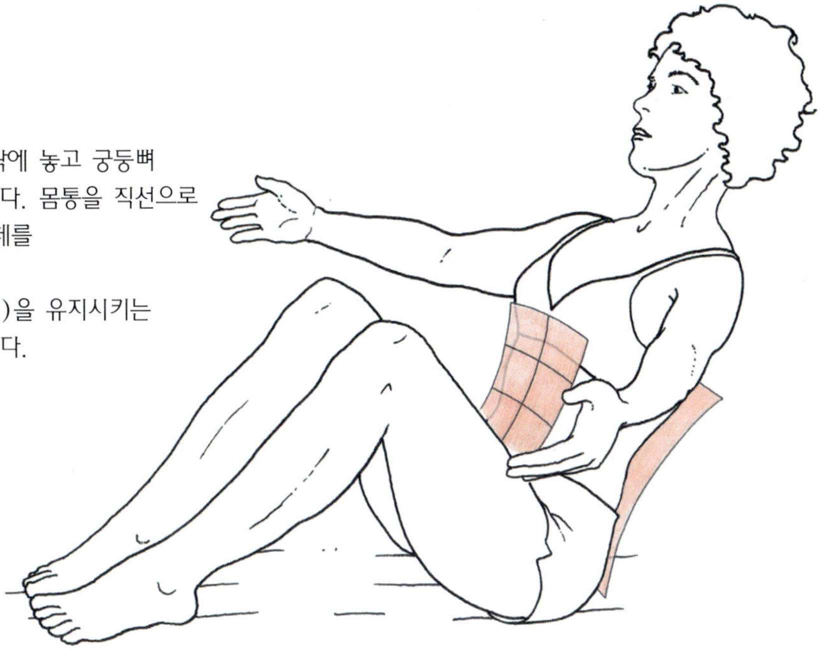

골반을 곧게 펴다 :
또한 배근의 강력한 작용으로 인해 골반이 궁둥뼈 뒤로 움직이는 경향이 있다는 것을 느낀다.

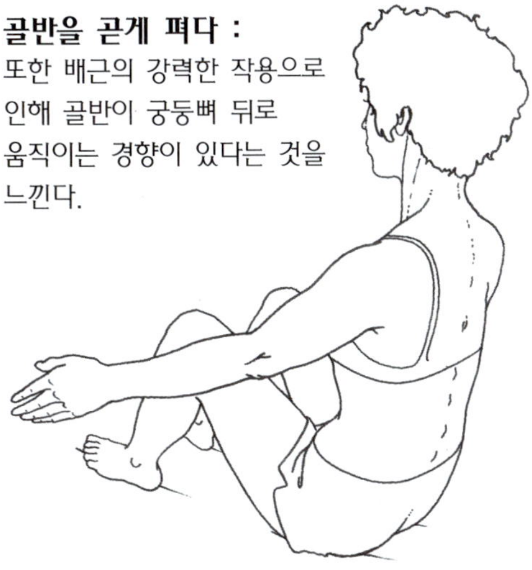

그런 다음 궁둥뼈 끝으로 몸을 다시 세운다. 이 움직임이 이루어지기 위해, 허리 아래부위에서 근육이 작용하는 것을 찾아야 한다 : 이 작용을 하는 근육은 등근이다 (apm1, 82쪽과 86쪽).

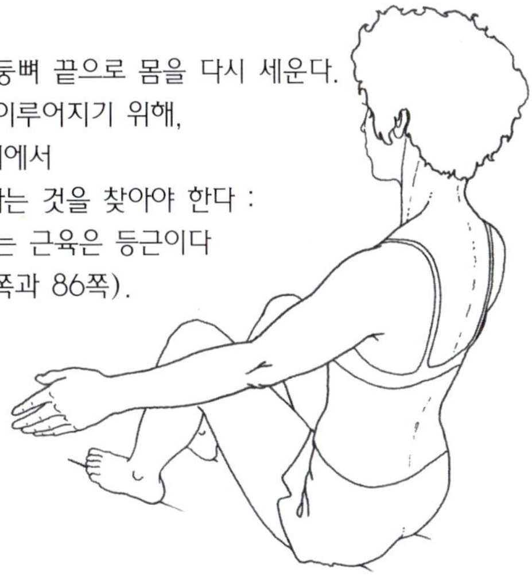

이제 완전한 **Boat Pose**를 취해 여기서 자세히 설명한 모든 근육의 강력하고 누적된 작용을 느낀다. 또한 앞어깨세모근(팔을 들어 올리는 근육)과 위팔세갈래근(팔꿈치를 펴는 근육)의 작용이 더해진다.

강도가 더 높은 자세는, 무릎을 뻗은 자세인데, 162쪽을 참조한다.

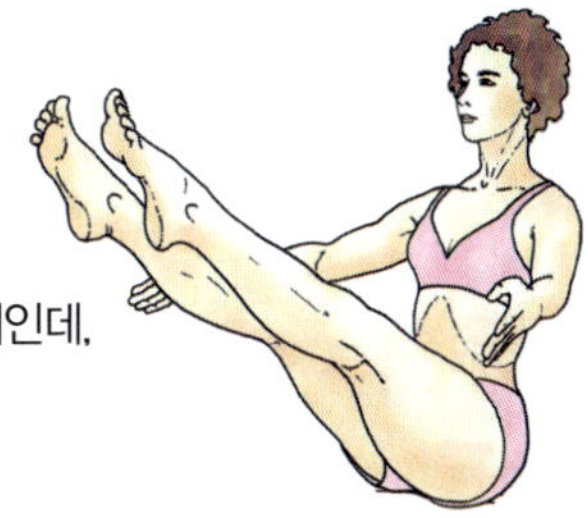

다른 자세에서 이러한 근육강화를 부분적으로 볼 수 있다 :
Upward Plank Pose,

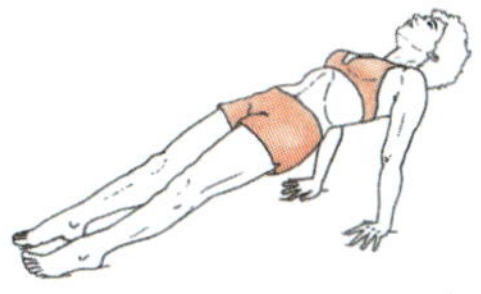

몸 앞뒤쪽 근육을 동시에 강화하다: Upward Plank Pose 또는 *뿌르보따사나(Purvottanasana)*

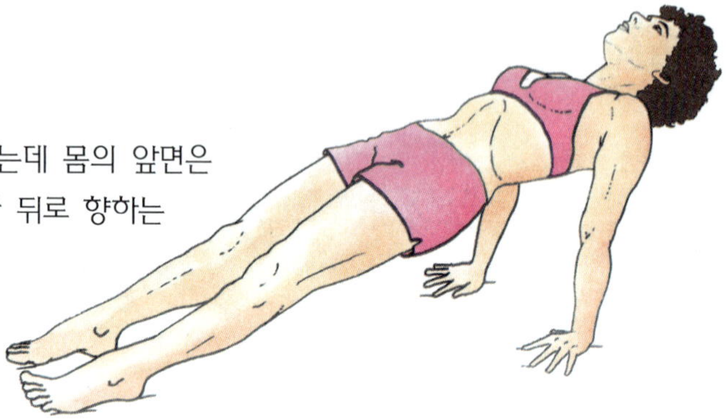

이 자세는 발/손의 작용으로 몸의 균형을 잡는데 몸의 앞면은 위로 향한다. 이 자세는 뒤근육, 특히 어깨가 뒤로 향하는 움직임에 관여하는 근육을 강화시킨다.
이 자세에서 이전 자세에서 살펴보았던 많은 근육들을 볼 수 있다.

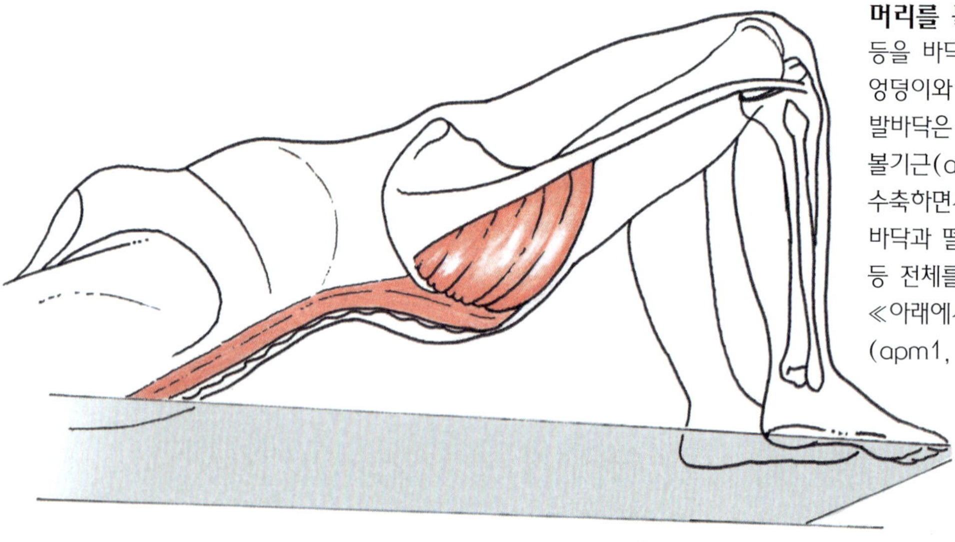

머리를 들다 :
등을 바닥에 대고 눕는다.
엉덩이와 무릎을 굽히고
발바닥은 바닥과 평행되게 둔다,
볼기근(apm1, 253쪽)을 강하게
수축하면서 골반을 올린다.
바닥과 떨어지도록 어깨뼈 높이까지
등 전체를 올린다.
≪아래에서 부터≫ 등근이 작용한다
(apm1, 82쪽).

팔을 누르다 :
앉아서 약간 골반 뒤쪽에
손을 놓는다. 손으로 바닥을
눌러, 몸통무게가 손에 실리게 한다.
바닥을 뒤로 민다
(56쪽에서 살펴보았던 모든
단계로 바닥을 민다).

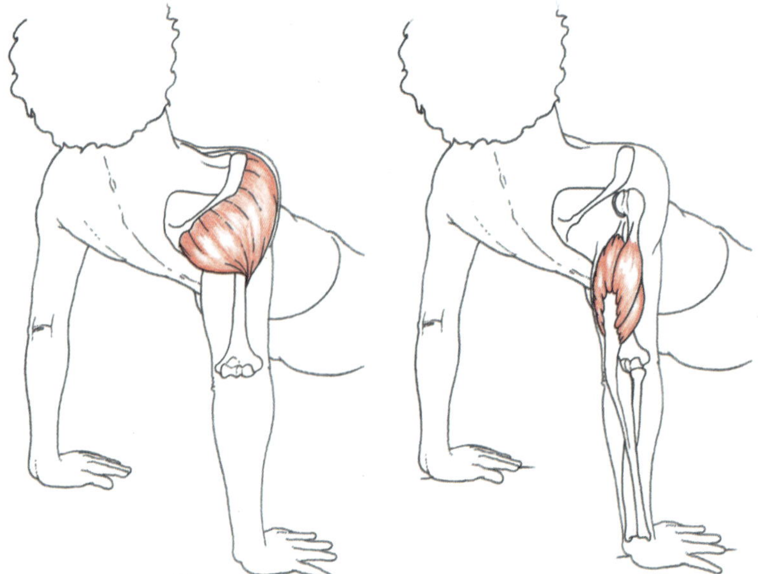

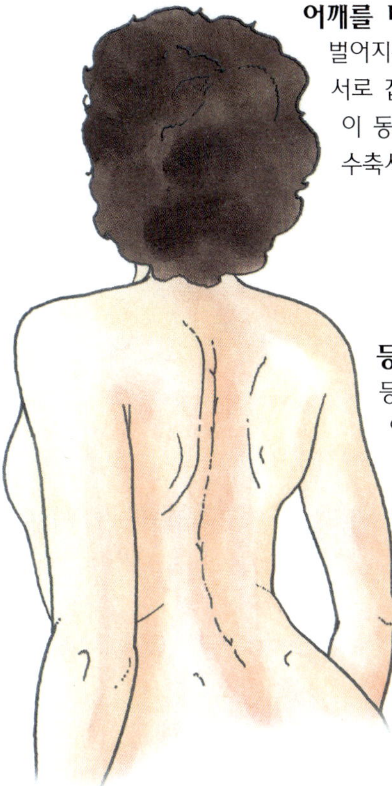

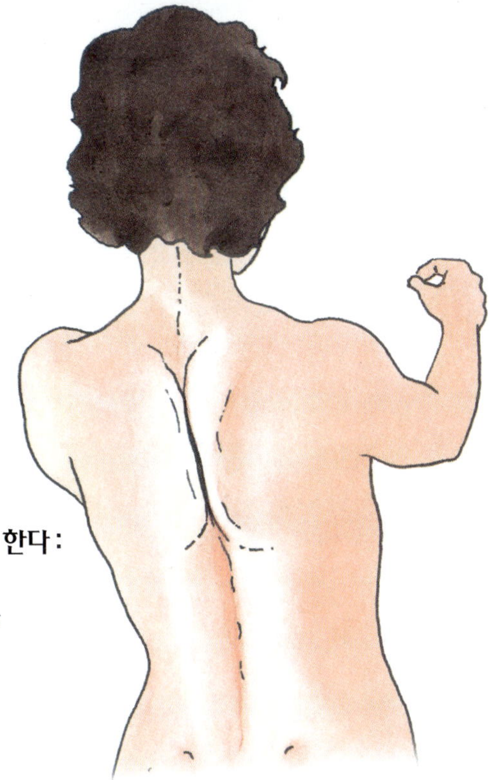

어깨를 다시 뒤로 재끼다 :
벌어지는 양쪽 어깨뼈를
서로 접근시킨다.
이 동작을 하기 위해, 마름근을
수축시킨다(apm1, 127쪽)

등이 안으로 오목하게 들어가게 한다 :
등 근육을 ≪위에서부터≫ 움직여
양쪽 어깨를 접근시키는 움직임을
계속한다.

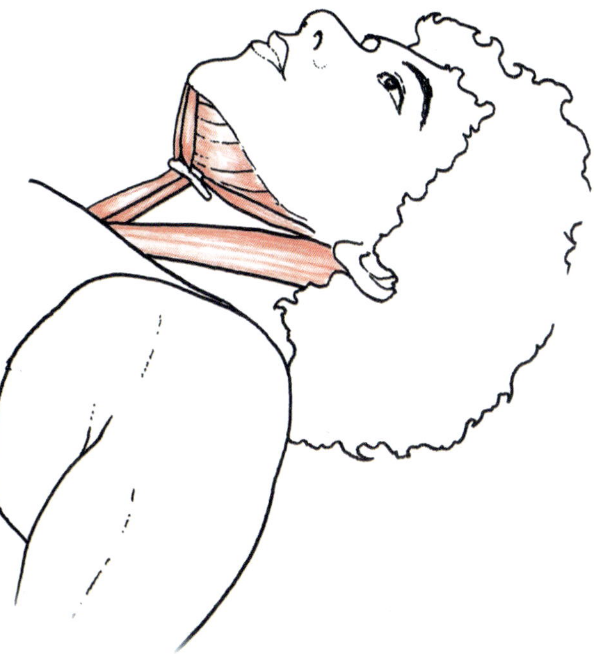

그런 다음 몸이 일자가 되도록 발에서부터 직선으로 정렬하면서 완전한 **Upward Plank Pose**를 취한다. 이 자세를 취하기 위해, 가슴우리/골반 거리를 유지하는, 배근을 수축한다. 또한 머리와 목이 뒤로 젖히는 것을 억제하는 근육도 수축한다 : 목빗근(sterno-cleido-occipito-mastoid) (apm1, 92쪽)과 위/아래목뿔근(supra and infra hyoid)(apm1, 91쪽)*.

* 목 앞쪽에 위치한 수많은 작은 근육군, 위/아래목뿔근(supra and infra hyoid), 은 같은 저자의 *목소리 해부학 책* 180~184쪽에서 자세히 설명하였다.

다른 자세에서 이러한 근육강화를 부분적으로 볼 수 있다 :
Camel Pose, Boat Pose.

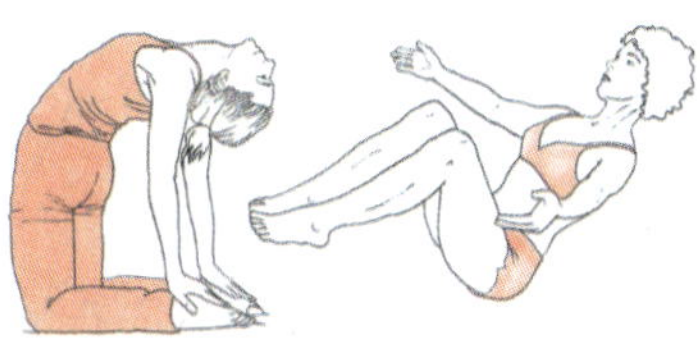

몸 뒤쪽 근육을 강화하다 : Locust Pose 또는 살라바사나(Salabhasana)*

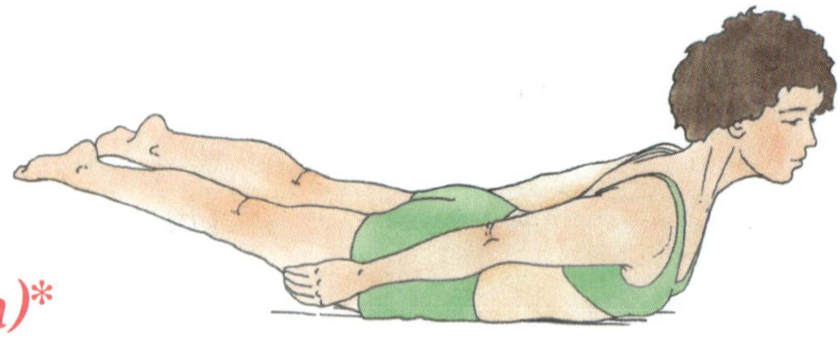

이 자세는 머리/목/몸통과 다리 축 전체를 바로 편다.
이 자세는 볼기근을 포함하여 몸 뒤쪽 근육을 강력하게 강화시킨다.
이 자세에서 이전 자세에서 보았던 많은 근육들을 볼 수 있다.

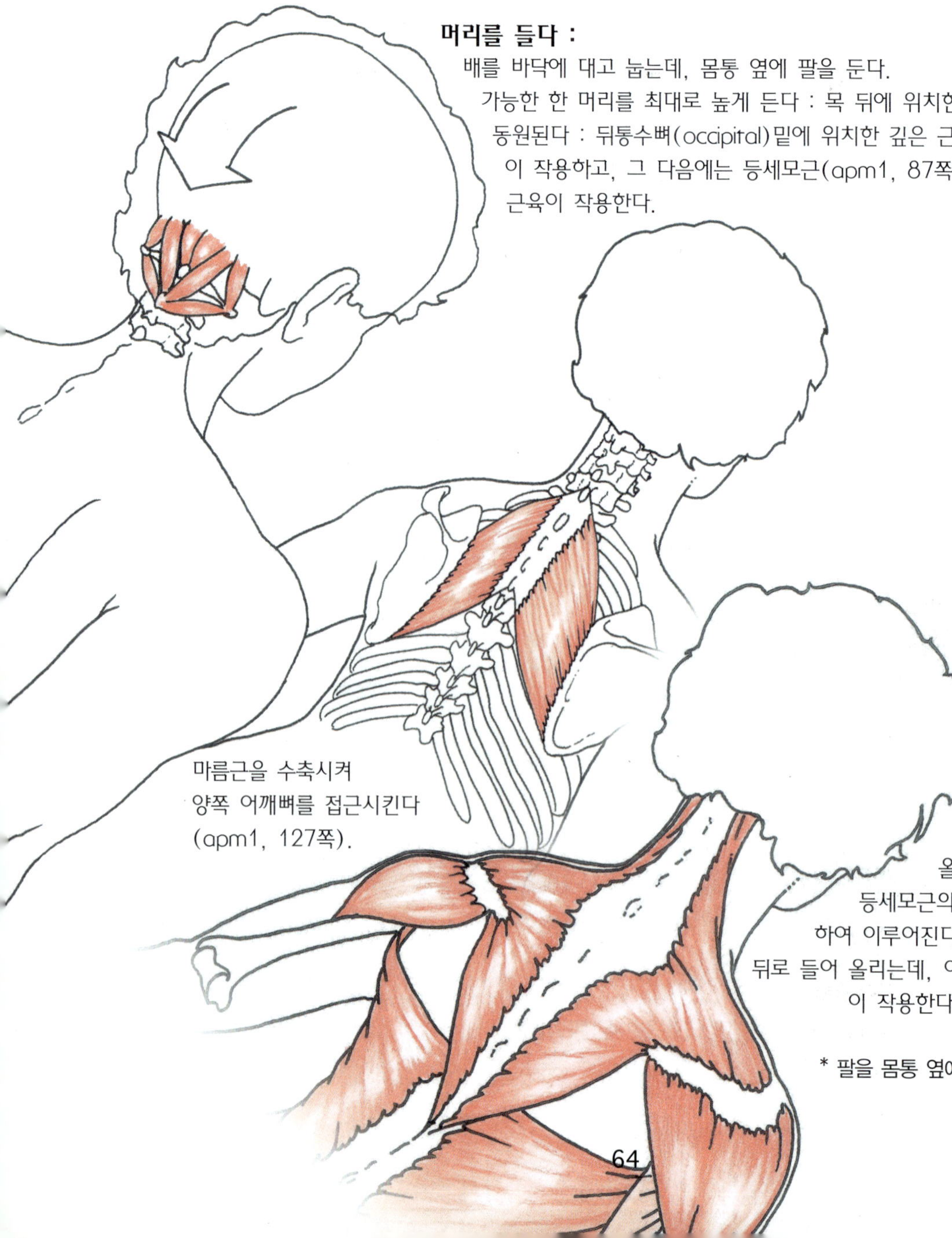

머리를 들다 :
배를 바닥에 대고 눕는데, 몸통 옆에 팔을 둔다. 가능한 한 머리를 최대로 높게 든다 : 목 뒤에 위치한 근육들이 동원된다 : 뒤통수뼈(occipital)밑에 위치한 깊은 근육(apm1, 80쪽)이 작용하고, 그 다음에는 등세모근(apm1, 87쪽) 윗부위인 얕은 근육이 작용한다.

마름근을 수축시켜 양쪽 어깨뼈를 접근시킨다 (apm1, 127쪽).

움직임을 계속하다 :
머리와 목을 들어 올린 후, 가슴 위쪽을 들어 올린다. 이 움직임은 등세모근의 여러 부위가 수축하여 이루어진다. 그런 다음, 팔을 뒤로 들어 올리는데, 어깨세모근(뒤부위)이 작용한다(apm1, 136쪽).

* 팔을 몸통 옆에 놓은 자세를 설명.

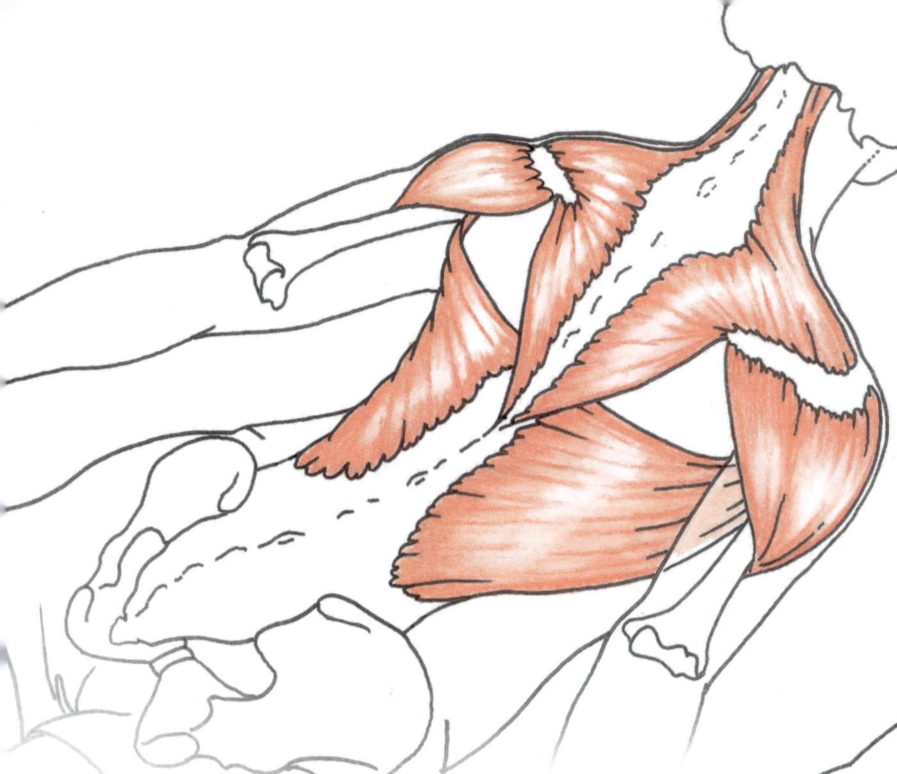

움직임을 계속하다(II) :
이제는 가능한 한 최대로
가슴을 올린다. 이를 위해,
등세모근이 수축한다
(apm1, 135쪽).

다리를 올린다 :
바닥에 머리와 팔을 놓는다.
그런 다음, 뒤넙다리근(apm1, 246쪽)뿐만
아니라 큰볼기근(amp1, 253쪽)이
강하게 수축한다는 느낌으로
다리를 들어 올린다.

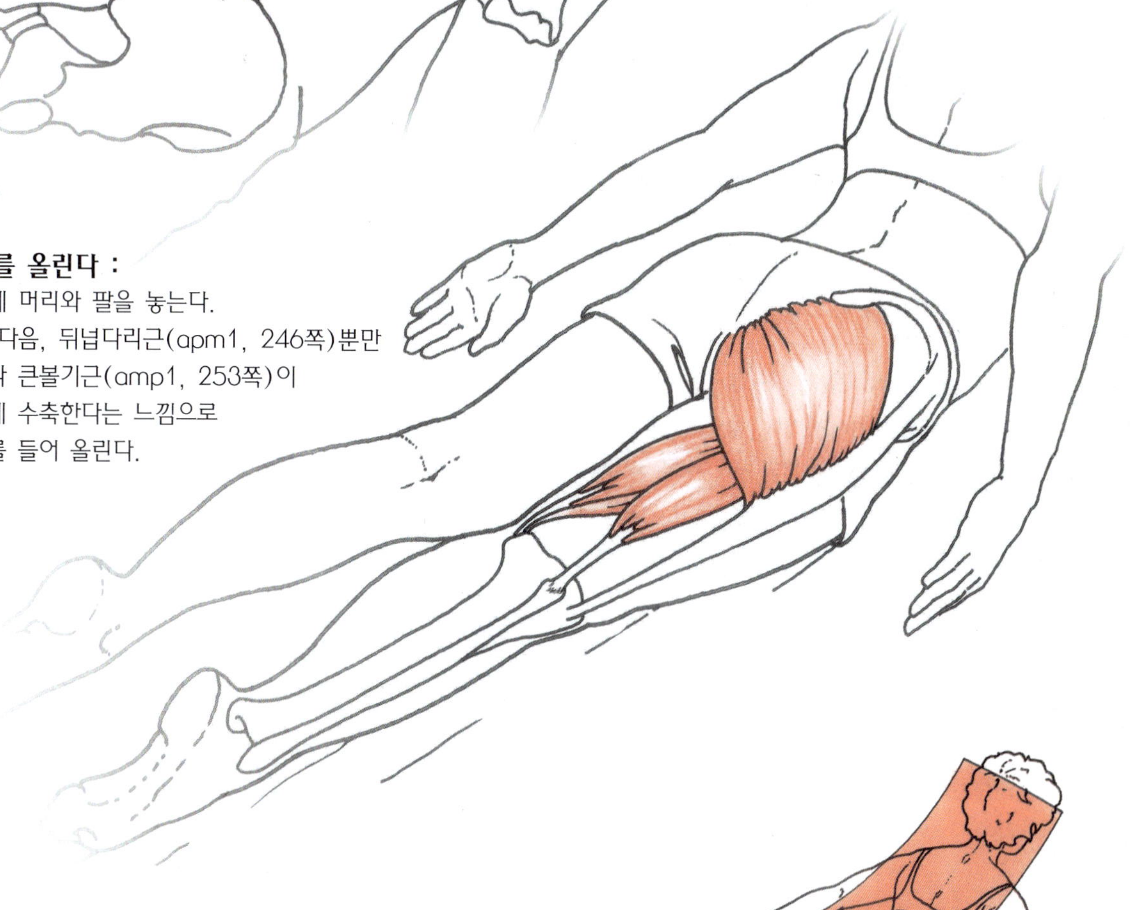

그 후, 지금까지 설명한 몸의 모든 부위들을
한꺼번에 들어 올리면서 완전한 자세를
취한다. 위에서 설명한 모든 근육수축이 된다.
이 자세는 몸 뒤부위 전체를 강하게 자극한다.

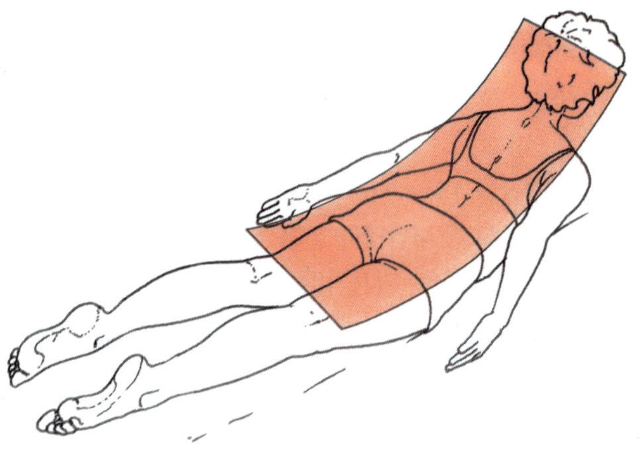

약한 근육을 자주 강화하다 :
Fish Pose 또는 맛샤사나(Matsyasana)

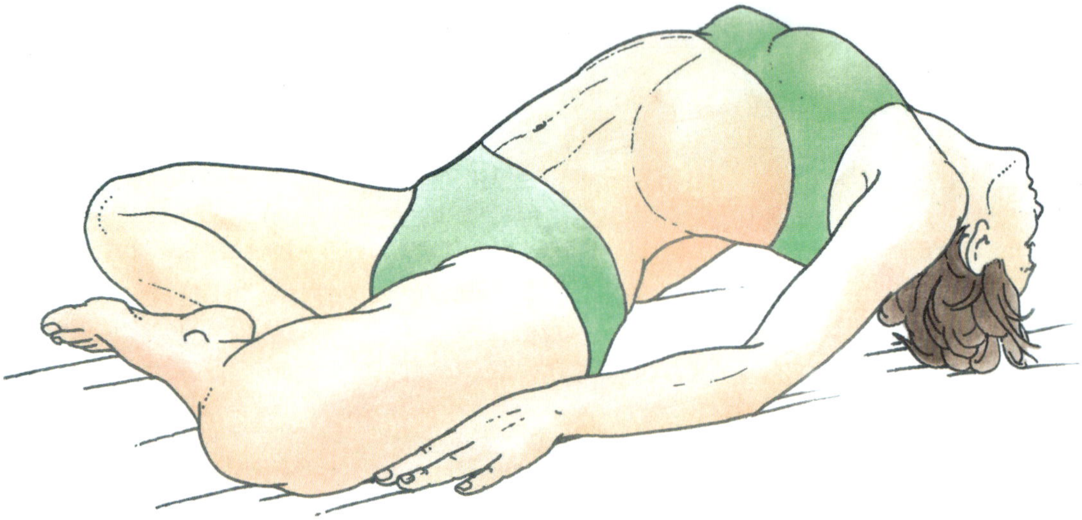

이 자세는 몸의 앞쪽 부위와 위쪽 부위를 강하게 편다. 이 자세를 조화롭게 취하기 위해, 머리가 바닥을 거의 누르지 않고, 머리를 거의 공중에 두어야 한다 :
따라서 목 앞쪽의 자세는 몸 앞쪽 부위의 모든 구조(인대, 근육뿐만 아니라 장기와 샘)를 늘인다. 몸 앞쪽이 늘어나면 어깨부위와 가슴부위가 늘어난다.

머리가 (거의) 바닥을 누르지 않으려면, *몸 윗부위의 지지를 아래팔로 옮길 필요가 있다.*
이 자세는 몸의 여러 부위에서 근력을 필요로 한다 : *팔꿈치를 펴기* 위해, *팔을 몸통 뒤에 고정시키기* 위해, *서로 접근하는 양쪽 어깨뼈를 고정시키기* 위해, *몸통을 똑바로 유지하기* 위해.

이 작용을 하는 모든 근육은 공통적으로 *몸의 위쪽 부위*에 위치하고 있다.
그러나 몸 윗부위에서 팔을 오므리는 근육/앞으로 팔을 교차시키는 근육, 반대로 팔을 벌리는 근육/팔을 뒤로 가져가는 근육의 힘은 동일하지 않다 : 마지막 근육은 다른 근육보다 2배나 약하다. ***맛샤사나(Matsyasana)***자세에서, 이 마지막 근육이 강하게 작용한다. 이 자세는 가슴을 여는 부위를 강화하는데 매우 유익하다. 이 근육을 하나씩 차례로 관찰할 수 있다.

등세모근과 마름근 작용으로 인해 가슴 뒤에서 수축된 어깨뼈 :

자세를 취할 때 양쪽 어깨뼈를 서로 접근시키는데, 마름근(apm1, 127쪽)은 깊은 곳에서 자극되고, 등세모근(apm1, 128쪽)은 얕은 곳에서 자극된다. 만약 이 근육들이 지나치게 약하면, 팔을 몸 ≪가까이≫에 접근시킬 수 없고, 그리고 몸통을 고정하기가 어렵다.

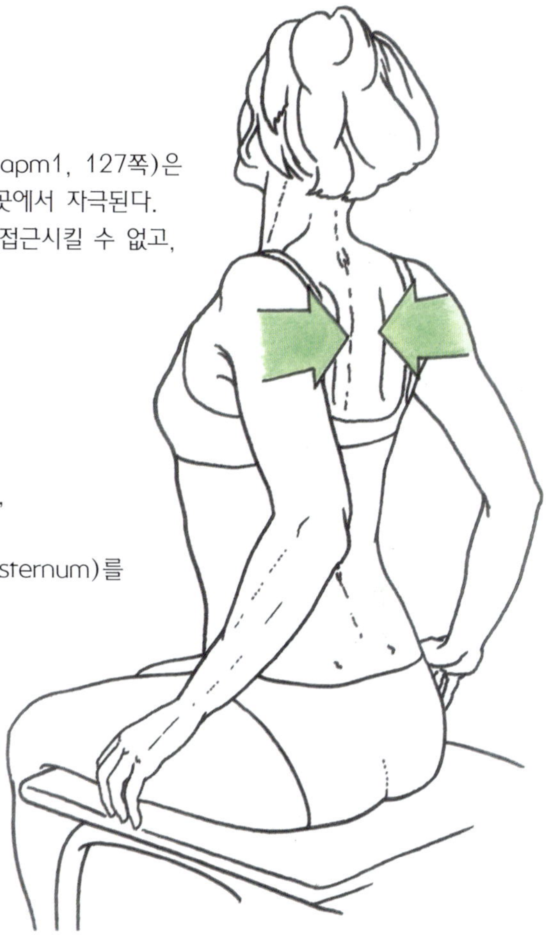

등 또는 배를 대고 누워있는 자세에서, 또는 앉은 자세에서, 양쪽 어깨를 서로 접근시키면서 이 근력을 강화할 수 있다. 그런 다음, 양쪽 어깨를 서로 접근시키면서 동시에 복장뼈(sternum)를 올리면서 숨을 크게 들어 마신다.

숨을 내쉬는 동안 이 자세를 유지한다.

척주를 세우는 **등근(apm1, 82쪽) 작용으로 인해 가슴은 뒤쪽에서 안으로 움푹해진다.**

등근이 너무 약하면, 가슴이 충분히 뒤로 기울어지지 않아 목과 머리가 가슴위에서 고정되지 않는다. 예를 들어, 이 근력을 Locust Pose 또는 ***살라바사나 (Salabhasana)***(64쪽 참고)를 통해 강화할 수 있다. 여기에서도, 등근을 수축시키면서 동시에 복장뼈(sternum)를 올리면서 숨을 크게 들어 마신다.

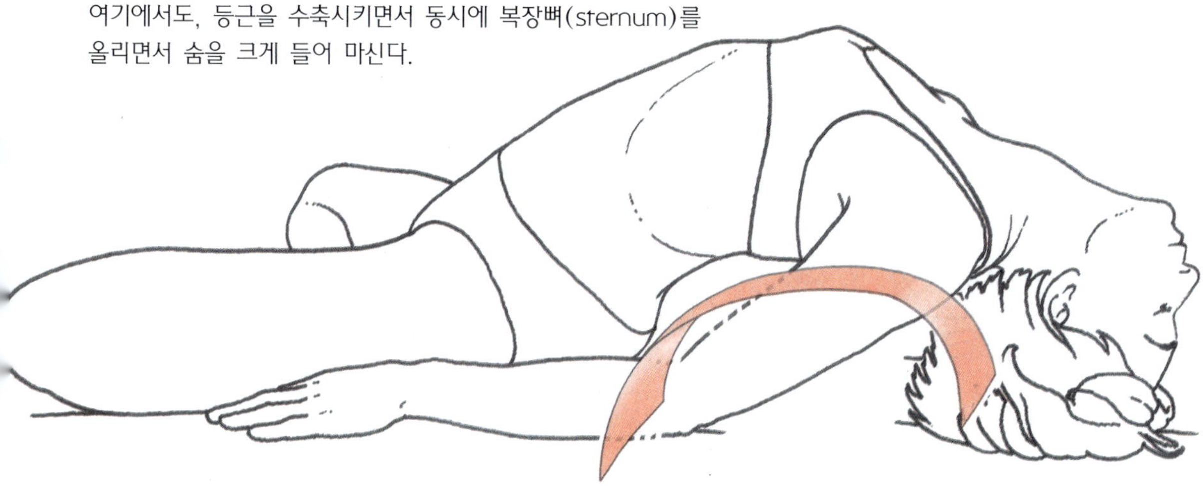

(계속하여) 약한 근육을 자주 강화하다 : Fish Pose 또는 맛샤사나(Matsyasana)

위팔세갈래근(triceps brachii)작용으로 팔꿈치를 펴다(apm1, 152쪽) :
아래팔로 바닥을 지지한 상태에서, 팔을 똑 바르게 세우기 위해 아래팔과 손으로 바닥을 민다.
이 동작은 위팔세갈래근(apm1, 152쪽)의 작용으로 이루어진다.
이 근육이 충분히 강하지 않으면, 팔은 바닥에 잘 버티지 못한다.

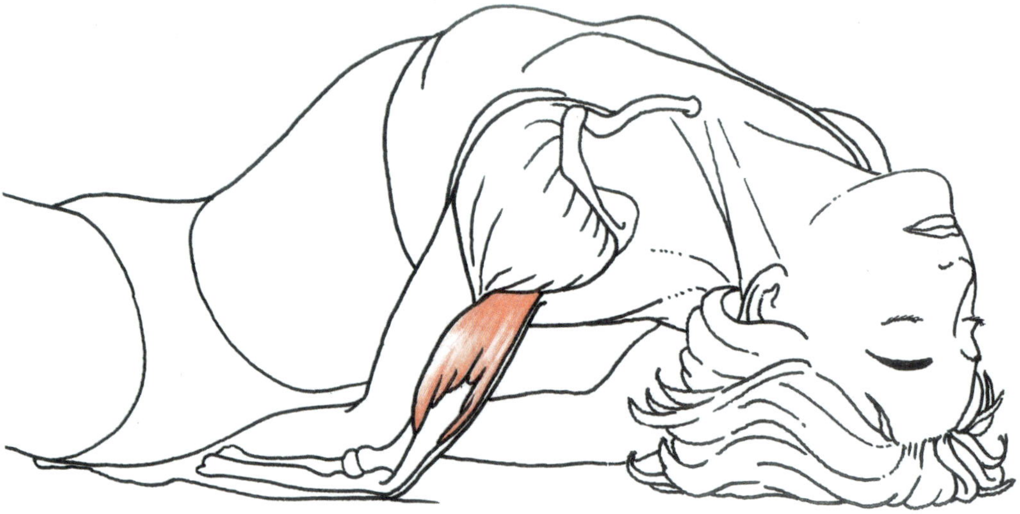

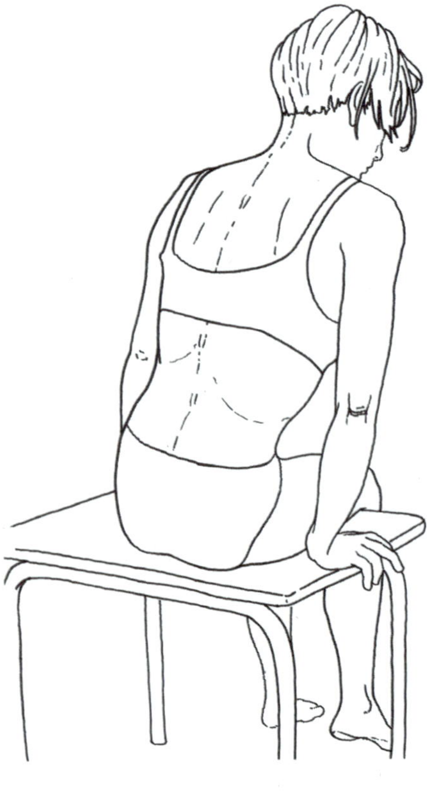

High Plank Pose와 같이 — 팔꿈치를 약간 구부린 상태에서 — 손으로 바닥을 지지하는 자세에서, 위팔세갈래근의 힘을 강화할 수 있다.

(**주의할 것**, 팔꿈치를 펴서는 않된다, 왜냐하면 팔꿈치를 펴면 뼈끼리 고정되기 때문에 위팔세갈래근이 더 이상 수축하지 않기 때문이다.)

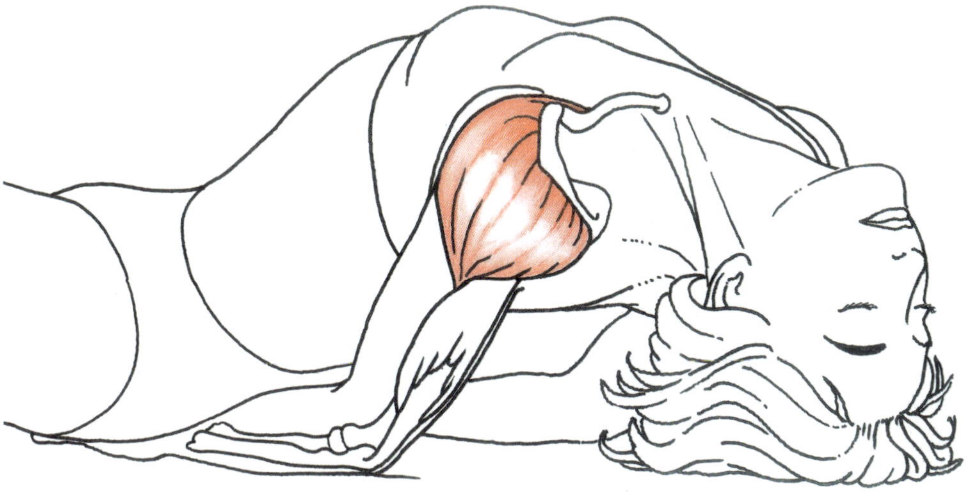

뒤어깨세모근 작용으로, 팔을 몸통 뒤에 둘 수 있다 :
어깨세모근(apm1, 136쪽)은 매우 다양한 작용을 한다.
여기에서, 가슴 뒤에서 팔을 고정하는 부위는 바로 뒤어깨세모근이다.
만약 뒤어깨세모근이 충분히 강하지 않으면, 몸통을 팔위로 지탱할 수 없고,
머리로 몸통을 지지해야 할 것이다.

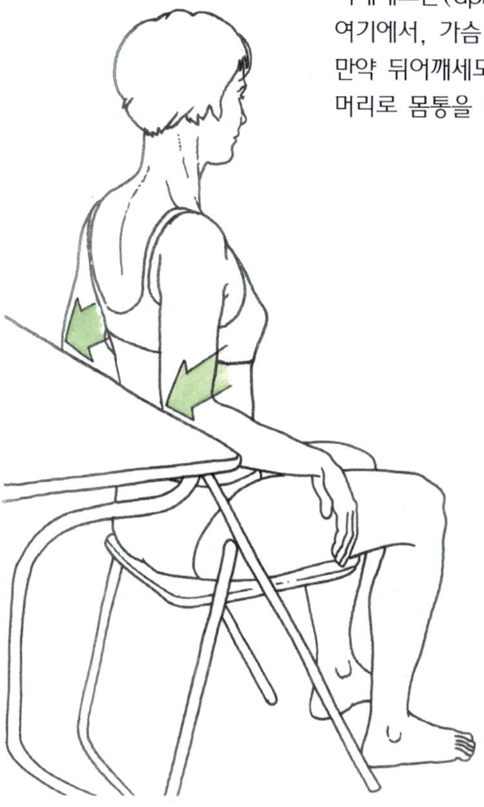

양팔을 번갈아 가면서 몇 초 동안 의자 등받이를
뒤로 밀거나 (주의할 것, 아래팔은 더 이상 작용하지
않는다), 또는 누워서 양팔을 번갈아가면서 몇 초 동안
바닥을 밀면서 이 근육을 강화할 수 있다.

다른 자세에서 이러한 근육강화를 부분적으로 볼 수 있다 :
Locust, Salutation의 일부자세,
High Lunge Pose, Crescent Pose.

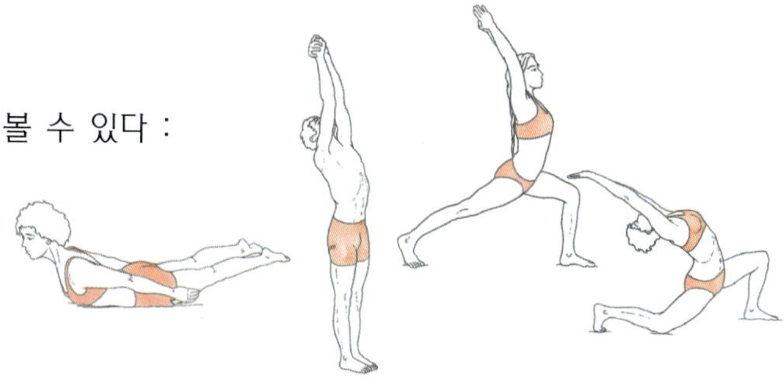

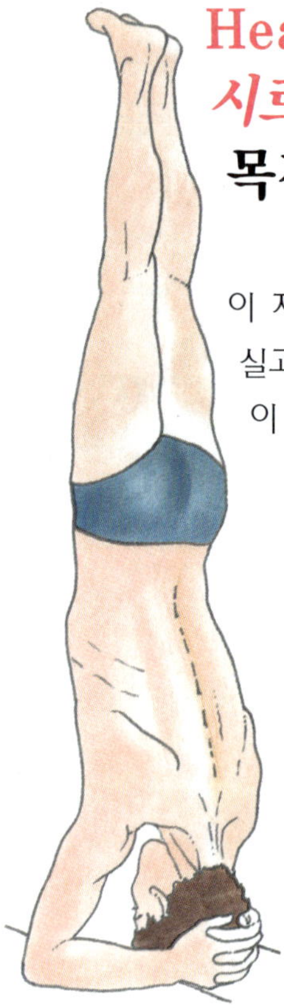

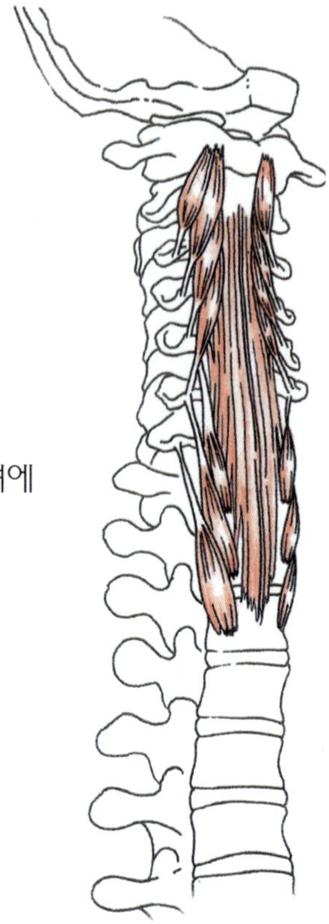

Headstand Pose 또는 *시르사사나(Sirsasana)*에서 목긴근을 강화하다

이 자세는 몸무게의 대부분을 허리뼈보다 3배 정도 작은 목뼈에 실고 몸의 균형을 유지한다.

이 자세를 유지하기 위해서 움직임이 정확해야 한다.

몸통과 다리를 올리기 전에, 목뼈의 균형을 잡아야 한다.
또한, *목뼈가 옆으로 기울어져서는 않된다* : 목 양쪽에서 목갈비근(scalene)(apm1, 90쪽)의 수축으로 목뼈 균형을 잡을 수 있다.
다른 한편으로, 몸무게는 척추의 작은 뒤관절이 아니라 *척추뼈몸통(vertebral body)과 추간사이원반(intervertebral disc)에 실려야 한다.* 이를 위해 목뼈가 지나치게 펴지는(휨)것을 피하고, 또한 목뼈가 굽어지는 것을 피해야한다 :
앞/뒤로 목뼈구조가 완전히 고정되어야 한다.

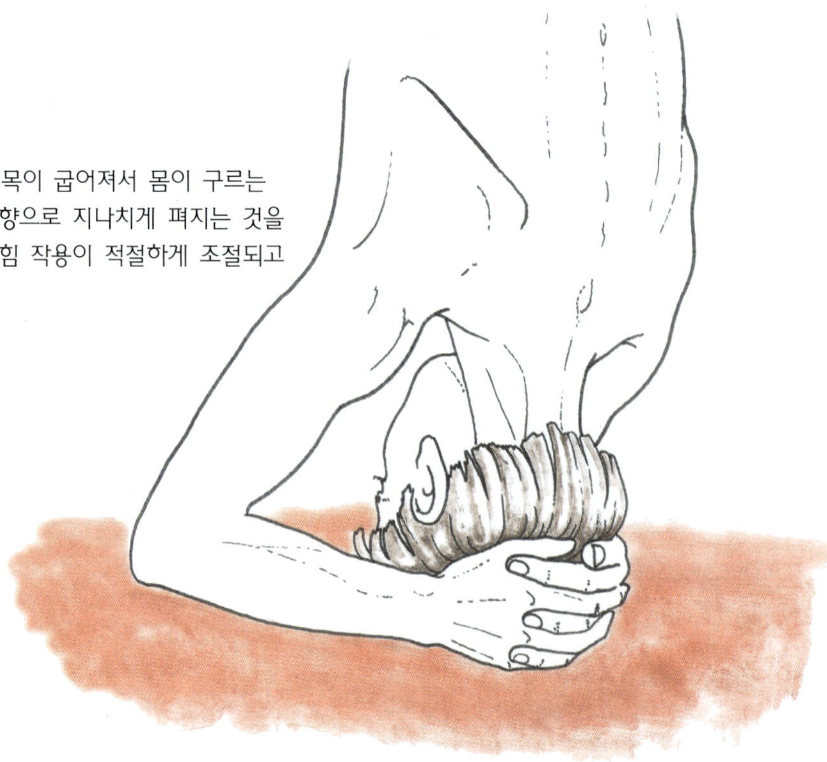

뒤통수뼈 뒤에 놓인 손은 머리/목이 굽어져서 몸이 구르는 것을 방지한다. 목뼈가 굽힘 방향으로 지나치게 펴지는 것을 막아야 하는데, 척추를 따라 굽힘 작용이 적절하게 조절되고 분배되어야 한다.

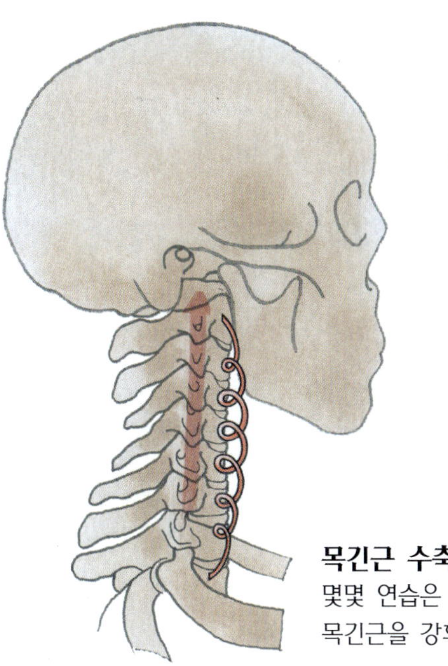

여기서 목뼈 바로 앞에 위치한 한 쌍의 깊은
근육(apm1, 88쪽)이 작용한다 : 목긴근(longus colli, amp1, 88쪽).
이 근육이 최대한 척추가까이에서 수축하여 목뼈 굽힘을
바로 세우고 목뼈를 보다 직선으로 정렬한다.
많은 근육 다발로 인해, 이 근육은 정밀하게 수축한다 :
목뼈는 ≪움푹 들어가지≫ 않으며, 머리가 강하게 땅을 미는 것처럼,
목은 머리위에서 머리아래까지 강력한 기둥을 형성한다.

목긴근 수축을 발견하다 :
몇몇 연습은 머리로 물구나무서는 자세를 할 수 있도록
목긴근을 강화시킨다* :

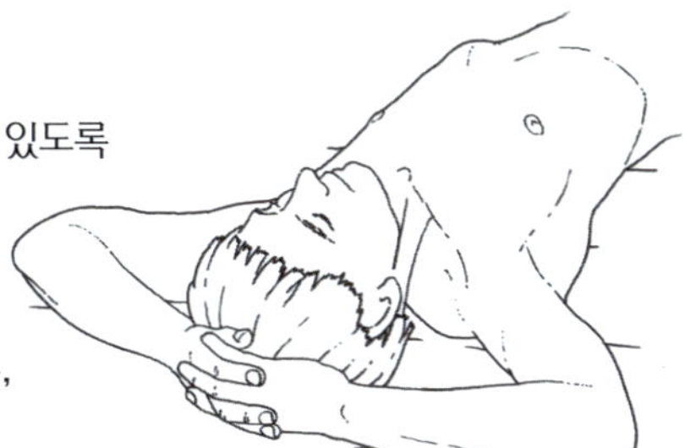

1) 등을 바닥에 대고 눕는다. 이때 허리, 엉덩이, 무릎, 발목은 구부리고,
발바닥은 바닥에 닿도록 놓는다. — 손가락은 깍지를 끼고 — 양손은
머리꼭대기를 감싼다(양손으로 머리 앞부위를 감싸면 목이 굽어지고,
양손으로 머리 뒤부위를 감싸면 턱이 올라가기 때문에 양손을 머리꼭대기에 두어야 한다).

점진적으로 팔꿈치를 구부리면서 양손으로 두개골을 누른다. 누르는 방향은 바닥과 평행이 되도록 수평으로 누른다. 손의 압박에 저항하여 머리를 위로 미는데, 미는 힘은 목뼈에서 기인한다.
주의할 것 : 이중 턱(이것은 다른 근육 전략임)에서부터 밀어서는 않되고, 목에서부터 밀어야 한다.
미는 강도를 (몇 킬로그램까지) 조금씩 올리기 전에 먼저 미는 강도를 (수백 그램으로) 적절하게 조절한다.
처음에는 척주를 정렬하기 위해 바닥에서 연습한다.

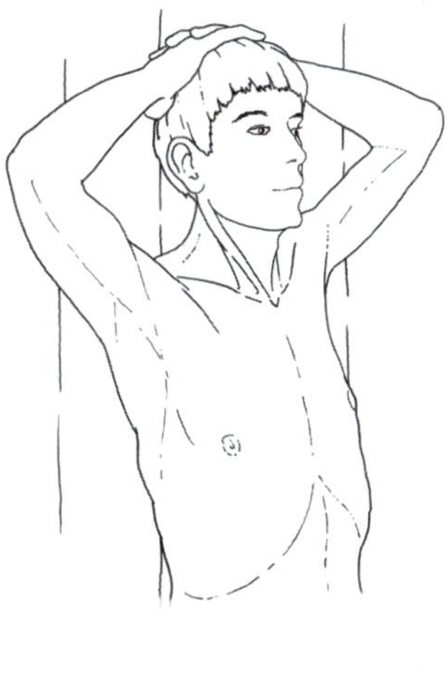

2) 나중에, 서서 벽에 등을 기대어 위의 동작을
다시 연습한다(벽을 미는 것이 아니라 정렬의
버팀목으로 사용한다).

3) 좀 더 나중에, 목을 누르는 힘에 저항할 만큼
충분히 힘을 강화하였다고 느낄 때, 벽에 기대지
않는다.
마지막으로, ***시르사사나(Sirsasana)***를 정확하게
취할 때 이 근육이 작용하는 것을 느낄 것이다.

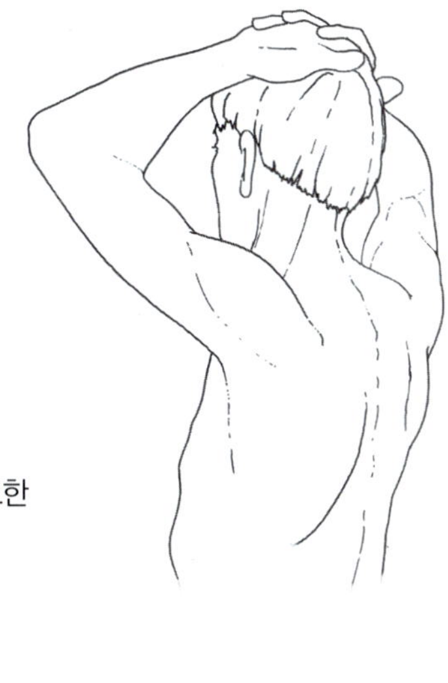

* 목 정렬 또는 목의 재정렬을 위해 이러한 보강 운동이 선행되어야 한다.
만약 버팀목이 필요하다고 생각되면 목 아래에 버팀목을 대는데, 연습에서 버팀목이 필요한
동안은 머리로 물구나무서는 자세를 피한다(목갈비근을 참고 210쪽).

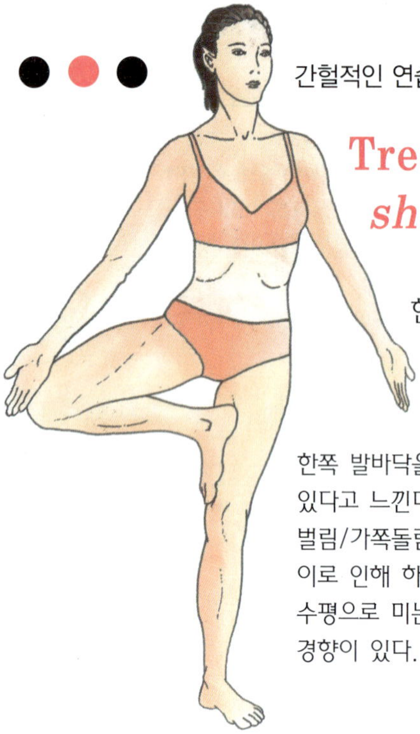

Tree Pose 또는 *브릭샤사나(Vrikshasana)*에서 중간볼기근을 강화하다

한쪽 다리로 서는 이 자세는, 몸을 조정(adjustment)하는 것 중에서도, 골반위치를 조정한다.

한쪽 발바닥을 다른 쪽 넙다리에 대면, 발바닥이 넙다리에 강하게 지지하고 있다고 느낀다. 이러한 지지감은 무릎의 강한 굽힘에 의해 추가된, 엉덩이(굽힘/벌림/가쪽돌림) 위치에 의해 간접적으로 발생한다 :
이로 인해 하지전체(넙다리, 다리, 발) 무게가 발이 지지하고 있는 넙다리를 수평으로 미는 것으로 변하기 때문에, 몸을 지지하는 다리는 더 기울어지는 경향이 있다. 동시에 골반은 세 방향으로 움직이는 경향이 있다 :

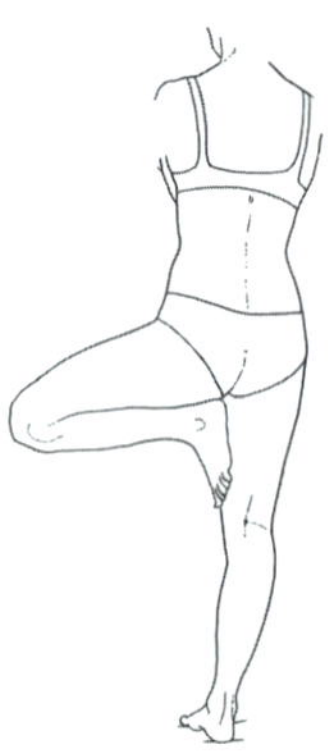

1) 양쪽 2개 가시 사이의 선은 더 이상 수평이 아니다.
굽어진 무릎 쪽에서, 등뼈가시 선은, 엉덩이인대에 의해 위로 올라가는 넙다리와 함께, 골반을 올리는 경향이 있다.
여기서는 더 이상 자세히 설명하지 않는다.

2) 골반은 지지다리의 가쪽으로 벗어난다.
즉, 골반과 넙다리뼈(femur) 사이의 각도는 가쪽이 더 넓다.

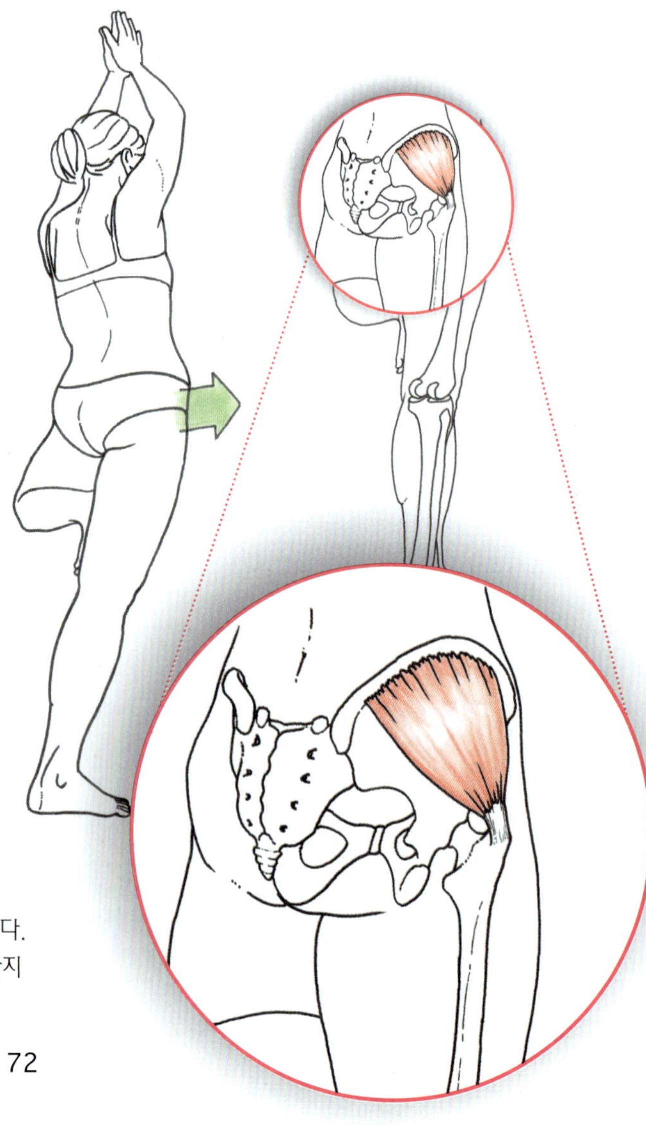

골반을 안정시키기 위해 근육이 작용한다.
중간볼기근(apm1, 241쪽)은, 가쪽에서, 골반 바깥쪽에 위치한다. 중간볼기근은 강력한 엉덩이 벌림근이다 : 골반이 고정되면, 중간볼기근은 넙다리를 가쪽으로 올린다.

그러나 여기서 중요한 작용은 넙다리뼈가 고정되었을 때 발생하는 작용이다 : 넙다리뼈는 골반을 가쪽으로 움직인다. 따라서 중간볼기근은 골반이 넙다리뼈 바깥쪽으로 이동하지 않도록 하면서 골반의 균형을 조정할 수 있다.

중간볼기근의 작용을 발견하다 :
발이 넙다리를 미는 것에 반응하여, 발이 미는 반대 방향으로 넙다리에 놓인 발을 능동적으로 민다. 그러기 위해서 넙다리를 다시 바로 세워야 한다.
미는 발을 다시 미는 효과를 느끼는 이 작용은 몸무게를 실은 넙다리 바깥쪽인, 골반에서 실제로 발생한다. 이 작용을 하도록 하는 힘은 중간볼기근의 수축이다.

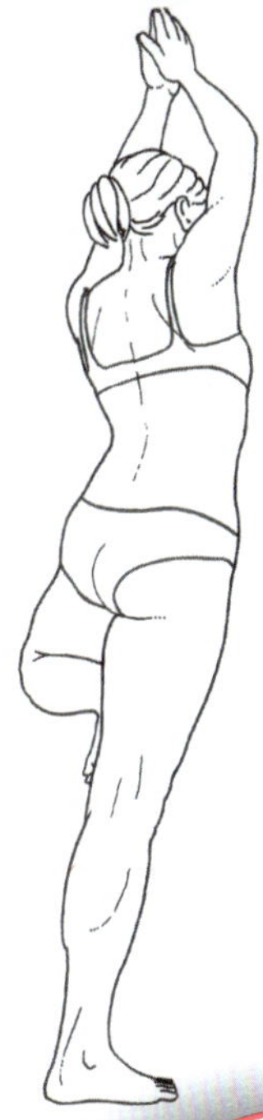

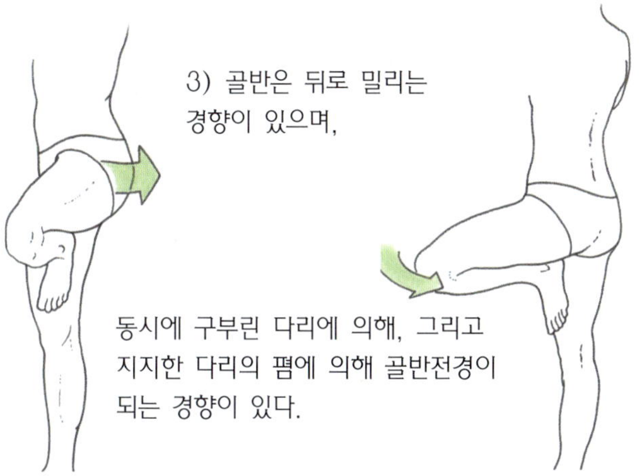

여기에서 근육 전체가 개입한다 : 큰볼기근(gluteus maximus)과 볼기세모근(deltoid gluteal) : 큰볼기근(apm1, 253쪽)은 중간볼기근보다 더 얕은 면에 있다. 이 근육은 엉덩뼈뒤와 엉치뼈에서 일어나 밑으로 내려가 근막(asciae latae)에 닿는다.
앞에서, 또 다른 근육(넙다리근막긴장근, tensor fasciae latae)은 이 긴 근막에 닿는다.

결합된 3개의 구조는 볼기세모근(apm1, 254쪽)이라 불리는 그룹을 형성하는데, 볼기세모근은 중간볼기근처럼 넙다리를 벌리는 작용을 한다. 그러나 이 근육은 또 다른 작용을 한다 : 골반이 뒤로 밀리는 것을 제어하면서 골반을 안정시킨다. 골반은 지지하는 발위에 수직으로 더 겹쳐진다.

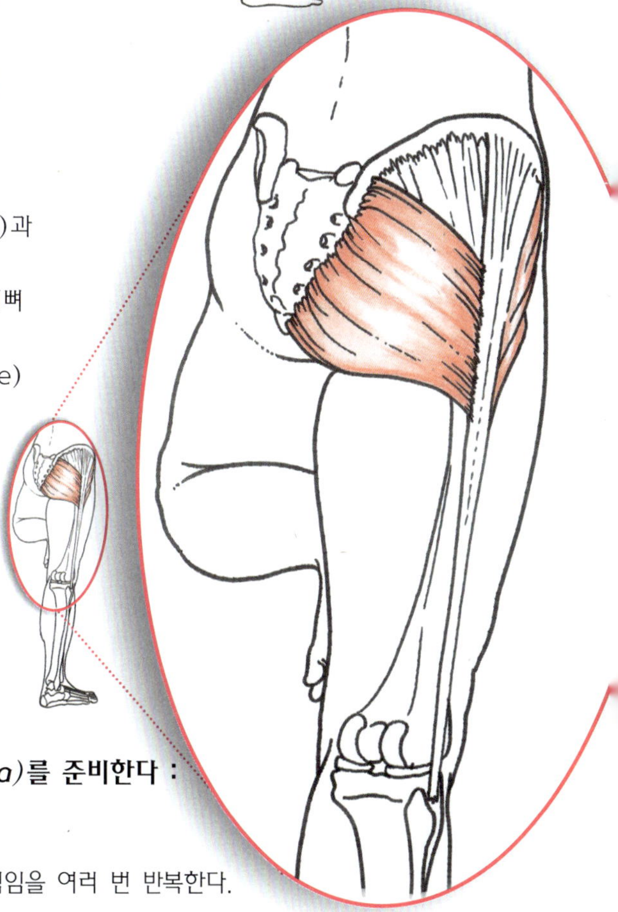

큰볼기근의 작용을 알아보면서 *브릭샤사나(Vrikshasana)*를 준비한다 :
양발이 11자가 되도록 선다. 몸 전체를 전족부 쪽으로 기울이고(178쪽 참고) 난 후 제자리로 돌아온다.
발 뒤쪽이나 전족부에 체중이 실리는 것을 느끼기 위해 이 움직임을 여러 번 반복한다.
단지 발목에서 이러한 움직임이 일어나야 한다.

그런 다음, 골반(몸통과 머리는 골반과 수직이다)만 움직여 전족부로 체중을 이동한다.
그러기 위해서는 큰볼기근을 동원해야 한다.

그런 다음, 같은 움직임을 하는데, 한쪽 다리로만 움직인다. 골반위치를 잘 통제할 수 있으면, 위에서 보았던 가쪽위치와 결합해서 이 움직임을 실행한다.

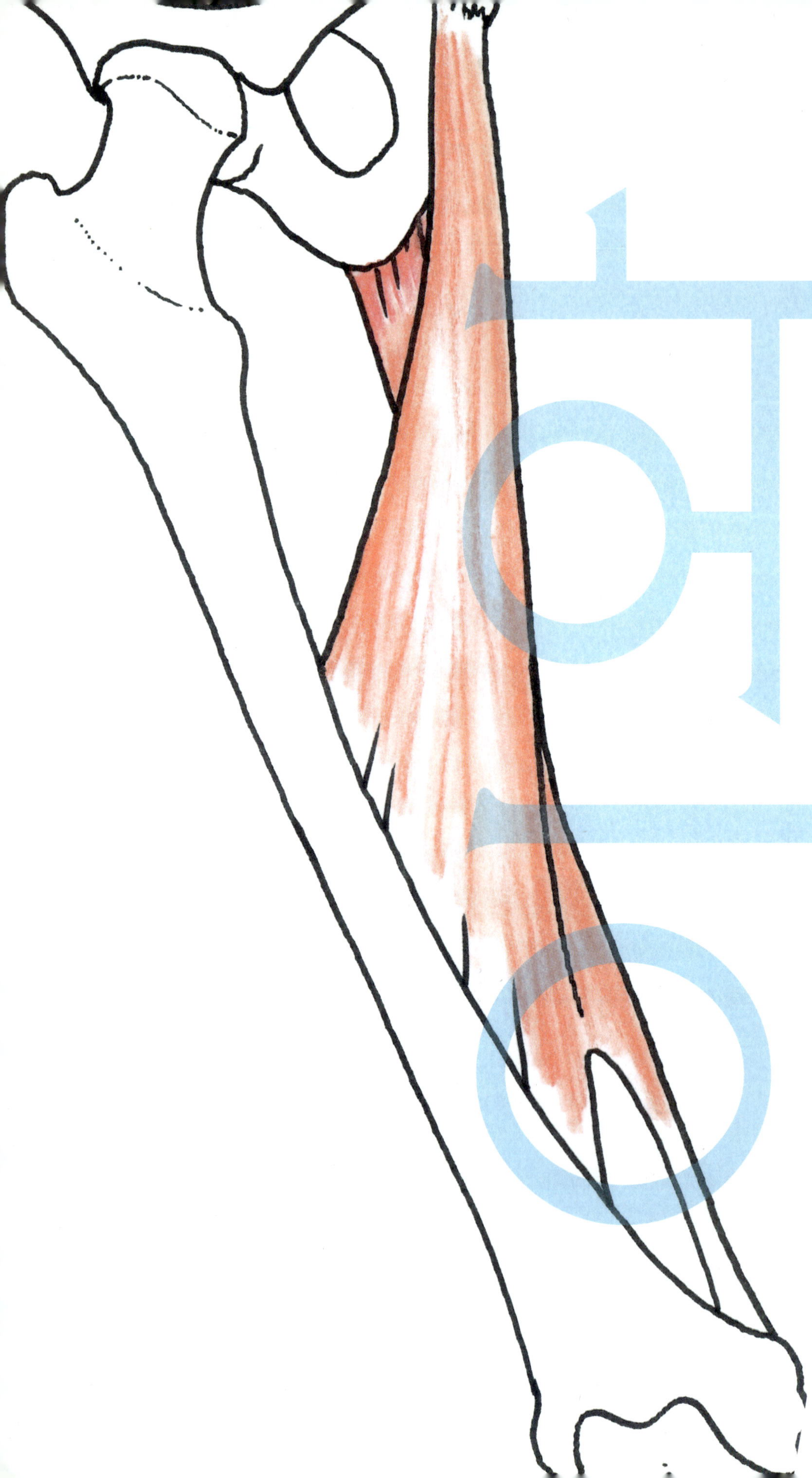

3

근육이완과 자세

(La détente des muscles et les postures)

앞장에서 보았듯이 요가자세는 때로는 전체적이든지 또는 부분적이든지 많은 근력을 필요로 한다.

근력을 필요로 하는 방법과 다르게, 몇몇 자세에서 어떤 근육들을 *이완해야* 하는지 아는 것이 필요하다.

매우 다양한 근육강도의 상태를 탐색하는 것은 요가의 장점 중 하나이다. 때로는 균형 잡힌 자세를 취하고 그 자세를 유지하기 위해 어떤 부위를 ≪이완해야 하는지를≫ 아는 것이 필요하다.

이 장에서는 Corpse Pose 또는 앉는 자세와 같이 오랫동안 익숙해진 자세에서 근육을 어떻게 이완하는가를 탐험할 것이다.

종종 원하지도 않는 부위에서 근육이 수축하는 것처럼, 근육이완도 역시 이완되었다고 믿는 부위에서 항상 이완되지 않는다.

또한 올바른 부위를 어떻게 수축하는 것이 올바른 부위를 이완할 수 있도록 하는지를 관찰할 것이다.

근육이완에 대한 관찰 요소

근육이 이완되기 위해서, 근육이 움직이는 관절이
탈구의 위험이 없으며, 이 관절을 고정시킬 필요가 없어야 한다.

1) 탈구의 위험이 있는 경우 ....

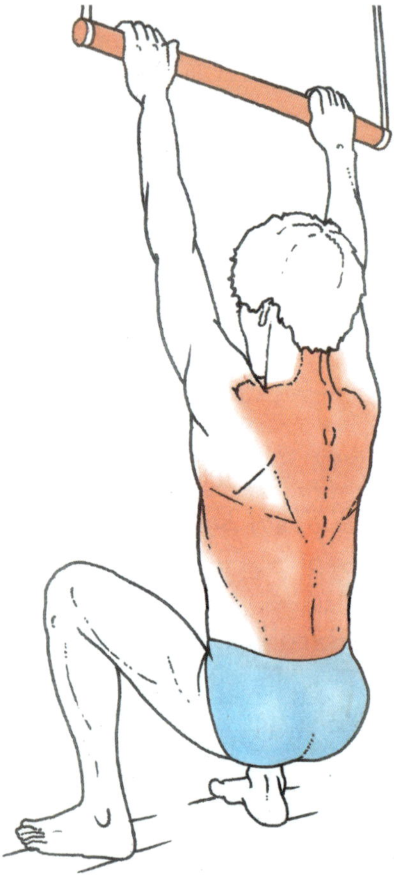

예를 들어, 손으로 그네를 잡고 매달린 경우,
척주인대는 몸통의 무게 때문에 늘어날 수 있다.

이러한 상황에서 몸통근육(등근, 척추근육)은
이완되지 않는다 : 이 근육은 *관절의 결합을 유지하기 위해* 지속적으로 수축한다.

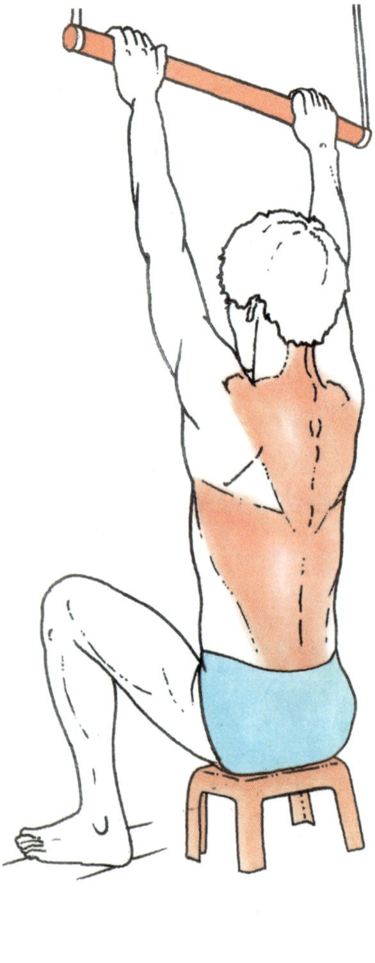

만약에, 반대로, 엉덩이 아래나 발아래에 지지대를 설치하면,
탈골의 위험이 사라진다. 따라서 이 근육은 이완될 수 있다는
것을 알 수 있다.

그러므로 인대가 늘어나는 위험한 상황에서, 또는 더 간단하게 비록 강도가 높지 않더라도 인대가 긴장된 상태가 지속될 때, 근육은 이러한 상황에 대응할 준비를 한다.
인대를 어느 정도 이완시키기 위해, 긴장에 반대되는 상황을 만드는 것이 필요하다.

관절 주위에.......

주머니와 인대는 근육과 힘줄로 덮인 첫 번째 깊은 피복을 형성한다.

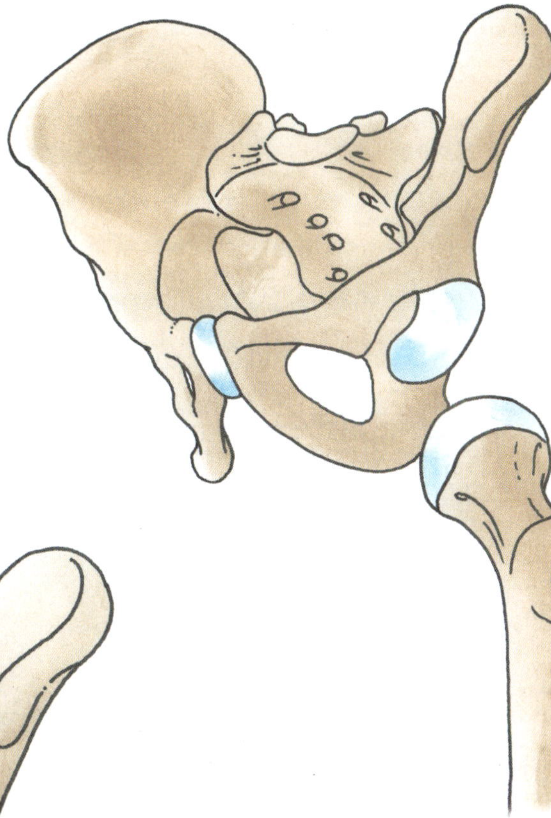

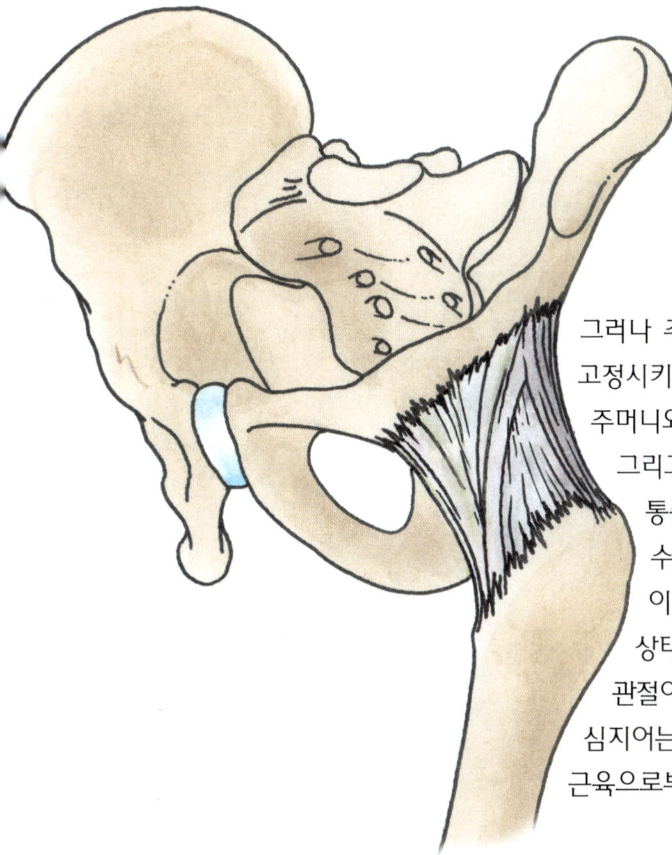

그러나 주머니와 인대는 단지 근육을 고정시키는 것이 아니다.
주머니와 인대에는 관절의 위치와 움직임, 그리고 이 움직임에 의해 발생할 수 있는 통증을 신경계에 지속적으로 알려주는 수많은 *신경 수용체*가 있다.
이 수용체는 어떤 의미에서는 피부의 상태를 알리는 ≪경고≫ 조직으로, 관절이 위험한 상태에 있거나 심지어는 관절 주위가 긴장상태인 경우 근육으로부터 수축 반응을 유발한다.

이 장치는 아주 작은 관절 탈구 위험에도 근육이 작용하도록 하기 때문에 유익하다.

결과적으로, 관절의 근육을 깊게 이완시키려고 한다면, 인대 침묵이라 부르는, 인대를 비-경고 상태에 두어야 한다.

따라서 근육이 수축하는 강도가 약해질 것이다.

관절 휴식 자세

각 관절에서, 모든 인대가 중간 위치에 있으며 또한 이 인대 중 어느 인대도 긴장하지 않는, 자세가 있다.
이를 관절 *휴식 자세*라 부른다. 이론적으로 이 자세에서, 어떤 인대도 신경계에 근육 활동의 필요성을 알리지 않는다. 잠재적인 염증을 예방하거나 염증을 가라앉히고자 할 때 관절을 고정시키는 자세가 바로 이 자세이다.
관절의 근육을 이완시키기 위해 이 자세를 아는 것이 중요하다.
여기서 관절 휴식 자세에 관한 여러 가지 상황을 설명한다.

2) 자세를 유지할 필요가 있는 경우...

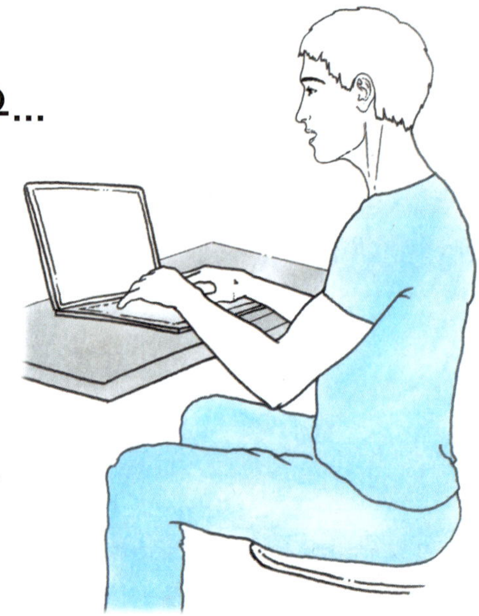

예를 들어, 팔꿈치를 기대지 않고,
팔꿈치 지지대가 없이 컴퓨터 자판기를 치는 경우,

상지전체, 어깨까지 — 자세를 유지해야 할 필요가 있는 경우 — 근육수축에 의해 자세가 유지된다. 따라서 어깨(어깨세모근, 가시위근(supraspinatus))는 지속적으로 긴장한다.

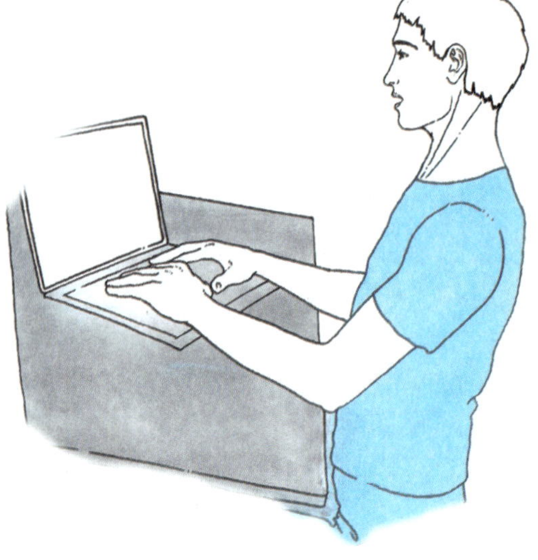

만약 반대로, 팔꿈치와 아래팔에 대한 지지가 확실하다면, 이 근육들은 긴장하지 않을 것이다.

이 상황은 이전 상황과 약간 다르다 :
≪위험≫하기 때문에 근육이 수축하는 것이 아니라 자세를 유지하기 위해 근육이 수축하기 때문이다.

Restorative Yoga 또는 Regenerative Yoga, 또는 Yoga Yengar 계열에서 이완상태에서 몸 전체 또는 몸 일부분에 도구를 사용하는 것을 강조한다.

다음과 같은 도구를 사용하여 몸을 이완한다는 것에 유의해야 한다 :

- 자세에서 도구(쿠션, 더플, 좌석, 지지대, 블록, 접은 카펫...)를 사용하여 몸 부위를 지지함으로써 몸을 이완한다. 이러한 도구는 근육수축이 더 이상 필요하지 않은 관절을 ≪고정해야 하는 경우≫에 적합하다 ;

- 이러한 도구(끈, 플랜지, 블록...에 의해)는 관절의 폭을 유지함으로써 몸을 이완한다. 이 도구는 극단적이지 않은 자세에서 관절을 고정함으로써 예상되는 ≪탈구위험≫에 대처한다.

또한 이렇게 자세를 유지하는데 필요한 근육을 수축하지 않고, 몸이 ≪자세를 취하는 형태로≫ 만들어, 이 자세의 이점(안쪽번짐(inversion), 부분적인 폄)을 취할 수 있다.

그 효과는 다르다 : 역동적인 자세에서와 같이 근육이 강화되지는 않지만 근육작용으로 인한 관절압박은 더 이상 없다.

이 장에서는 근육이완이란 주제에 부합하는
5가지 자세에 대해 설명할 것이다.

다양한 질문을 할 수 있다 :

- 실제로 자세를 취하면 자세에서 요구하는 이완이 되는가?
- 자세를 정확하게 취하기 위해서는 몸의 특정 지점에서 이완이 필요한가?
- 이완이 되기 위해서는 자세조절이 필요한가?
- 이 근육이완이 몸에 유익한가?

5가지 주제의 그림 : 살펴볼 자세

Corpse Pose 또는 사바사나(Shavasana) : 이완을 완벽하게 할 수 있는가?

이 자세는 등을 바닥에 대고, 사지를 약간 벌리고 눕는다.
종종 근육을 이완시킬 때 제시되는 자세이다.

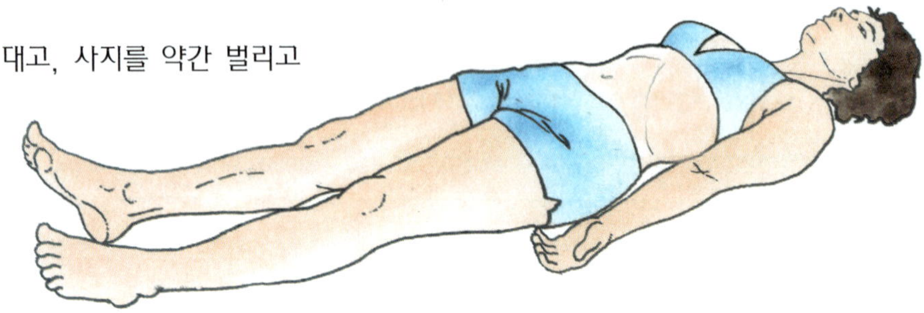

실제로, 자세 전체를 고려하면, *자세의 균형을 잡는 조건*이 특히 쉽다는 것을 알 수 있다 : 몸을 최대한으로 바닥에 대고 바닥 가까이에 둔다. 이 자세를 유지하기 위해 근육을 수축할 필요가 없다.

그러나 *관절 하나 하나를 관찰한다면*, (작지만 진짜) 많은 근육이 수축을 하고 있다는 것을 발견할 수 있고, 부분적으로, 근육이 이완되지 않다는 것을 발견할 수 있다. 이것은 두 사람이 실험을 할 수 있는데, 즉 한 사람은 자세를 취하고, 다른 사람은 그 자세를 조정하면 많은 부위에서 근육이 수축된 것을 알 수 있다.

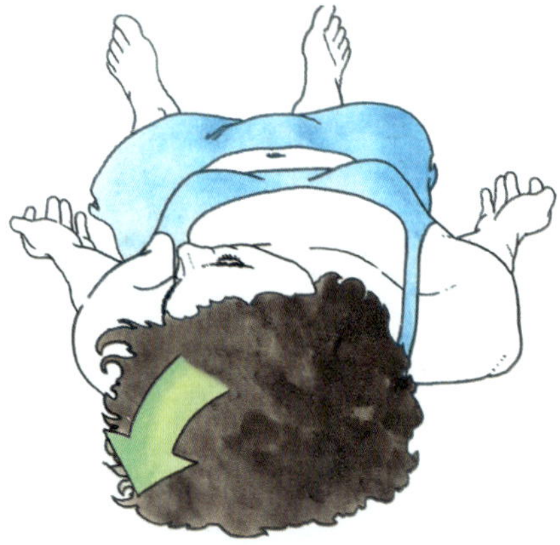

머리/목 부위에서 :
대부분의 경우 머리의 균형을 잘 잡을 수 없어, 머리가 한쪽 또는 다른 쪽 방향으로 굴러가는 경향이 있다(뒤통수가 둥글다면 더욱 그렇다).

목이 옆으로 기우는 것을 막기 위해, 목 근육은 양쪽에서 수축한다(목 근육의 경우 일반적으로 이 수축이 느껴지지 않는 경우가 빈번하다). 예를 들어, 병에 걸렸을 때, 피로가 심할 경우에만 목 근육이 수축되어 있는 것을 느낀다.)

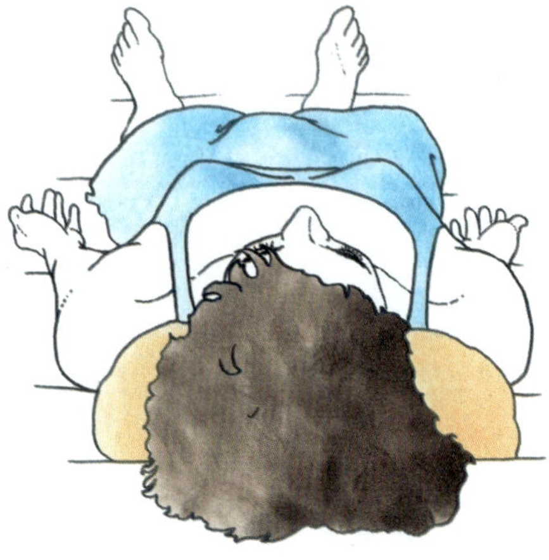

목 양쪽 뒤에 지지대를 대면 목 근육이 더 많이 이완될 것이다.

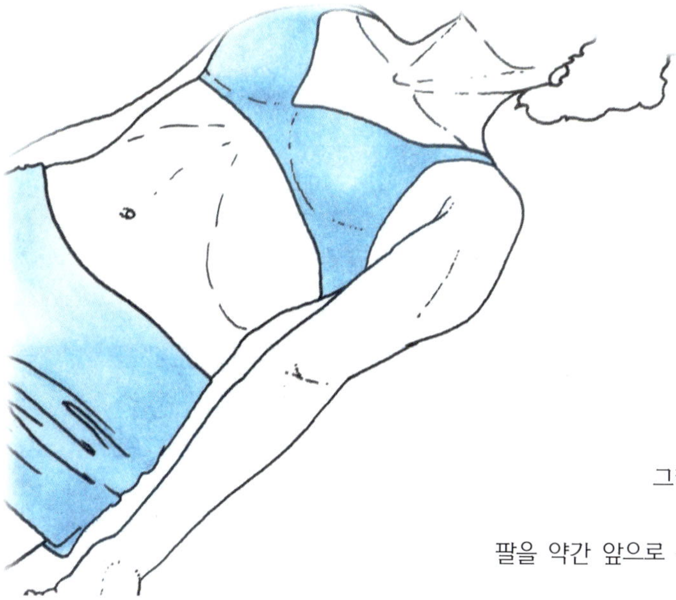

어깨 부위에서 :
몸통 양쪽을 따라 팔을 펴면
어깨 앞인대가 긴장하고,
이는 어깨 앞근육의 수축을 유발한다.

그래서 이 근육들이 전혀 긴장하지 않도록,
인대 휴식 자세를 취하는데, 이 자세는
팔을 약간 앞으로 구부리고, 그리고 약간 안쪽으로 돌린다.

그러므로 양팔을 이완시키기 위해서는 양팔 아래에 방석을 놓아야하며,
방석은 팔이 조금 안쪽돌림이 되도록 하면서 팔을 받친다.
또는 팔꿈치를 약간 구부려 손을 몸통 위에 올려놓아야 한다.

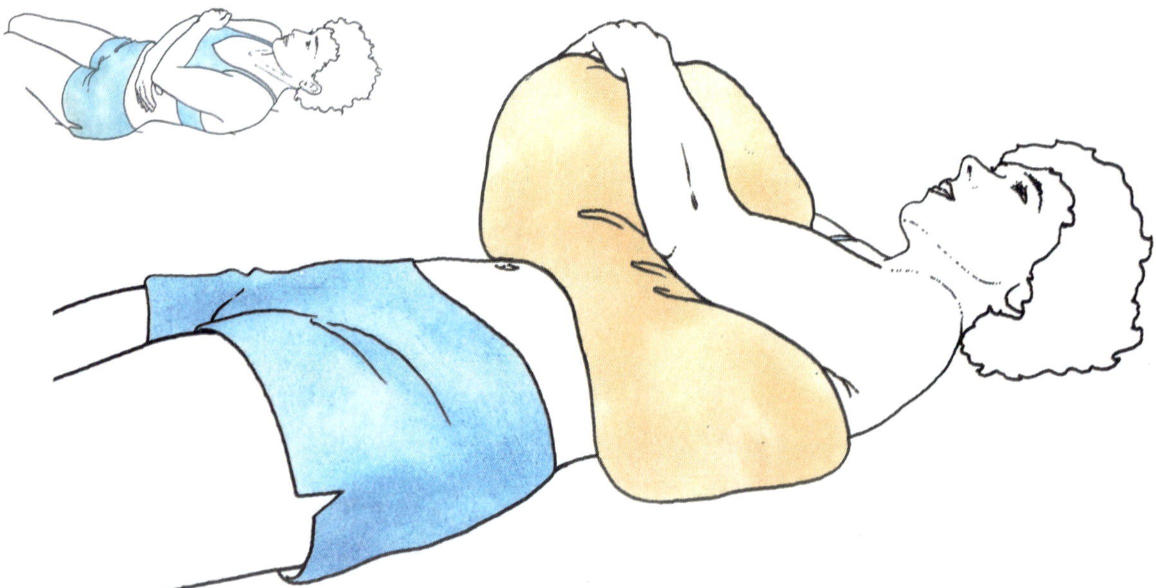

팔꿈치 부위에서 :
여기에도 인대 휴식 위치는 팔꿈치를 약간 구부려야 하는데,
그렇지 않은 경우 팔꿈치 굽힘근이 약간 수축한다.

따라서 손목과 손아래에 방석을 놓아야 한다.

(계속하여) Corpse Pose 또는 *사바사나(Shavasana)*

엉덩이와 무릎부위에서 :
인대가 조금도 긴장하지 않도록 하기 위해, 엉덩이와 무릎을 조금 굽혀야 한다.
그렇지 않으면, 엉덩이 앞쪽 인대와 무릎 뒤쪽 인대가 긴장(약하지만 실제로 발생하는) 하는데, 이 긴장은 굽힘근 수축을 유발한다.

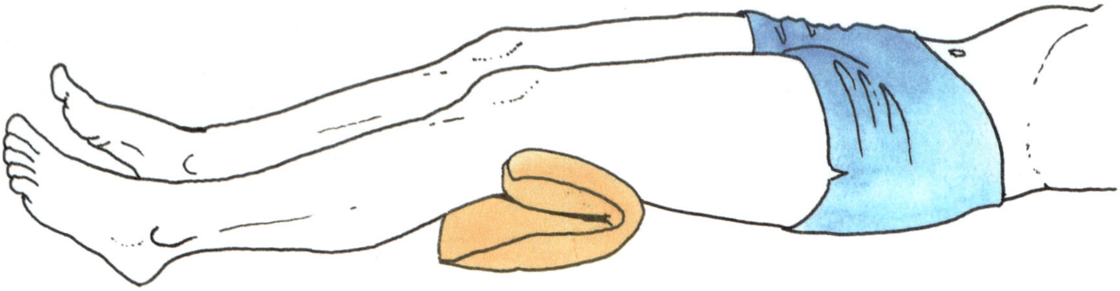

따라서 무릎 아래에 방석을 놓아야 한다.

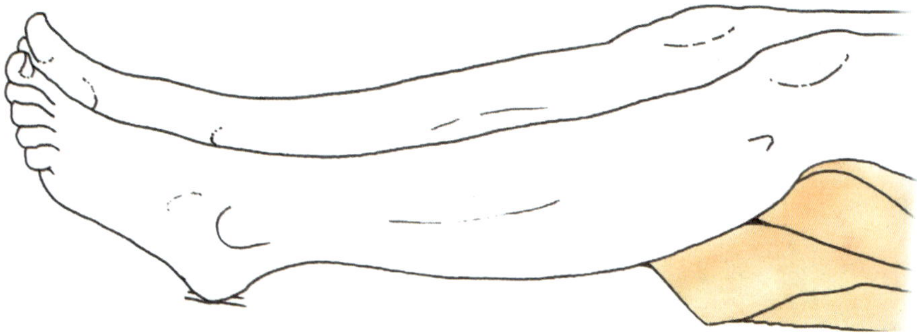

발 부위에서 :
지지대가 없으면, 양발은 발바닥 굽힘(plantar flexion)이 된다.
여기서 작지만(발 무게가 줄어든다) 실제로 발을 고정하는 것이 필요하다. :
다리 앞쪽 근육이 수축한다.

양쪽 발바닥에
지지대를 놓으면
근육이 더 많이
이완될 것이다.

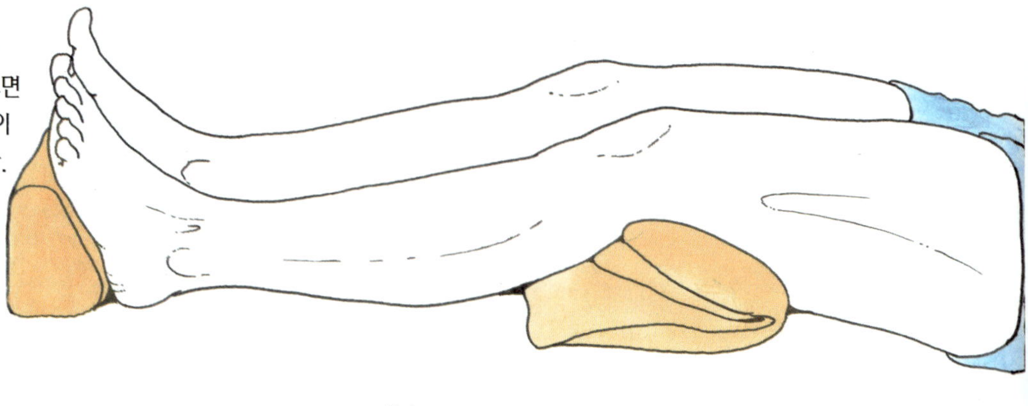

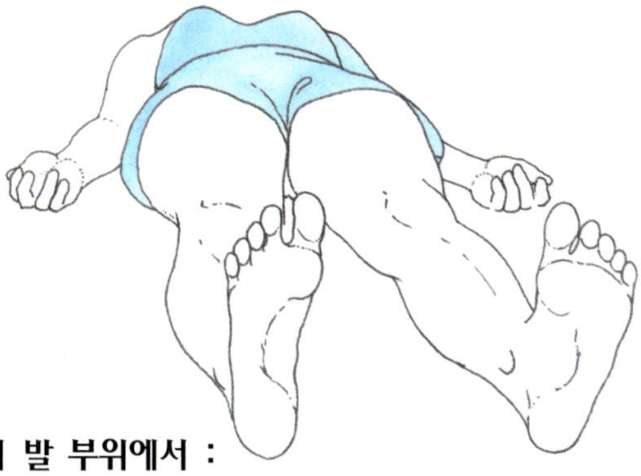

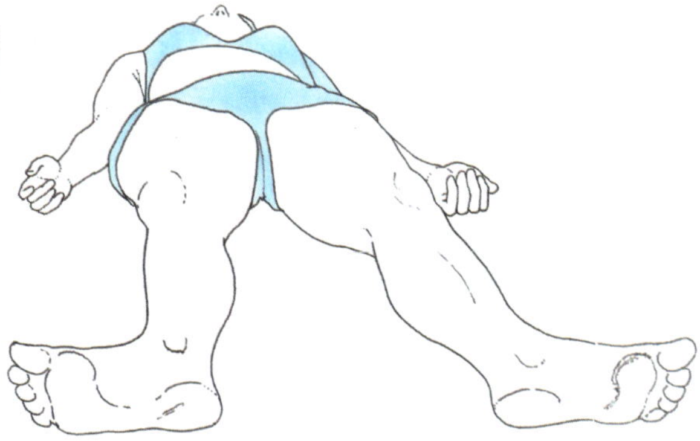

계속해서 발 부위에서 :
발은 바깥쪽으로 떨어진다(발이 조금 벌어진다).
이것은, 위에서는, 엉덩이 가쪽돌림을 유발한다.
그러나 발 가쪽 가장자리가 바닥에 닿지 않기 때문에,
발은 바닥을 지지하지 않고, 엉덩이 앞쪽 인대는
어느 정도 긴장한다.

발이 완전히 이완될 수 있도록 하기 위해,
양발의 바깥쪽을 지지대로 받쳐야 한다.
지지대를 대면 발이 가쪽돌림이 되어
바닥을 향해 떨어지지 않는다.
또는 발이 벌어지거나 돌아가는 것을
동시에 제어하기 위해, 다리를 안쪽돌림
굽힘으로 고정한다.

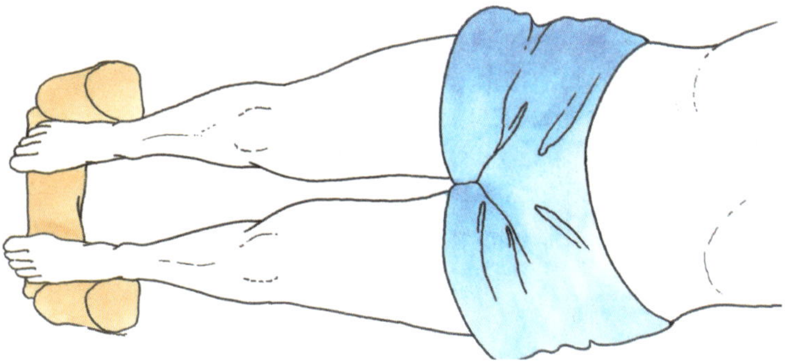

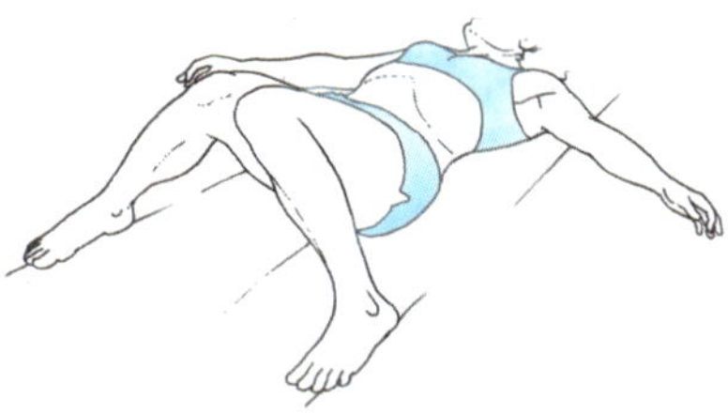

결론 : ***사바사나(Shavasana)***는 자세를 취할 때, 체중이 더 이상 실리지 않는, 확실하게 체중을 *덜어주는* 자세이다. 그리고 몸 균형을 잡는데 큰 근육을 *이완시키는 일반적인* 자세이다. 그러나 각각의 관절 단계에서 보면, 이 자세의 관절 위치는 깊은 근육을 이완시키기에는 도움이 되지 않는다.

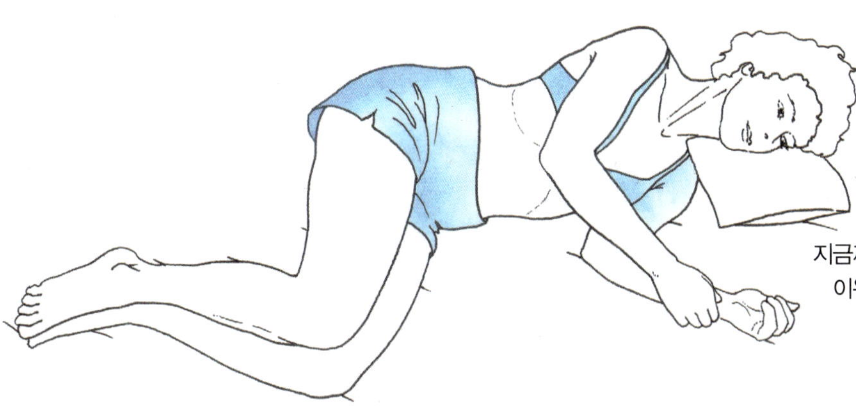

지금까지 설명한 관절과 근육을
이완시키는 최적 조건은 종종
LSP(lateral safety
position)라고 불리는
옆으로 누운 자세
또는 몸을 웅크린 자세에서 이루어진다.

앉은 자세에서 *어깨세모근(deltoideus)*을 이완하기

앉은 자세에서, 자주 이완된 팔을 하지위에 놓으라는 말을 듣는다.
수련에서, 이러한 이완이 어떻게 이루어지는가?

어깨 깊은 곳에 위치한 요소를 자유롭게 하기 위해 *어깨세모근(apm1, 136쪽)*이 이완되어야 한다. 따라서 여기서 어깨세모근을 관찰하는 것이 중요하다. 이 근육 관절의 몇몇 구조를 설명하는 것부터 시작할 것이다.

어깨의 옆면에서 돌출된, 봉우리(acromion)(1)는 위팔뼈(humerus) 상부의 ≪지붕≫을 형성한다.

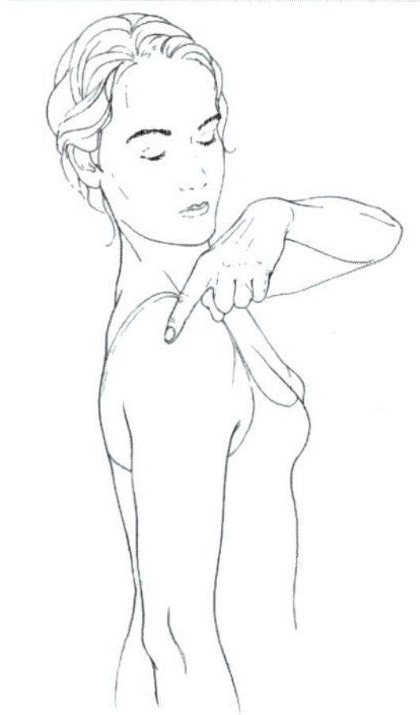

위팔뼈 위에서는, 위팔뼈머리(head)(3)가 어깨뼈 *접시오목(glenoid cavity)*과 연결되어 팔은 다양한 움직임을 할 수 있다.
여러 깊은 근육이 관절을 둘러싸고 있다.

그 중 어깨뼈 위에 위치한, *가시위근(supraspinatus)*(4)은 위팔뼈머리 바깥쪽에 닿기 전에 봉우리 아래에 통과하는 힘줄(5)에 의해 연장된다. 가시위근은 위팔뼈를 움직이지만(2), 종종, 힘줄에 걸린 것처럼, 위팔뼈 위치를 고정시키는 기능을 한다.

움직이는 동안 봉우리와 마찰이 되는 것을 방지하기 위해 *장액낭(serous cyst)*(6)이라 불리는 활액낭으로 채워진 작은 쿠션이 힘줄과 뼈 사이에 있다.

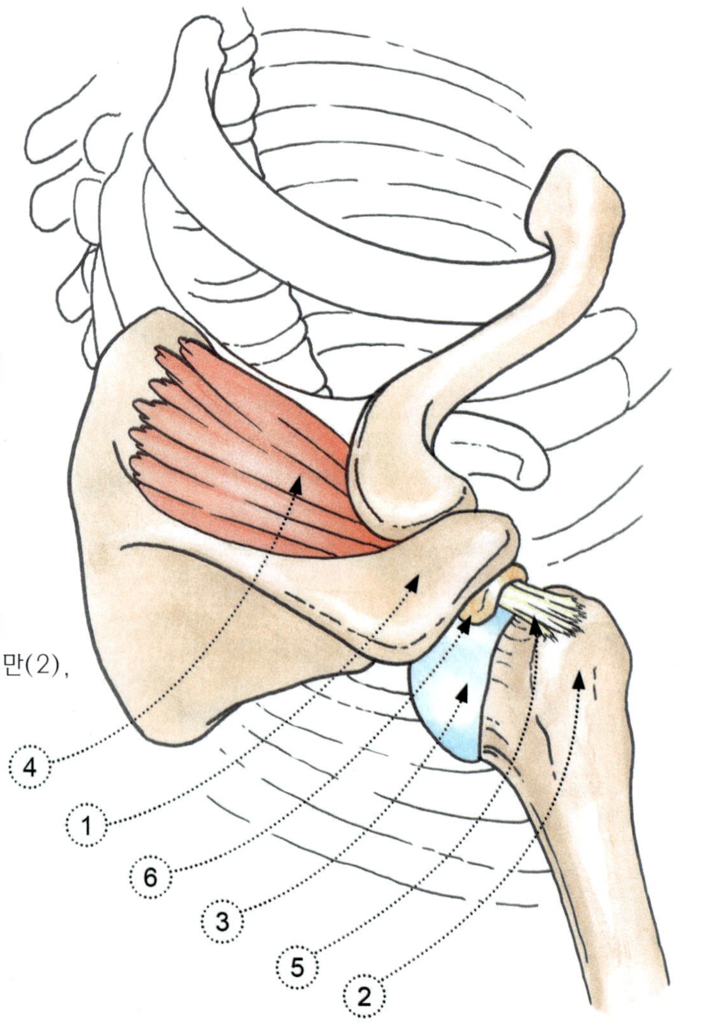

위팔뼈 위에서 이 부위 전체는
큰 *어깨세모근*이 덮고 있고,
*어깨세모근*의 작용 중 하나는
위팔뼈를 올리는 것이다.

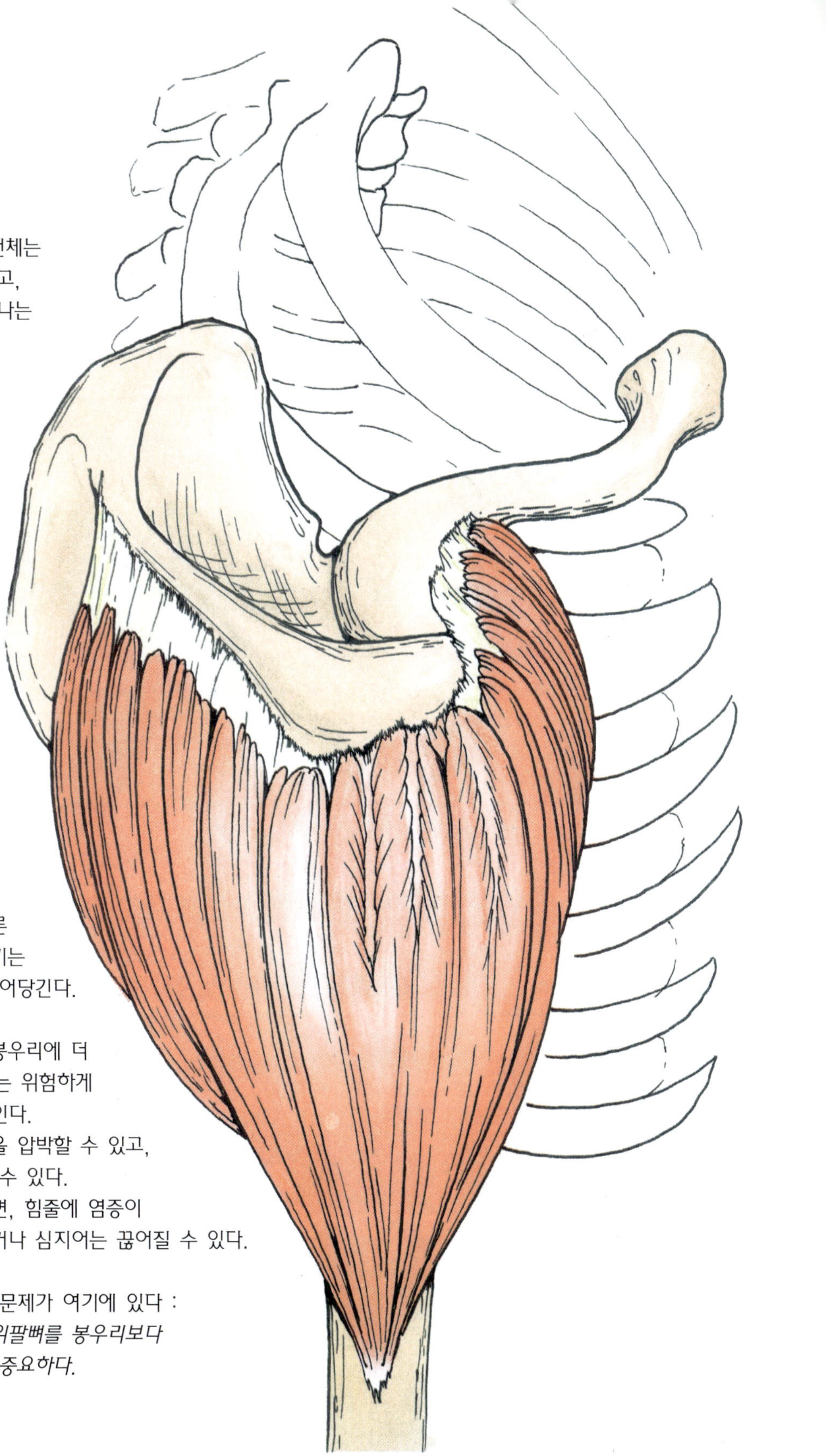

그러나 어깨세모근의 다른
부위는 위팔뼈를 회전시키는
것보다 직접 봉우리로 끌어당긴다.
따라서 서있는 자세에서,
어깨세모근은 위팔뼈를 봉우리에 더
가까이 가져가며... 때로는 위험하게
두 뼈 사이의 공간을 줄인다.
이것은 가시위근의 힘줄을 압박할 수 있고,
그리고 장액낭이 파열될 수 있다.
힘줄이 봉우리와 마찰되면, 힘줄에 염증이
발생하거나 또는 마모되거나 심지어는 끊어질 수 있다.

어깨에서 발생하는 많은 문제가 여기에 있다 :
따라서 가능한 한 자주 위팔뼈를 봉우리보다
≪낮게≫ 유지하는 것이 중요하다.

이를 위해 적극적으로 위팔뼈를 내리거나(206쪽 참고) 어깨세모근을 *이완*한다.

(계속하여) 앉은 자세에서 어깨세모근을 이완하다

앉은 자세에서 어깨세모근의 이완을 관찰 할 수 있다.
팔과 아래팔을 놓는 위치에 따라서, 어깨 근육이 이완되거나 또는 반대로 수축될 수 있다. 다음은 팔을 ≪놓는≫ 여러 가지 방법 중에서 두 가지 방법을 살펴보자.

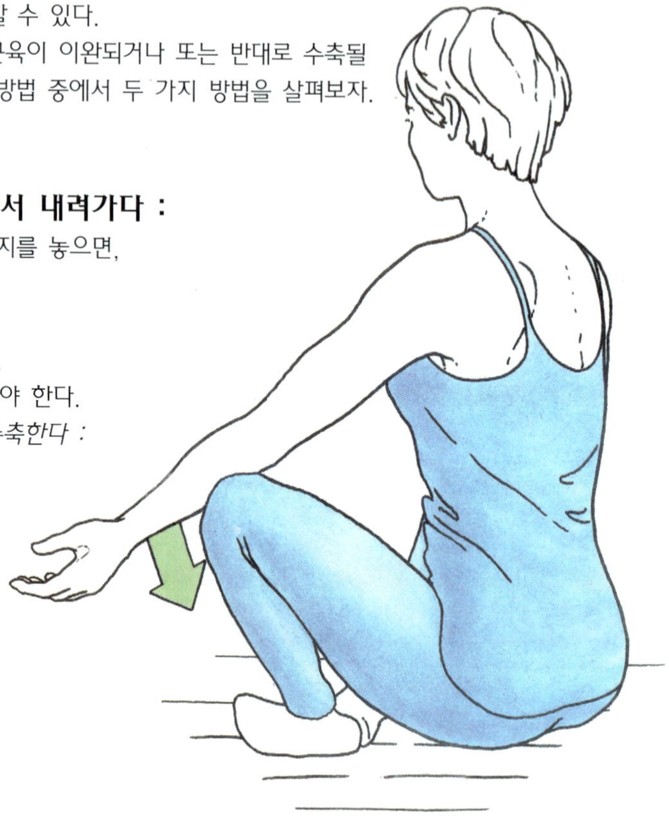

1) 앉아 있을 때 : 팔꿈치가 펴지면서 내려가다 :
아래팔의 윗부위를 다리에 올려놓으면서 상지를 놓으면,
팔 무게에 의해 팔꿈치가 펴진다.

팔꿈치가 지나치게 펴지는 것을 방지하려면,
팔 앞쪽의 근육(팔꿈치 굽힘근)을 수축시켜야 한다.
이 작용을 위해, 가까이에 위치한 근육을 수축한다 :
앞어깨세모근.

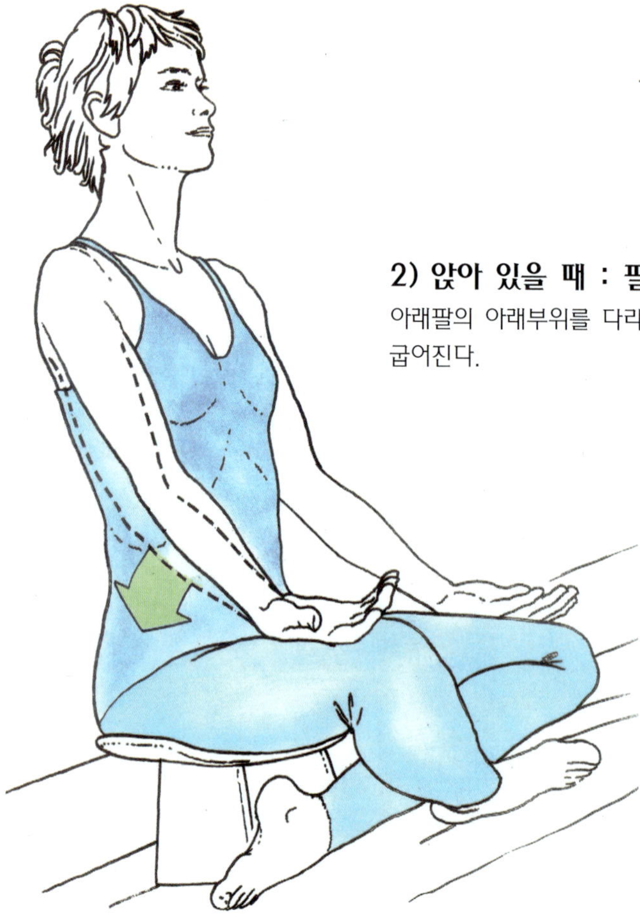

2) 앉아 있을 때 : 팔꿈치가 굽어지면서 아래로 떨어지기 :
아래팔의 아래부위를 다리위에 놓으면, (손은 위쪽을 향하고) 팔꿈치가 굽어진다.

따라서 이 굽힘이 증가하는 것을 방지하려면,
팔 뒤쪽에 있는 근육(위팔세갈래근(triceps brachii), 팔꿈치 폄근(extensor elbow))을
수축시켜야 한다.
가까이에 위치한 근육을 움직인다, 즉,
뒤어깨세모근이다.

두 가지 경우 모두, 비록 팔을 이완시키는 것이 목적이지만, 어깨세모근을 이완시킬 수는 없다.
그러나 어깨세모근의 수축을 최소화 할 수 있다.
특히 오랜 시간 동안 앉은 자세를 취할 경우 주의해야 한다.

어떻게 해야 하는가? 봉우리 아래에서 팔 윗부위를 ≪꽉 누르지≫ 말고, 반대로 이 장소에 공간이 있는 것을 상상한다.

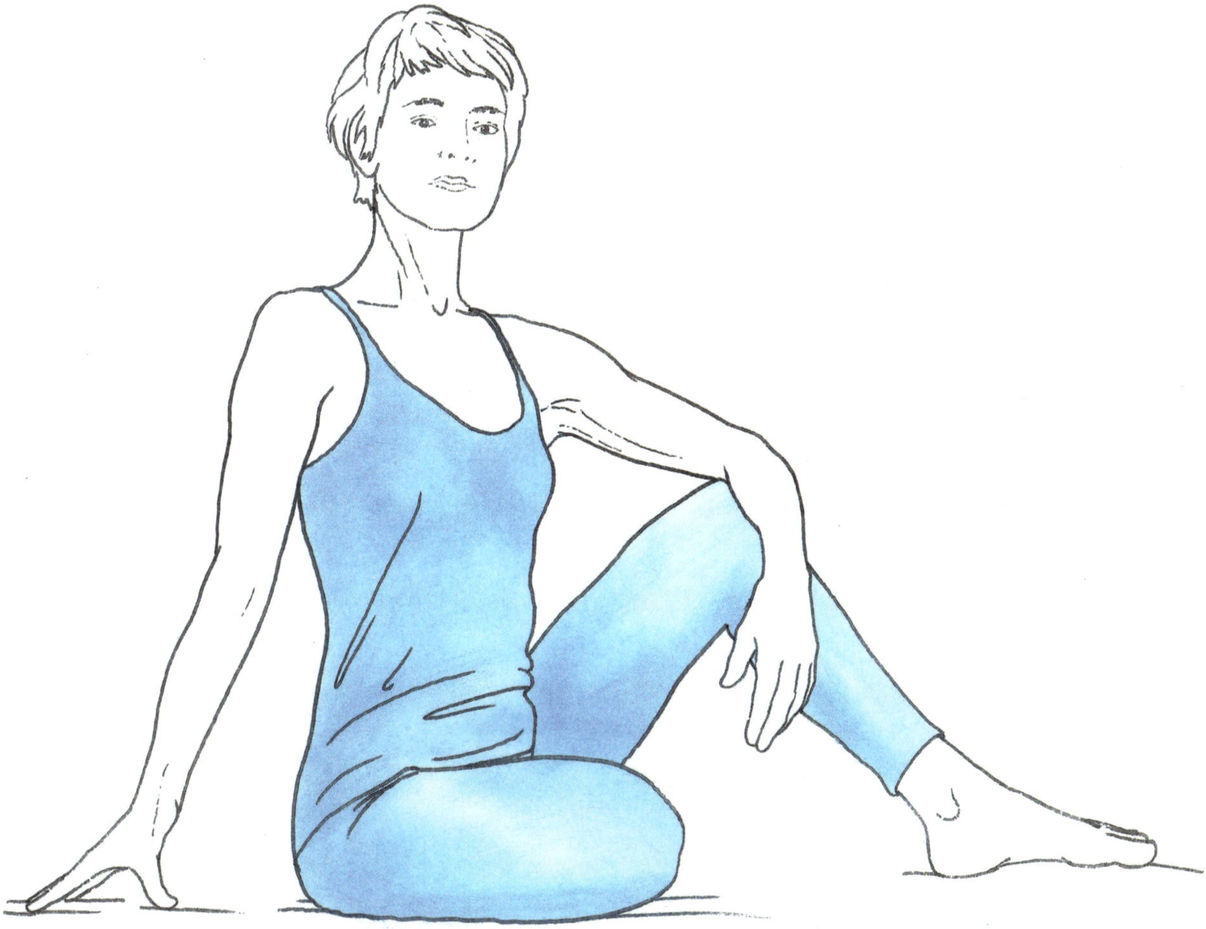

지지된 아래팔 : 굽힘 팔이 되지 않고, 폄 팔이 되지 않는 장소에서 팔을 실제로 지지할 수 있는 장소에 팔을 놓을 방법을 찾을 수 있다. 이 방법은 어느 정도 개인에 따라 다른데, 앉은 자세를 선택하는 것은, 넙다리 길이, 팔 길이, 엉덩이 크기에 달려있다.
이렇게 하려면 아래팔의 손 방향은 바닥으로 향해야 한다.

상황 분석

Child's Pose 또는 발라사나(Balasana)에서 이완을 위해 몸통을 지탱하기

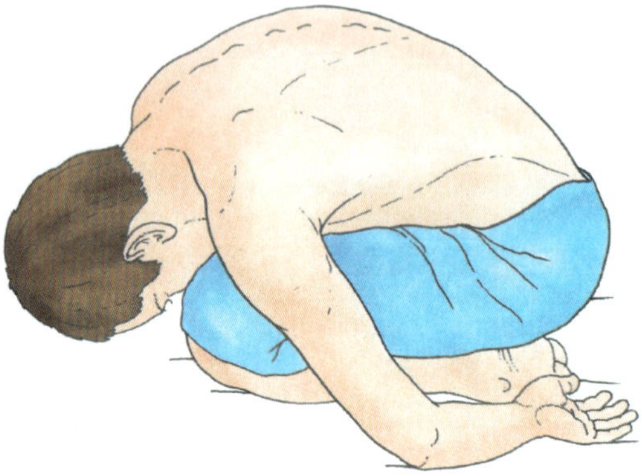

이 자세에서, 몸통은 자연스럽게 굽어져 넙다리 위에서 놓인다. 이마를 바닥에 놓는다.
몇 가지 세부적인 사항을 제외하고, 이 자세를 취하면 근육이 이완될 수도 되지 않을 수도 있다.

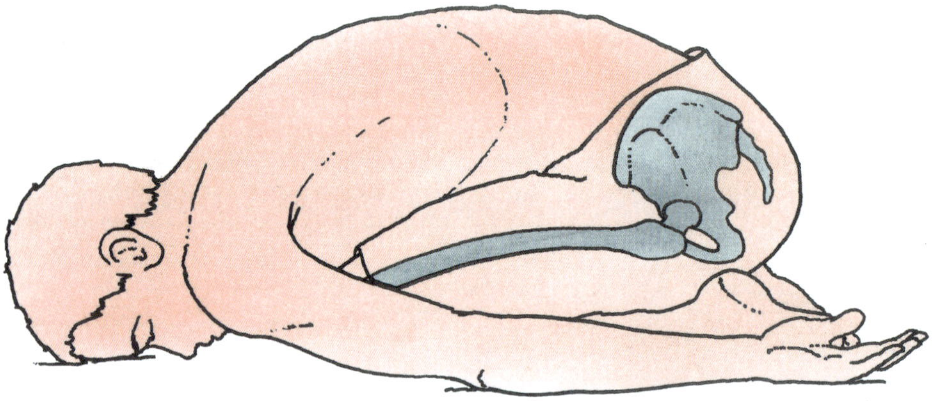

엉덩이는 심하게 굽는다.
이러한 굴곡상태는, 약간 무릎을 벌리고, 그리고 몸통을 넙다리 사이에 놓는, 몇몇 변화된 자세에서 두드러지게 나타난다.

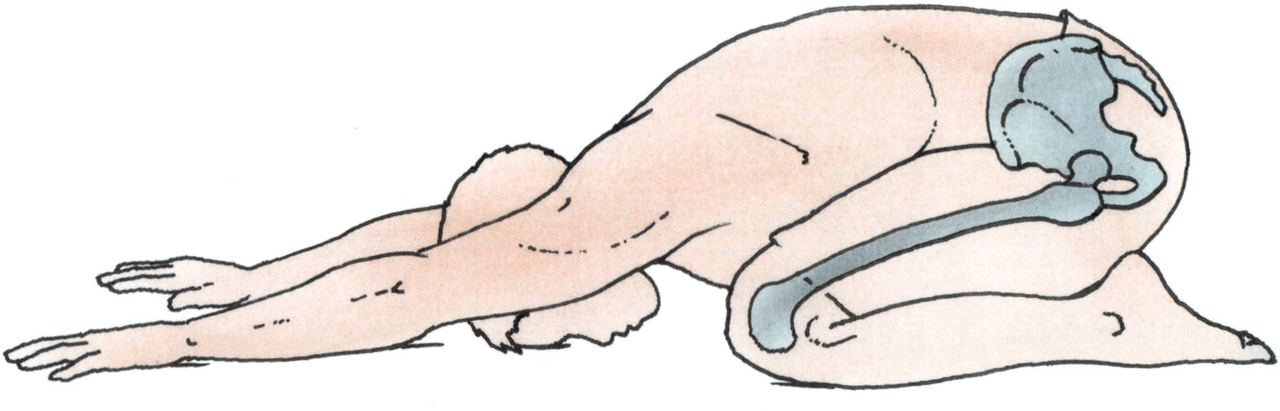

그러나 (인대 또는 너무 짧은 뒤근육으로 인해, 또한 과체중인 경우, 뱃살로 인해 또는 심지어는 엉덩이 앞쪽 뼈가 부딪치는 경우) 몸통이 굽는 것이 제한될 수 있다.
이 경우 몸통무게를 넙다리에 떨어뜨릴 수 없다. 인대는 긴장 상태가 되며 근육은 이완되지 않는다.

때때로 크고 단단한 긴 베개를 몸통 아래에 놓는다. 이 지지대의 효과는 두 가지이다.

- 지지대는 넙다리를 누르는 몸통의 무게를 경감시킨다. 지지대는 등 근육을 이완시킨다 ;
- 하지만 또한, 지지대는 엉덩이 굽힘 폭을 *감소시키고*, 위에서 설명한 뒤쪽 인대 긴장에서 발생하는 모든 결과와 그리고 이 부위에서 근육을 이완시킬 수 있는 가능성에 대한 모든 결과와 함께, *엉덩이 굽힘의 폭을 선택할 수 있다.*

여러 가지 방법을 찾을 수 있다 :

긴 베개는 머리를 넘을 만큼 길고 두껍다 : 이 경우에는 긴 베개를 벌린 넙다리 사이에 두고, 베개 위에 머리를 옆으로 눕힌다.

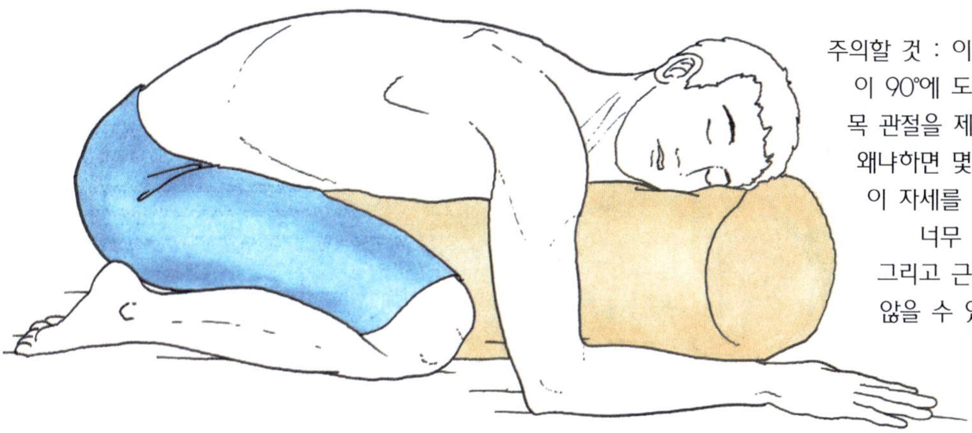

주의할 것 : 이것은 머리돌림이 90°에 도달하기 때문에 목 관절을 제한할 수 있다. 왜냐하면 몇몇 사람에게는 이 자세를 취하면 인대가 너무 많이 늘어나고 그리고 근육이 이완되지 않을 수 있기 때문이다.

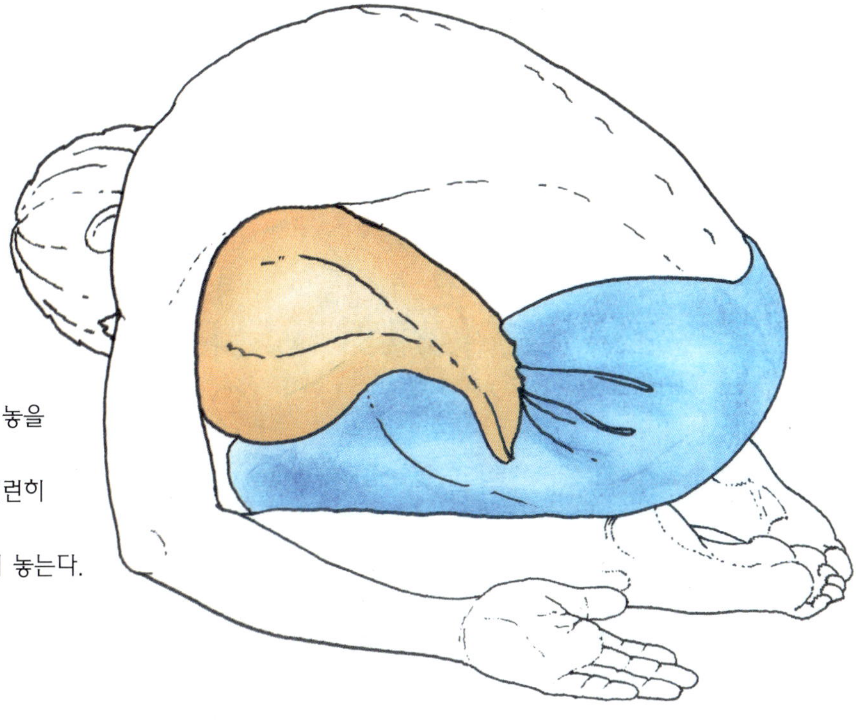

긴 베개는 몸통 아래에서만 놓을 수 있다 :
이 경우에는 긴 베개를 가지런히 모은 넙다리 위에 둔다.
머리를 숙여 턱을 베개 위에 놓는다.

Reclining Bound Angle Pose 또는 *숩타 받다 꼬나아사나 (Supta Baddha Konasana)*에서, 모음근을 이완하기

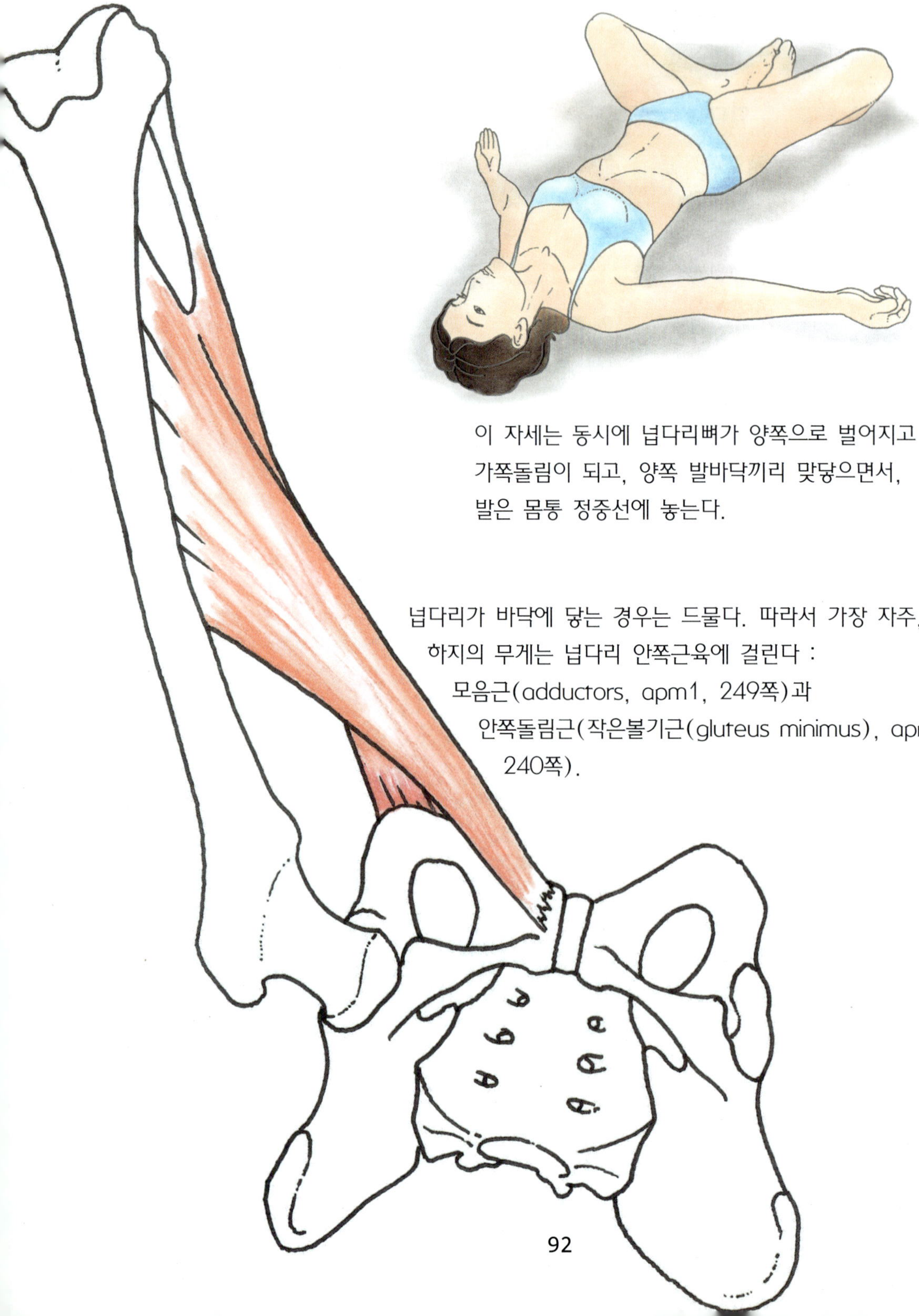

이 자세는 동시에 넙다리뼈가 양쪽으로 벌어지고 굽혀지고, 가쪽돌림이 되고, 양쪽 발바닥끼리 맞닿으면서, 발은 몸통 정중선에 놓는다.

넙다리가 바닥에 닿는 경우는 드물다. 따라서 가장 자주, 하지의 무게는 넙다리 안쪽근육에 걸린다 : 모음근(adductors, apm1, 249쪽)과 안쪽돌림근(작은볼기근(gluteus minimus), apm1, 240쪽).

엉덩이 근육이 이완되고 더 잘 늘어나기 위해 여러 가지 방안을 제안한다.

하지의 주위에 띠를 두른다 :
(띠—허리 뒤를 지나, 각 엉덩이 앞쪽, 그리고 각 발목의 바깥쪽을 지나서—를 묶는다) : 띠로 하지를 묶는 것은 특히 무릎 굽힘을 유지하는 역할을 주로 하지만, 무릎 굽힘근이 작용하지 않기 때문에, 특히 두덩정간근(gracilis, apm1, 250쪽)이 이완될 수 있다.

끈이 없다면, 무릎은 ≪벌어지는≫ 경향이 있으며 다리전체가 바닥에서 펴진다. 특히 바닥이나 카펫이 미끄러울 경우 더욱 그렇다.

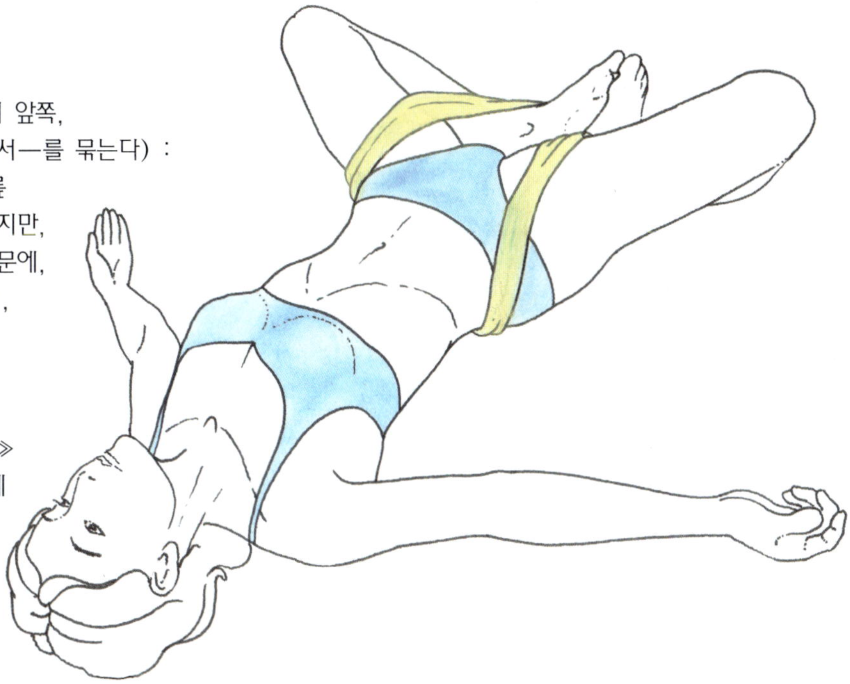

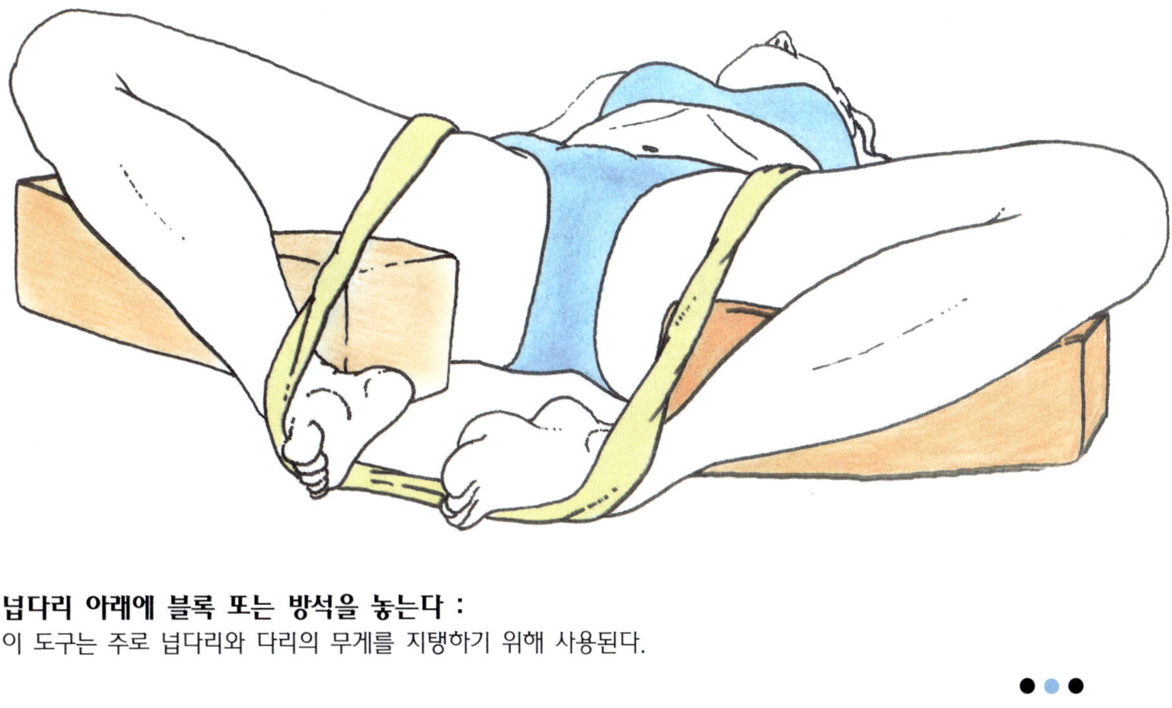

넙다리 아래에 블록 또는 방석을 놓는다 :
이 도구는 주로 넙다리와 다리의 무게를 지탱하기 위해 사용된다.

(계속하여) Reclining Bound Angle Pose 또는 *숩타 받다 꼬나아사나(Supta Baddha Konasana)*에서, 모음근을 이완하기

주의할 것 : 양쪽 엉덩이 폭이
대칭이 아닐 수 있다(가장 일반적인 경우이다).
엉덩이 대칭 높이에 지지대를 사용하는 경우
두 가지 방법을 선택할 수 있다 :

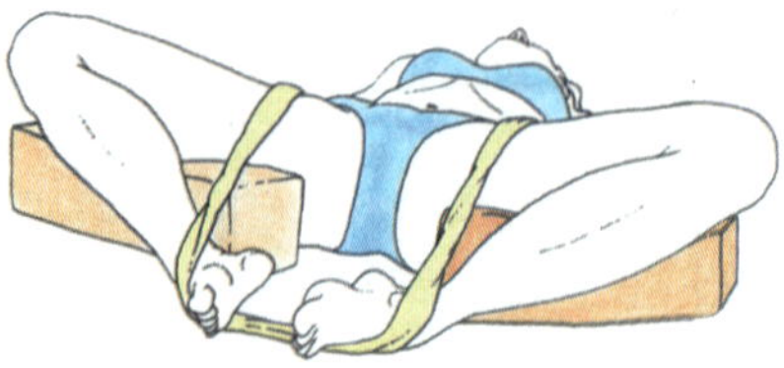

• 지지대의 두께는 가장 많이 ≪벌어진≫ 엉덩이와 일치한다(여기서는 오른쪽 엉덩이).

실제로 오른쪽 엉덩이를 받친다.
그러나 다른쪽 엉덩이의 경우, 이 지지대가 높기 때문에 넙다리와 다리는 지지대 위에 놓이지 않아, 넙다리근육과 다리근육이 이완되지 않는다.
왜냐하면 이 근육들은 넙다리와 다리무게를 받치기 위해 수축하기 때문이다.

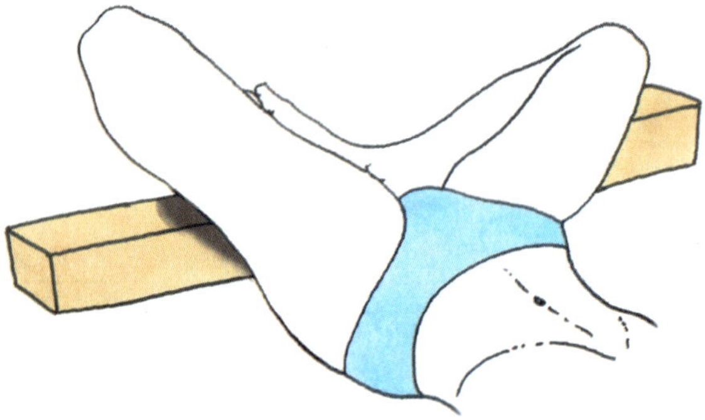

• 지지대의 두께는 가장 작게 ≪벌어진≫ 엉덩이와 일치한다. 지지대가 양쪽 엉덩이를 받친다. 그러나 가장 벌어진 엉덩이는 더 벌어지지 못한다.
엉덩이 근육은 ―불필요하게― 짧은 위치에 있다.

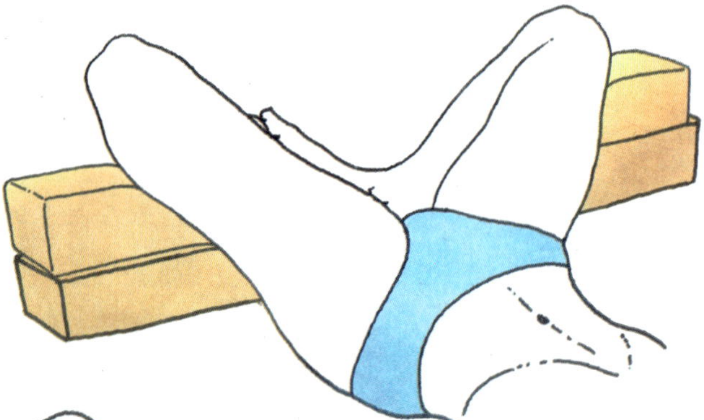

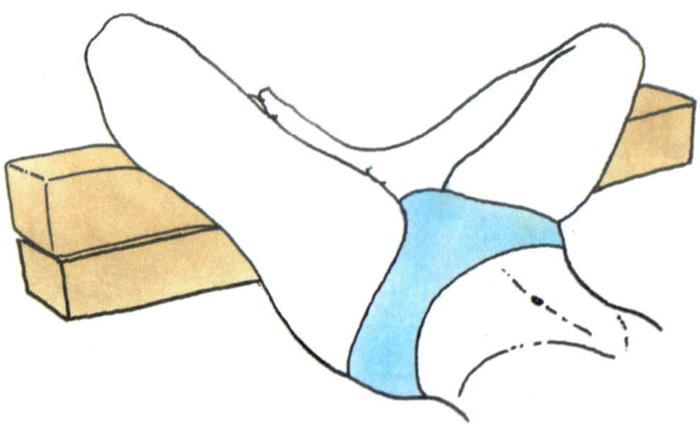

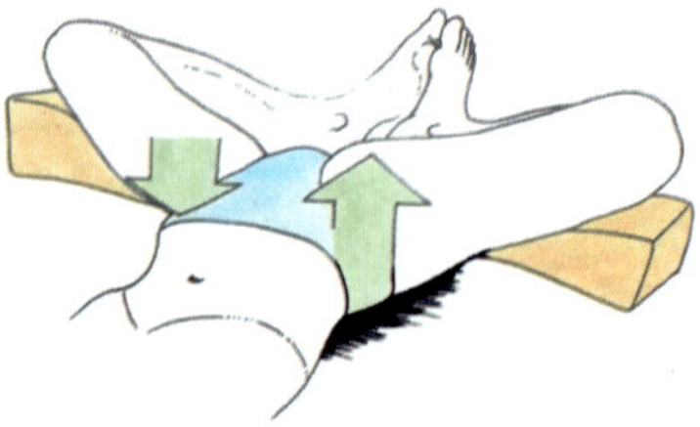

이러한 사실을 깨닫지 못한 채 수련생이 자주 취하는 해결책은 각 엉덩이의 각도를 그대로 둔 채 엉덩이를 정확하게 받치기 위해 골반을 비대칭시킨다.
그러나 이러한 자세로 인해 바닥을 누르는 골반은 비대칭이 된다(한쪽 엉덩이보다 다른 쪽 엉덩이가 바닥을 더 누른다). 또한 이 자세는 몸통에 부정적인 결과를 낳는다.

따라서 비대칭 지지대를 배치하는 것이 바람직하다.

머리, 가슴 및 허리 아래에 방석을 놓다 :

이렇게 방석을 놓으면 몸통 윗부위는 골반보다 높아지고, 골반은 전경이 되어, 엉덩이는 굽어진다. 엉덩이가 굽어지면 안쪽돌림근과 모음근(작은볼기근)이 이완된다.

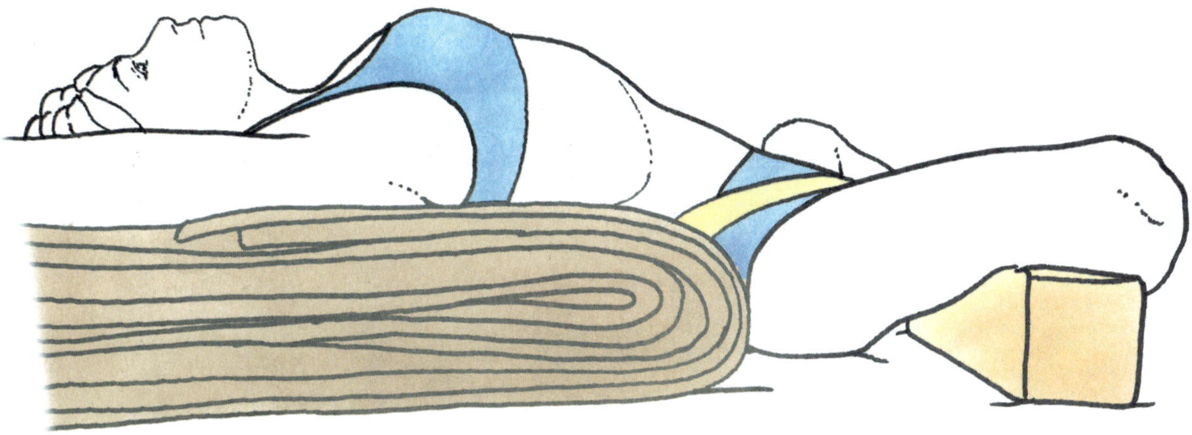

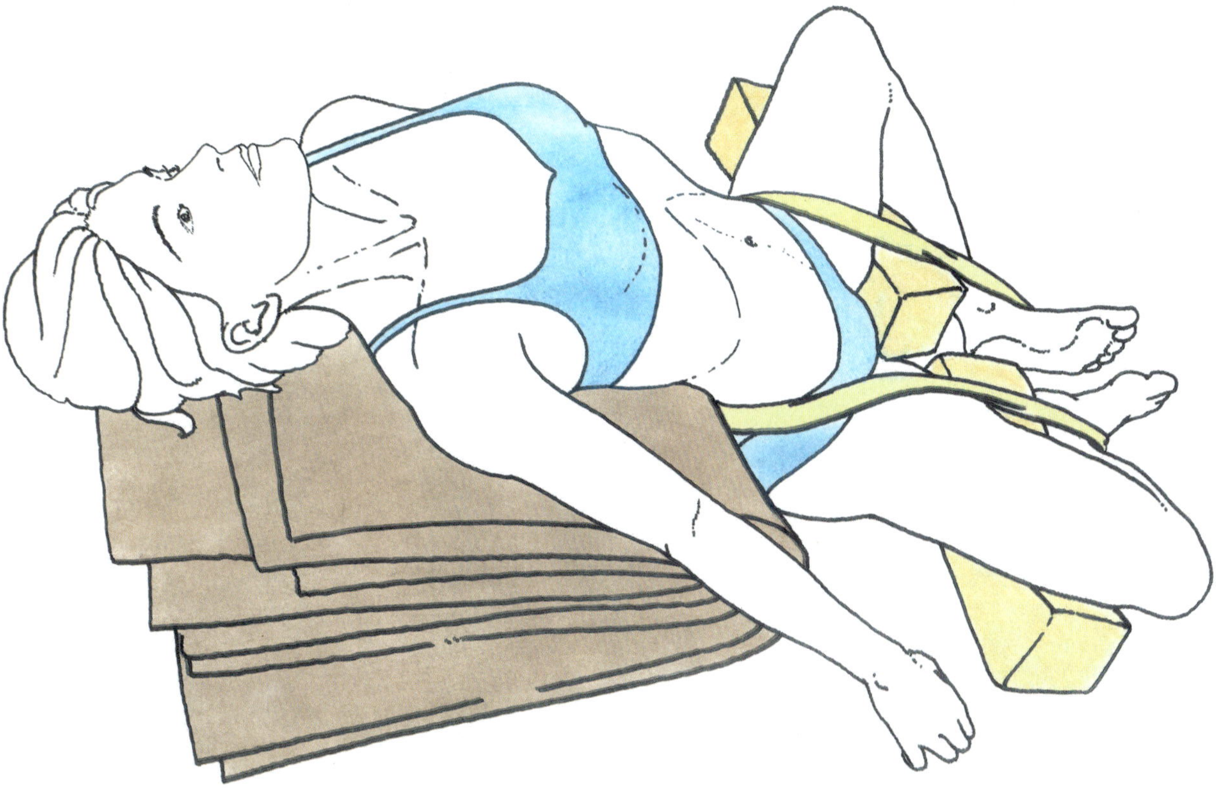

이렇게 자세를 조정하면 이 근육들이 이완되어, 움직임이 엉덩이에서 더 크게 이루어져서, 넙다리를 바닥 또는 방석 가쪽에 더 쉽게 놓을 수 있다.

상황 분석

Half Moon Pose 또는 *아르다마첸드라사나(Ardhachandrasana)*에서 올바른 쪽을 이완하고 수축하기

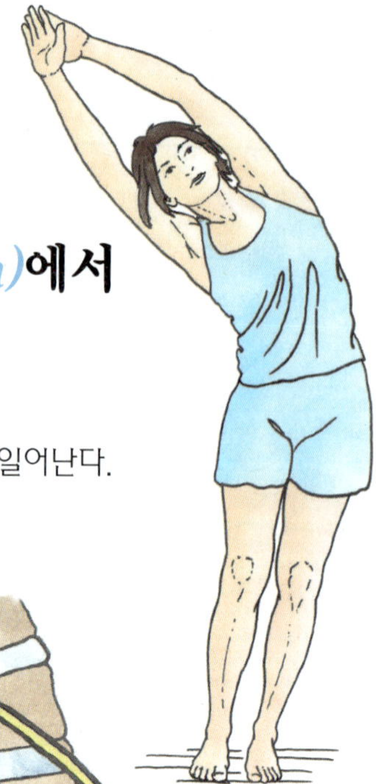

이 자세를 취하면, 각 척추마다 아래에서 위로, 가쪽 기울기 움직임이 일어난다.
이 자세는 몸통 안쪽은 오목(기울어지는 면)하게 되면서 좁아지고,
몸통 가쪽(반대쪽)에서는 볼록해지면서 길어진다.

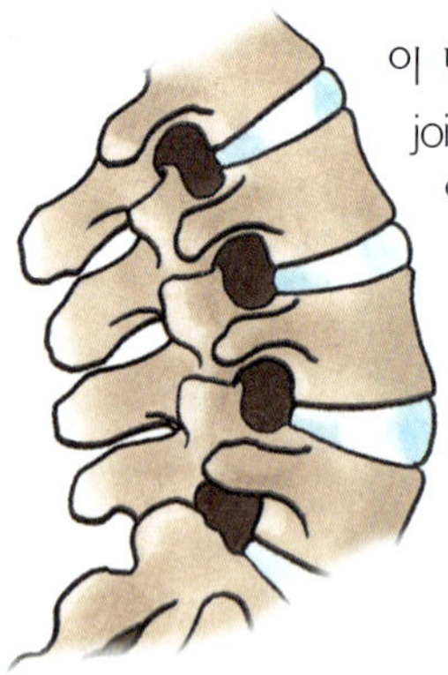

이 만곡은 척추사이관절(intervertebral joint)에 의해 만들어진다. 척추의 각 양쪽 면에서, 척추의 어떤 부위는 가쪽 움직임에 의해 영향을 받는다 : *conjugated foramen*이라고도 불리는 *결합구멍*(conjugate hole, 척추사이구멍을 의미한다, 역자 주)이다(apm1, 40쪽).

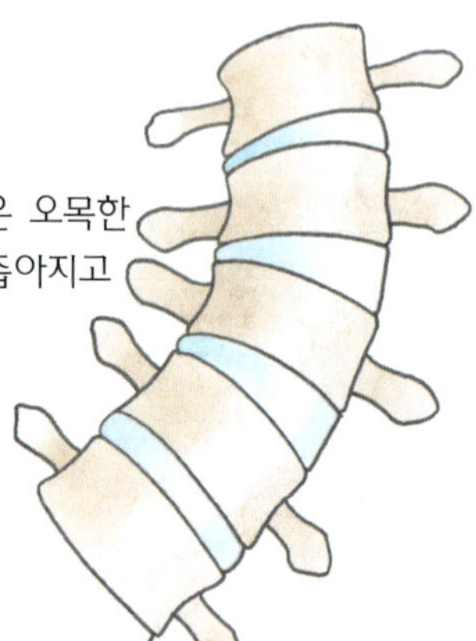

이 구멍은 오목한 쪽에서 좁아지고

볼록한 쪽에서 커진다.

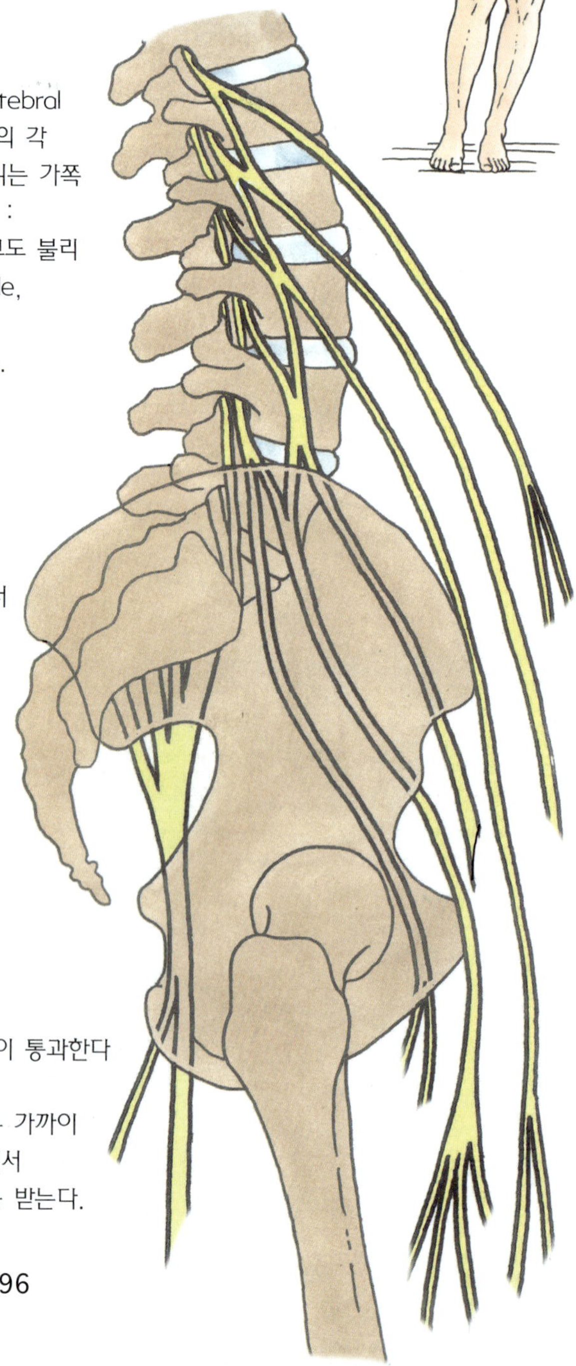

각각의 결합 구멍에서 *척수신경*이 통과한다 (그림에서 노란색으로 표시).
척수신경은 척추사이원반에 매우 가까이 위치하고, 등을 굽히는 움직임에서 척추사이원반이 변형되면 영향을 받는다.

불안정한, 몸통 무게 :
서있는 Half Moon Pose에서, 머리는
골반과 수직면에 있는 것이 아니라 옆으로 기울어져 있다.
따라서 *몸통의 무게*는 안정되지 않고, *불안정한 상태*가 된다.

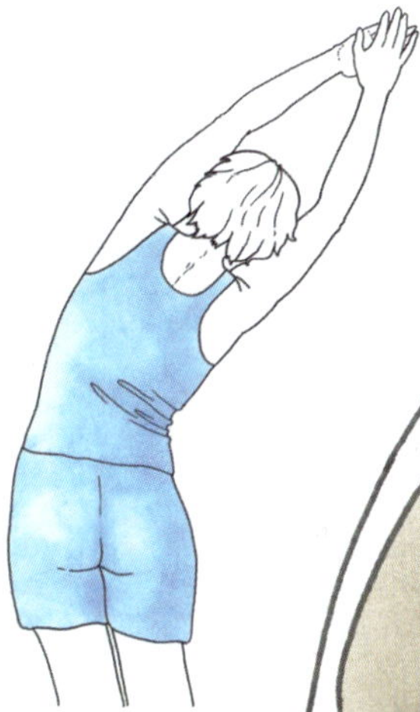

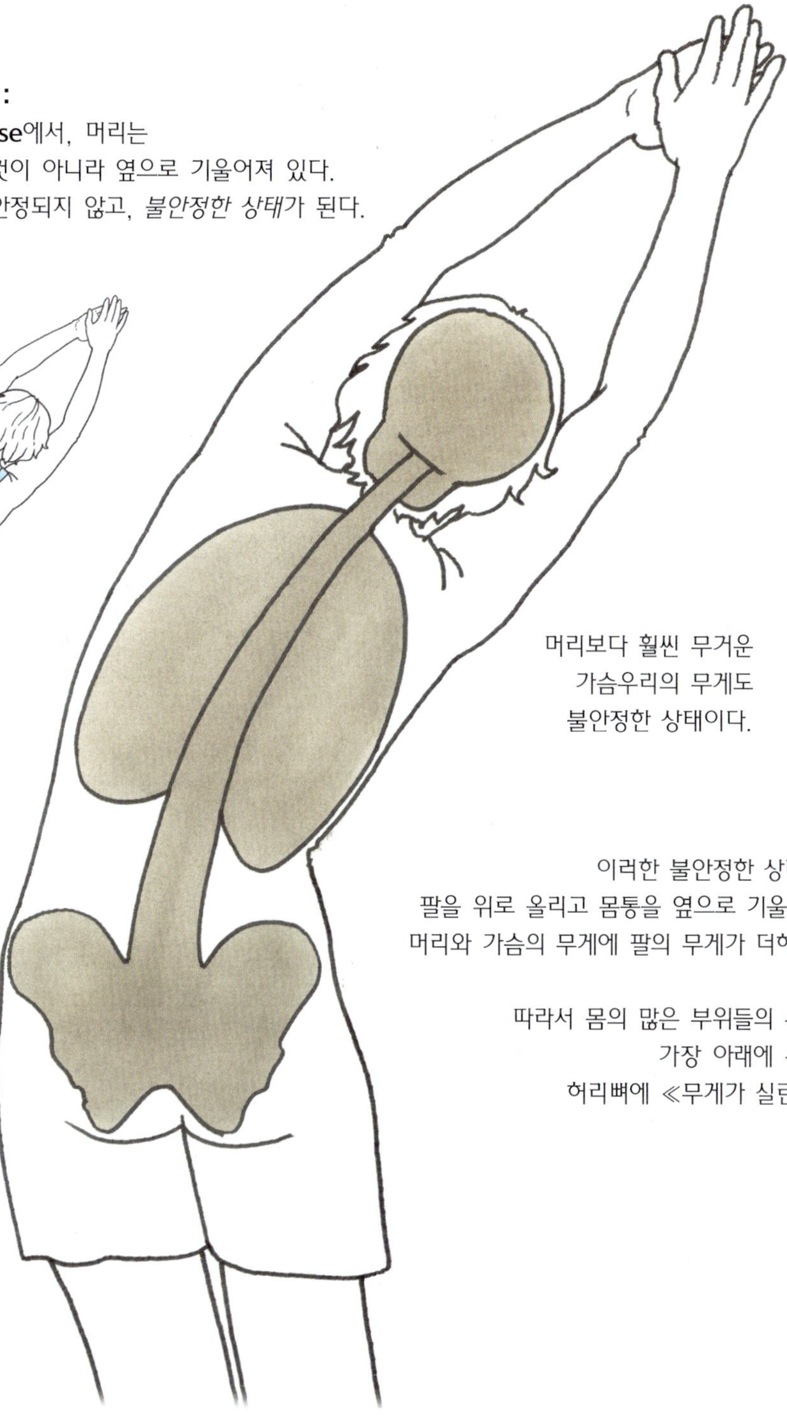

머리보다 훨씬 무거운
가슴우리의 무게도
불안정한 상태이다.

이러한 불안정한 상태에서
팔을 위로 올리고 몸통을 옆으로 기울인다 :
머리와 가슴의 무게에 팔의 무게가 더해진다.

따라서 몸의 많은 부위들의 무게는
가장 아래에 위치한
허리뼈에 ≪무게가 실린다≫.

결과 :
움직임이 클수록 오목한 쪽에서 척추사이원반의 압박이 증가한다.
이 압박이 척추사이원반이 견디기 어려울 정도로 강해질 수 있다.
척추사이원반이 지나치게 큰 압박을 받아 손상될 수 있다(원반이 얇아지거나 균열이 간다).
따라서 원반은 인접한 신경에 문제를 발생시키는 요인이 될 수 있다.

그래서 몸통을 옆으로 기울일 때 원반과 신경을 보호하기 위해,
이 압박을 조절할 필요가 있다.

(계속하여) Half Moon Pose 또는 *아르다마첸드라사나(Ardhachandrasana)*에서 올바른 쪽을 이완하고 수축하기

척추만곡을 줄이려면, 척주에서 볼록한 쪽의 근육을 수축시켜야 한다.

그러나 조심할 것 : 예를 들어, 오른쪽으로 굽히면 그 움직임과 -주의는- 오른쪽으로 향하는데, 오른쪽(굽히는 쪽).... 근육이 수축되어야 한다고 생각하는 것이 일반적이다.
이러한 생각은, 특히 종종 구부려진 허리의 안쪽이 더 접혀지고, 조여지는 것을 ≪느끼는 것이≫, 더 유익하다고 믿는 경향이 있을 때 더욱 더 그러하다.
그리고 허리의 가쪽이 늘어나는 것을 느낄 때, 허리 가쪽에서만 늘어나야 한다고 믿는 경향이 있을 때 더욱 그러하다.

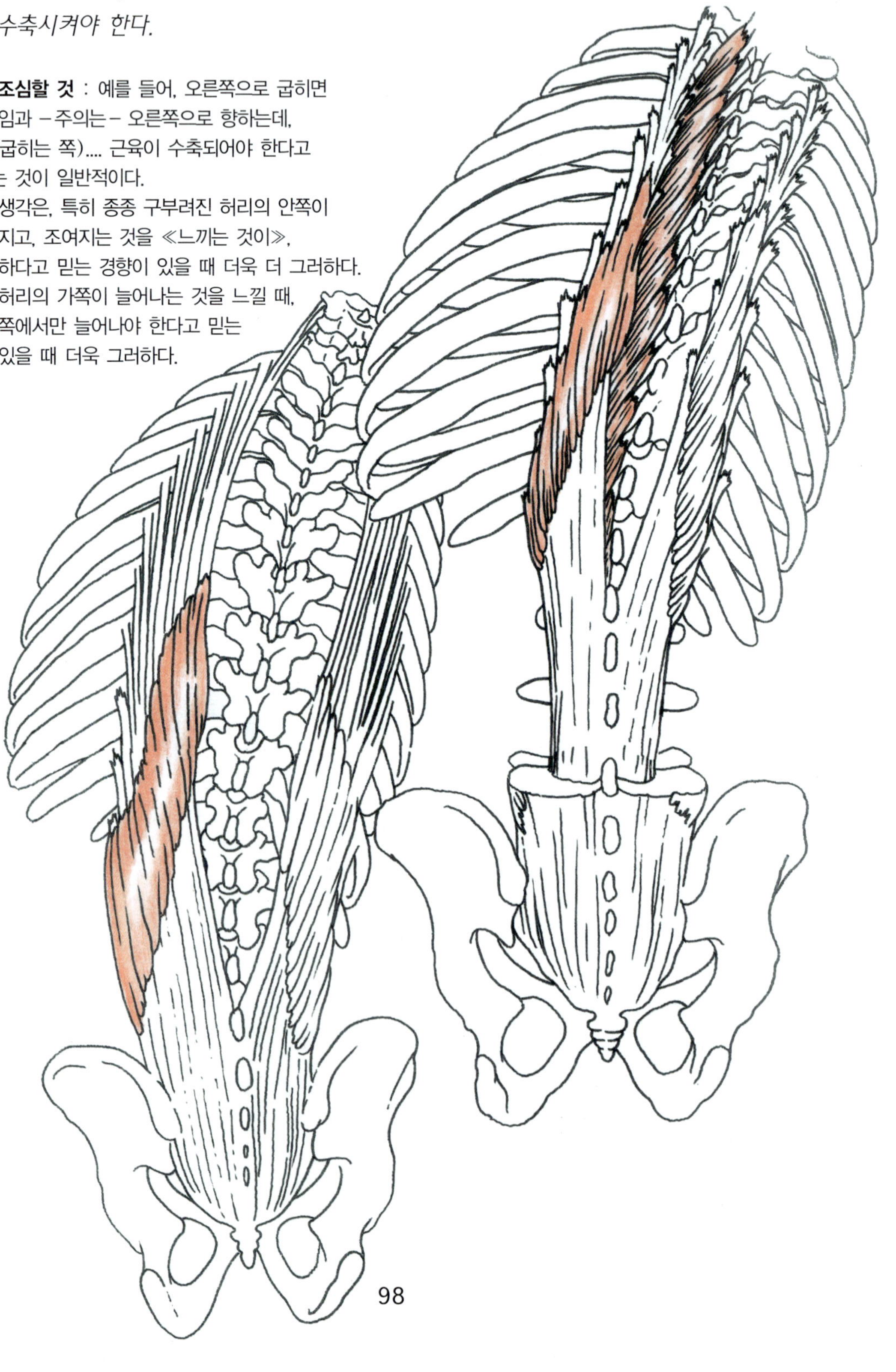

스스로 늘어나는 것을 추구하고, 요구하기 :
이 근육들의 작용을 자극하는 방법 중 하나는
자세를 취할 때 몸이 스스로 늘어나도록 하는 것이다.
몸이 늘어나는 것을 추구하는 것은,
몸이 *구부려지는 것을 제한한다는* 의미이고,
즉, 몸이 구부려지는 것보다 더 편평하게
유지한다는 의미이다.

이 효과는 몸통 가쪽에 위치한 근육들을
제어함으로써만 이루어진다.
몸통 안쪽인 오목한 쪽의 척주에는
몸통을 ≪늘이는≫ 근육이 없다.

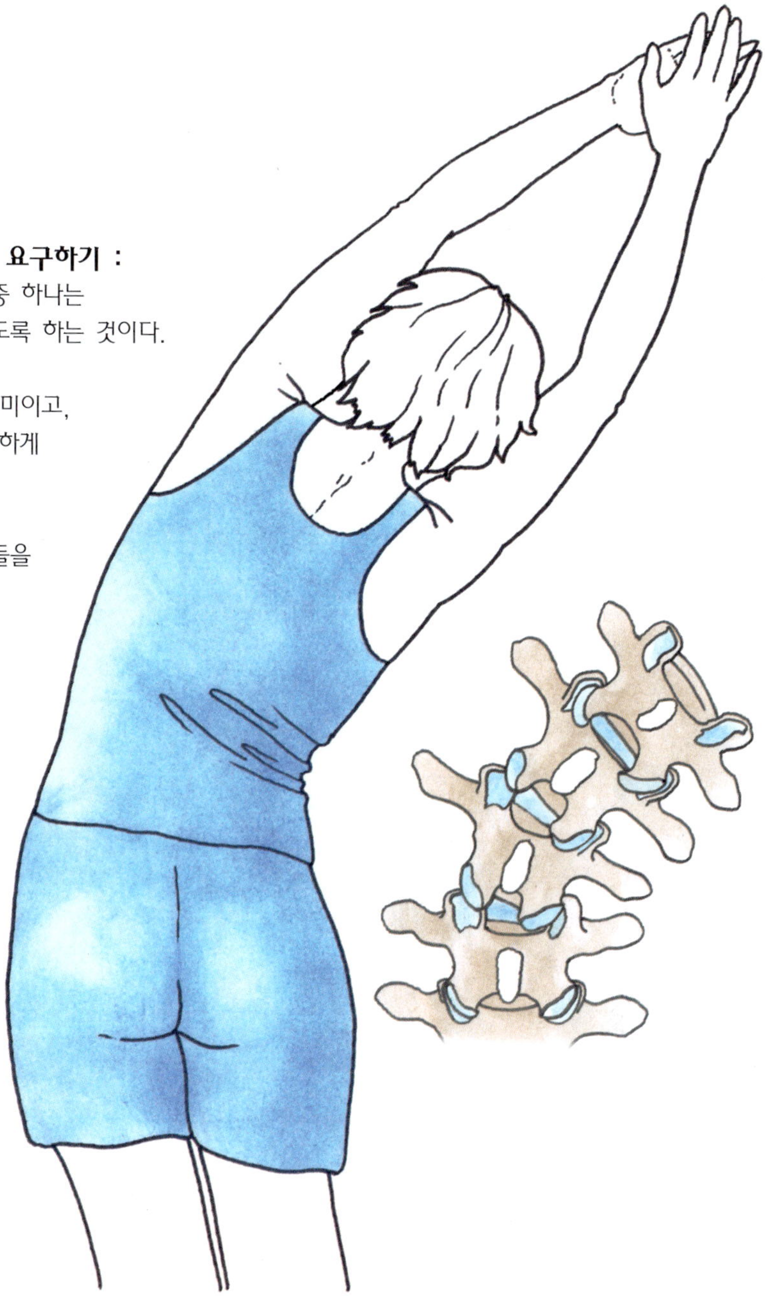

이완보다는 근육작용을 언급하다 :
Half Moon Pose를 가르칠 때, 몸통 가쪽을 긴장시키라는 생각을 하고 말을 하는 것이 중요하다.
심지어는 수축작용을 느끼기 위해 가쪽을 만질 수도 있다.

반대로, 이 움직임을 행하기 위해 몸통 가쪽을 이완하라고 지시하는 것은 잘못된 것이다.
그 이유는 가쪽 근육이 이완하게 되면 척주를 보호하는 역할이 사라지기 때문이다.
근육이완을 언급할 수 있는 유일한 곳은 만곡의 작은(오목한)쪽이다.

몸통이 옆으로 구부린 자세에서 이러한 근육의 작용을 찾는다. :
Triangle Pose, Head to knee Pose, Crossbar Pose....

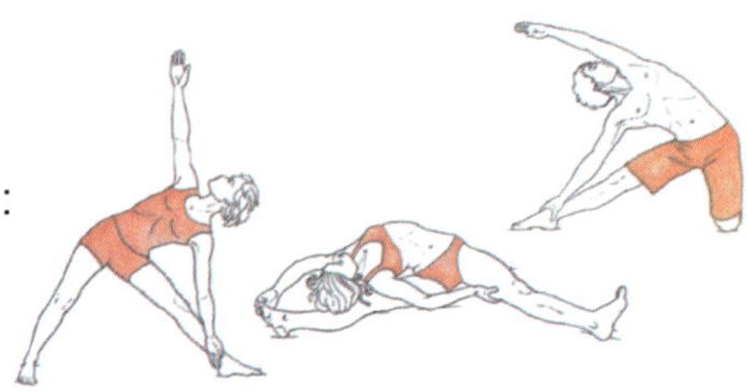

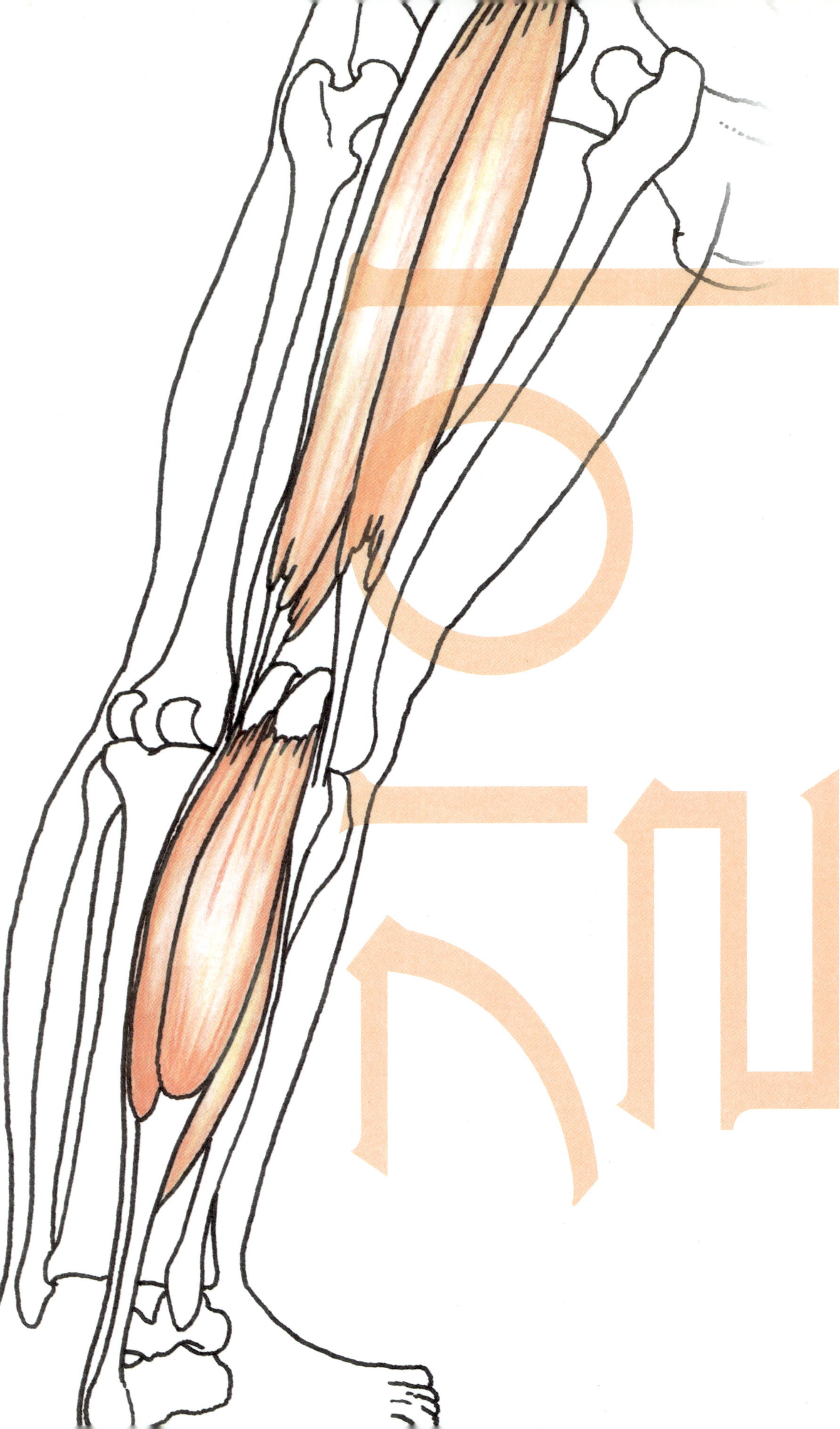

4

근육 길이와 자세

(La longueur des muscles et les postures)

요가의 특징 중 하나는 평소에 전혀 익숙하지 않은
자세에서 몸을 훈련시키는 것이다.
*비라사나(Virasana)*에서 무릎을 굽히는 자세와,
일상생활에서 필요한 자세 예를 들어, 의자에 앉거나 계단을 내려가는 것과 같은 상황에서
무릎을 굽히는 자세 사이에서, 공통점은 무엇인가?

요가는 보다 일반적인 잠재력을 증가시킬 수 있는 *움직임의 폭*을 탐구한다.
동시에, 특정 자세를 취하는 것은 일상생활에서 사용하지 않은 유연성을 필요로 하며,
그리고 또한 마찬가지로 근육을 늘이는 것은 작용하는 근육 또는 근육들을 유연하게 한다.
그러나 이러한 움직임의 폭은 몸에 항상 쉬운 것은 아니다 :
몸은 항상 움직임에 준비가 되어있지 않다. 요가 수행 중에 부상을 당할 위험이 있다.
움직임 폭의 모험에 관여하는 조직 중에서 근육은 최전선에 있다.
요가에서 거의 모든 자세는 하나 또는 그 이상의 근육이 길어야 한다.
이 장에서는 근육 길이에 관해 살펴볼 것이다.

근육 길이에 대한 관찰 요소와 근육의 늘어나는 것

전혀 늘여지지 않은 근육은
시간이 지나면서 자연스럽게
짧아지는 경향이 있다.

사람에 따라, 그리고 같은 사람이라도 상황에 따라, 근육길이는 가변데이터(variable data)이다.

근육을 늘이는 것은, *근육작용과 반대되는 움직임에서 근육이 당겨진다는* 것이다.

예를 들어, 엉덩이 폄근(hip extensor)인 큰볼기근을 늘이려면,

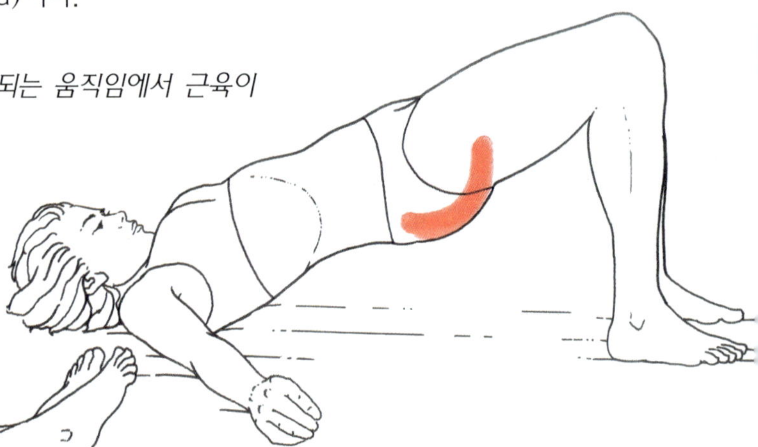

엉덩이 굽힘이 발생해야 한다.

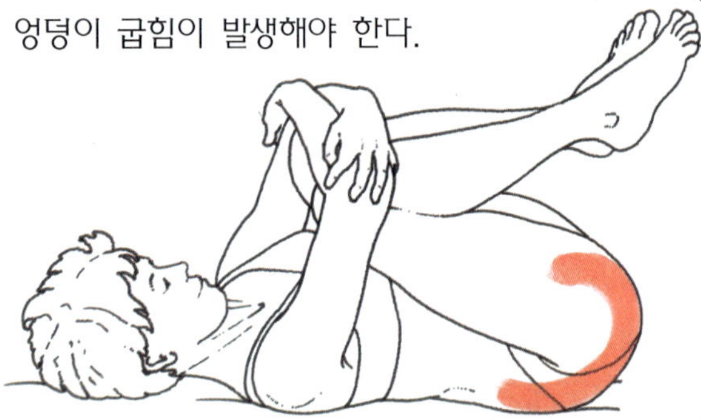

근육을 늘이는 움직임은 근육이 붙어있는 뼈들 중 하나의 뼈 또는 다른 하나의 뼈에 의해 이루어진다 : 엉덩이의 굽힘 근육인 엉덩뼈 근육의 경우, 이 근육을 늘이는 움직임은 넙다리뼈(넙다리 폄)에 의해 발생하거나

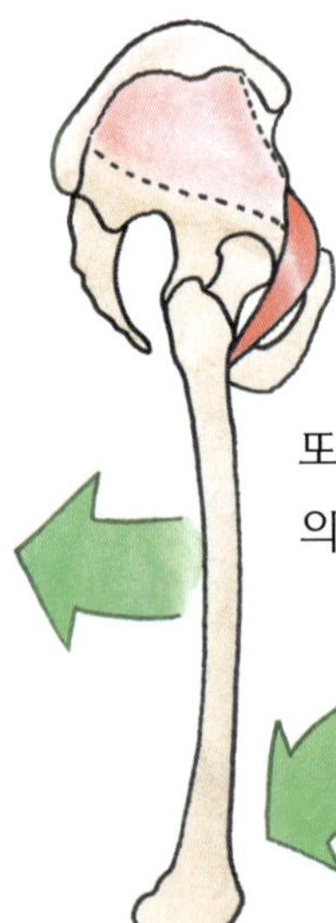

또는 골반(골반후경)에 의해 발생한다.

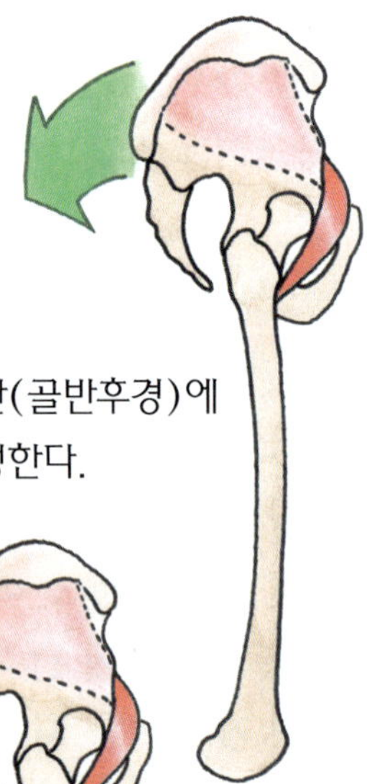

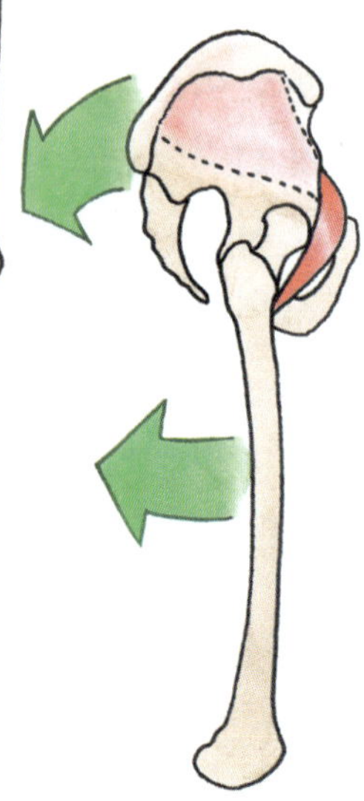

움직임은 동시에 두 뼈(넙다리 폄과 골반후경)에서 이루어 질 수 있다.

이중 - 관절 근육 늘이기

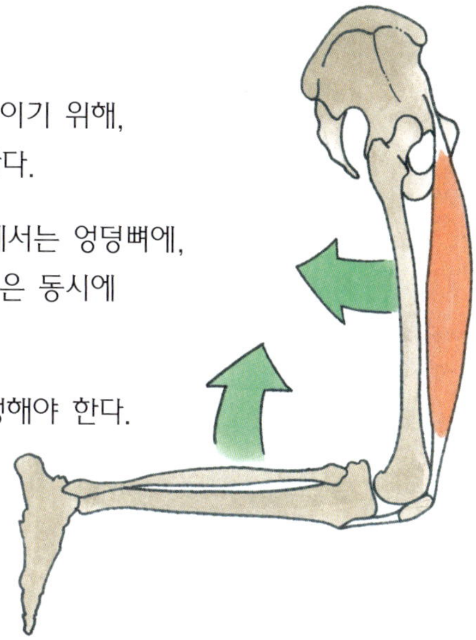

만약 한 개의 근육이 3개의 뼈에 붙어있다면, 이 근육이 늘이기 위해, 2개의 관절이 교차하는 지점에서 그 반대 동작을 행해야 한다.

예를 들어, 넙다리의 넙다리곧은근(rectus femoris)은 위에서는 엉덩뼈에, 그리고 아래에서는 정강뼈(tibia)에 부착된다. 넙다리곧은근은 동시에 엉덩이와 무릎을 통과한다.

이 근육을 늘이기 위해, 엉덩이 폄과 무릎 굽힘을 동시에 행해야 한다. 이 두 가지 동작 중 하나만 수행하면 이 근육이 늘어나지 않는다.

늘어난 근육의 활동 상태

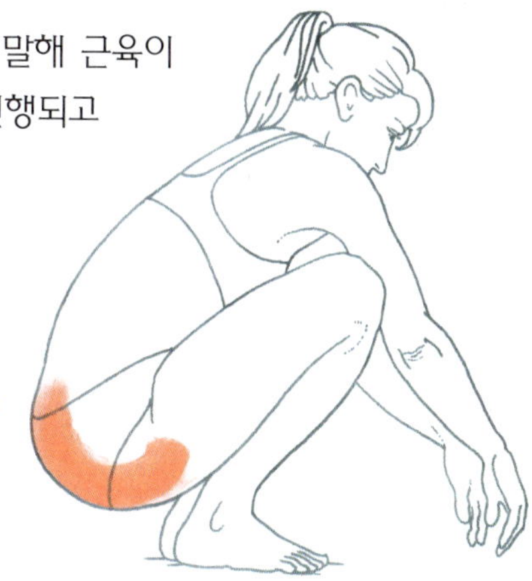

이 움직임에서 늘어난 넙다리곧은근은 수동적이거나 (엄격하게 말해 근육이 늘어나는 것) 또는 능동적(근육이 수축하지만 반대 움직임이 진행되고 있음. 신장성 수축을 참고, 28쪽)일 수 있다.

근육은 근육 스스로의 작용으로 늘어나지 않는다.
근육은 매우 다양한 외부의 힘에 의해 *늘어난다.*

예를 들어, **갈랜드(Garland) Pose** 또는 ***발라사나(Balasana)*** 에서 쭈그리고 앉는 경우, 머리와 몸통무게는 엉덩이의 굽힘 움직임을 일으키고, 큰볼기근은 이 움직임에 의해 늘어난다.

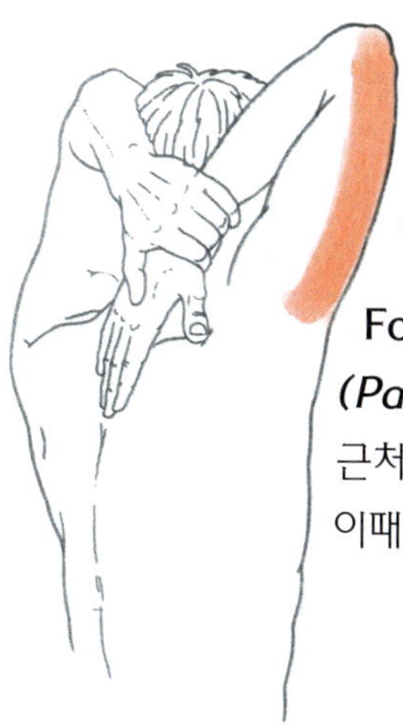

Cow Face Pose 또는 ***고무카사나(Gomukhasana)***에서 팔꿈치를 구부리기 위해, 반대쪽 손을 잡아당기면 팔꿈치가 굽어지면서 팔꿈치 폄근(위팔세갈래근)이 늘어난다.

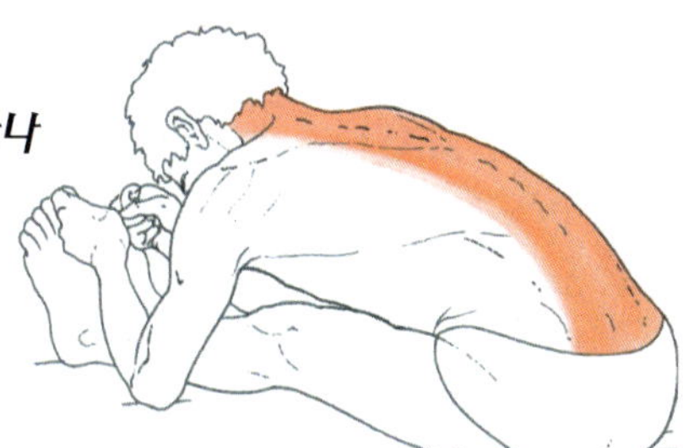

Forward Bend Pose 또는 ***빠스치못따나사나 (Paschimottanasana)***에서, 손을 발목 근처에 두면 몸통이 앞으로 숙여지는데, 이때 무게가 더해진다.

따라서 이 3가지 예시에서 ≪볼기근이 늘어난다≫ 또는 ≪위팔세갈래근이 늘어난다≫라는 표현은 종종 몸 기술의 언어로 사용되는 이미지이며, 사실과 일치하지 않는다.

근육 적색부분을 늘이기

근육 덩어리의 수축부위에서, 근육이 늘어나면 액틴 필라멘트와 미오신 필라멘트의 미끄러짐/멀어짐이 발생한다.
18쪽에서 보았듯이, 이 작용은 근육수축에서도 예외가 아니다.

그림에서 액틴 필라멘트와 접촉하는 미오신 필라멘트 머리수가 감소한다는 것을 알 수 있다.
이것은 수축력을 감소시키는 효과가 있다.

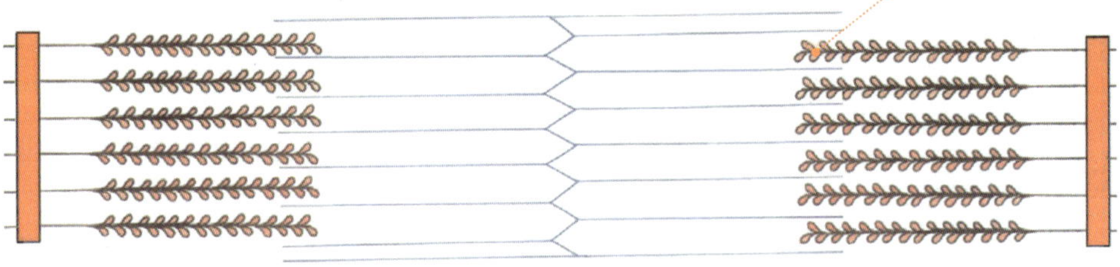

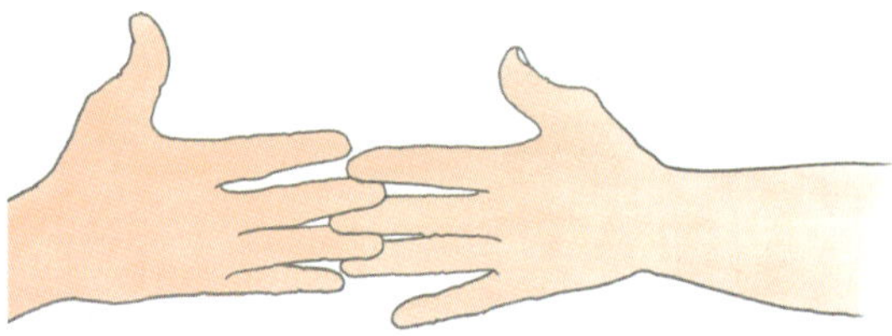

티틴을 묘사(18쪽 보완)

티틴은 Z선과 A선을 연결하는 거대한 단백질이다.
간단하게 그림을 그렸는데, 스프링으로 묘사된 티틴은 미오신을 Z줄에 연결한다.

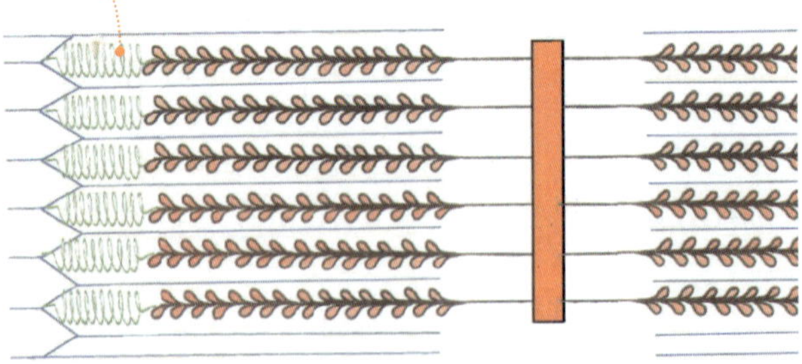

티틴은 근절구조를 유지하는데 중요한 역할을 하고 근절이 탄성을 지니도록 한다.

근육섬유가 늘어날 때, 티틴은 점진적으로 긴장한다.
티틴의 긴장은 분자 사슬을 펴고 장력을 가하는 효과가 있다.

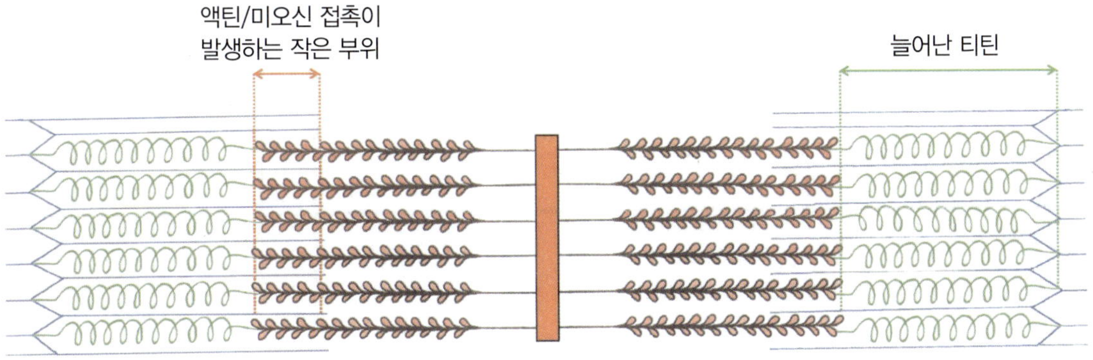

분자 사슬은 스프링 역할을 하여 탄성 복귀력을 발휘한다.

분자 사슬의 모양과 성향에 따라, 근육섬유가 휴식시의 길이를 넘어서 늘어날 때,
티틴은 근육섬유가 수동적으로 긴장하도록 한다.

따라서 근육을 늘일 때, 근력은 근육이 늘어나는 정도에 따라 변하는 두 가지 구성 요소의 작용의 결과이다 :

- 늘어나는 강도가 약할 때, 액틴/미오신이 우세하며,
- 늘어나는 강도가 클 때, 그것은 티틴의 탄성 복귀력이 우세하다.

근육 백색부분을 늘이기

근막이 늘어나면, 근막을 감싸고 있는 부위의 결합 조직을 구성하는, 콜라겐 섬유가 긴장한다.
콜라겐 섬유는 더 많이 정렬되는 경향이 있다.

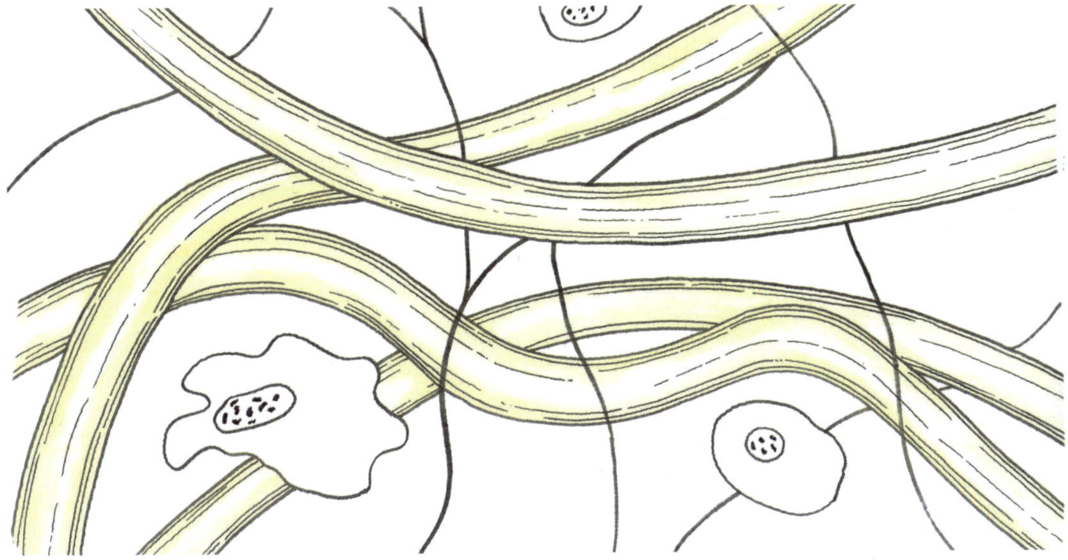

다음 쪽부터, 자세를 취하는 상황에서, *요가수행에서 늘어나는 주요한 근육*을 설명할 것이다. 자세관찰을 통해 두 가지 경우의 그림을 설명할 것이다 :

- 이 근육을 늘이기 위해 자세를 곧바로 취할 수 있을까? 만약 그렇다면, 이 근육을 늘이는 것의 장점은 무엇일까?
- 정확하게 이 자세를 취하기 위해서는, 이미 필요한 근육이 늘어나 있어야 하는가? 만약 그러한 경우라면, 근육을 늘이는 연습을 제시할 것이다.

주의 할 것 : 각 그림은 하나의 예시이며 모든 상황을 나타내지는 않는다.

- 각 자세마다, 근육이 늘어나는 상황에서 하나의 근육이나 근육 그룹을 설명한다. 하지만 여기서 설명하는 근육만 유일하게 늘어나는 것은 아니다.
- 또한, 여기서 제시된 자세는, 요가에서, 이 근육을 늘이는 유일한 자세는 아니다. 따라서 각 그림에는 동일한 근육이 늘어나는 다른 자세들을 함께 명시한다.

14가지 주제의 그림 : 살펴볼 자세

Staff Pose 또는 단다사나(Dandasana)에서 긴뒤넙다리근

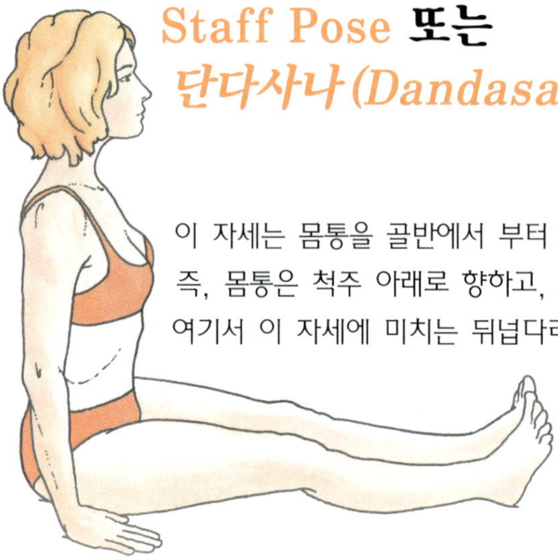

이 자세는 몸통을 골반에서 부터 바로 세워야 한다.
즉, 몸통은 척주 아래로 향하고, 그리고 궁극적으로는 몸통 전체를 바로 세운다.
여기서 이 자세에 미치는 뒤넙다리근의 영향을 관찰할 것이다.

골반 움직임을 실행하고 관찰하기 :
엉덩이를 90°구부리고 무릎을 굽히기 위해, Diamant Pose 또는 ***바즈라사나(Vajrasana)***를 취하거나 또는 매우 낮은 의자에 앉는다.

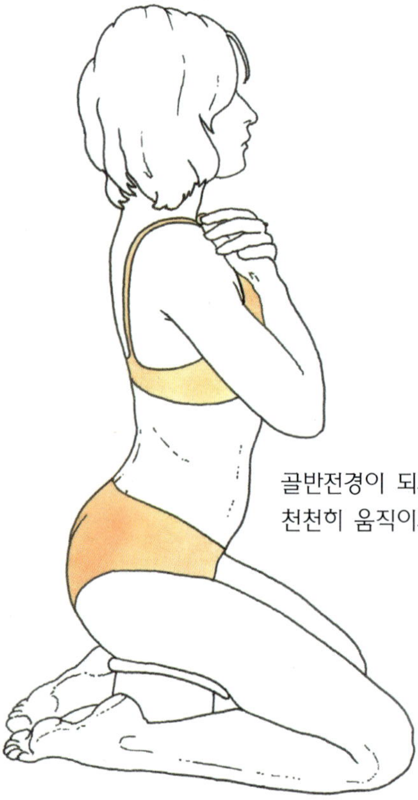

골반전경이 되도록 천천히 움직이고…

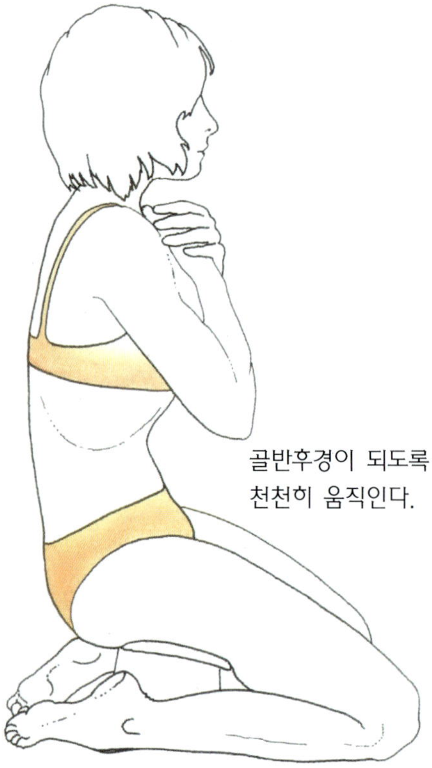

골반후경이 되도록 천천히 움직인다.

골반전경과 허리만곡 :

손바닥으로 허리부위를 만진다.
등 뒤에서 약간 안으로 들어가거나 —또는 전만이 되는— *허리뼈*의 위치를 탐지한다.
이러한 허리부위의 만곡은 자연스러운 것이다.
골반이 전경이 될 때 골반위에서 허리뼈는 항상 안으로 들어간다.

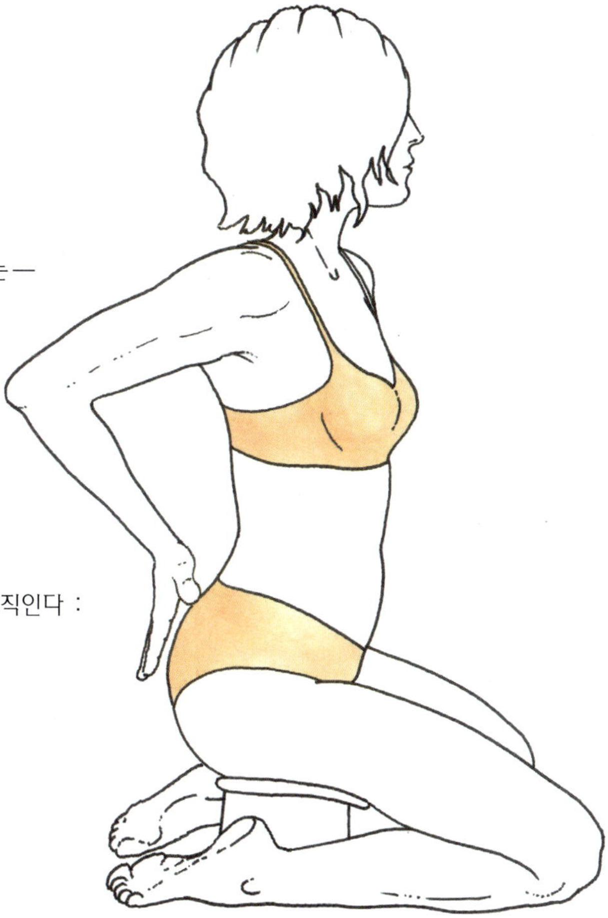

손을 조금 밑으로 내려, 뒤로 약간 돌출된 엉치뼈(sacrum)의 모양을 느껴본다.

*2중 만곡*을 느낄 수 있도록 손을 여러 번 위아래로 움직인다 : 아래에서 튀어나온 엉치뼈, 바로 위에서 약간 안으로 들어간 허리부위.

골반후경과 허리만곡이 사라짐 :

골반후경에서 시작한다. 손으로 등 뒤를 만진다.
허리만곡이 사라졌는지 느낀다.

골반움직임과 허리뼈움직임이 연결되어 있는 것을 느끼기 위해, 양방향으로 실험을 반복한다.
그런 다음 골반전경 자세를 취한다.

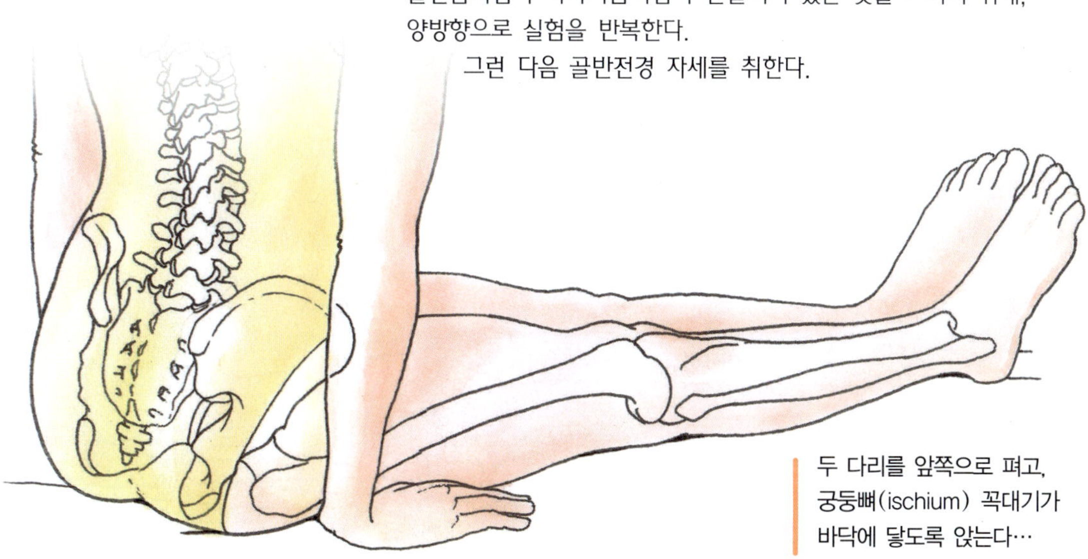

두 다리를 앞쪽으로 펴고, 궁둥뼈(ischium) 꼭대기가 바닥에 닿도록 앉는다…

(계속하여) Staff Pose 또는 *단다사나(Dandasana)*에서 긴뒤넙다리근

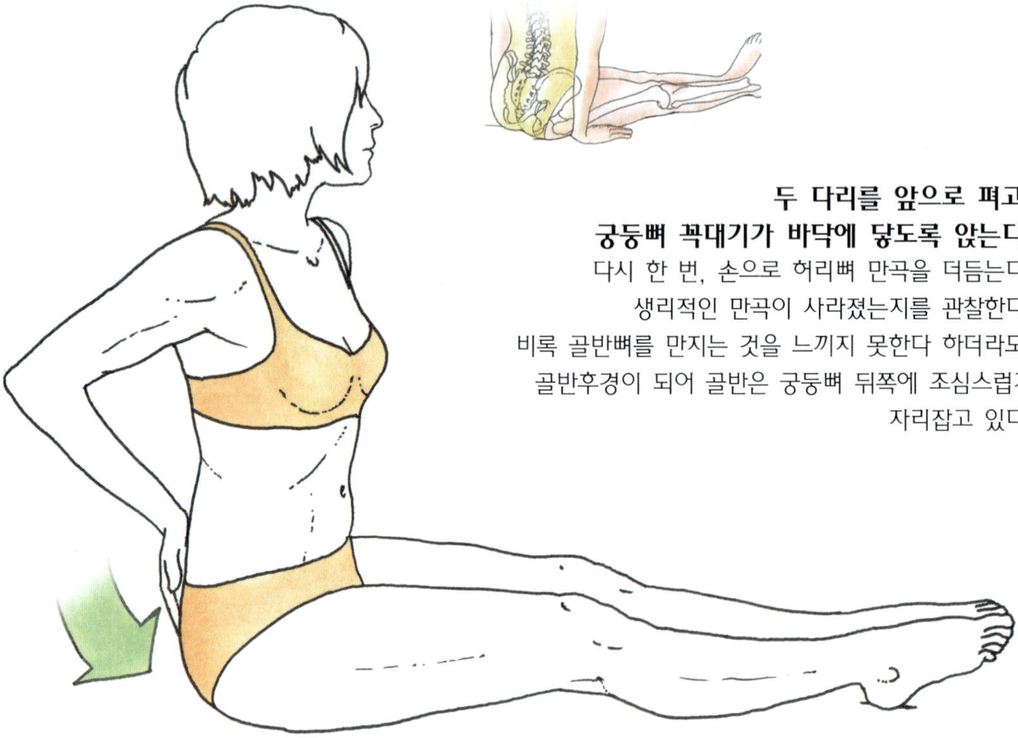

두 다리를 앞으로 펴고,
궁둥뼈 꼭대기가 바닥에 닿도록 앉는다.
다시 한 번, 손으로 허리뼈 만곡을 더듬는다.
생리적인 만곡이 사라졌는지를 관찰한다.
비록 골반뼈를 만지는 것을 느끼지 못한다 하더라도,
골반후경이 되어 골반은 궁둥뼈 뒤쪽에 조심스럽게
자리잡고 있다.

이 골반후경은, 바로 앞에서 행한 움직임으로 인해 발생하지 않았지만, 뒤넙다리근의 긴장으로 인해 나타난다(apm1, 246쪽).
뒤넙다리근은 엉덩이 굽힘과 무릎 폄의 움직임이 발생될 때마다 긴장 상태에 놓인다.
궁둥뼈는 골반 전체를 후경으로 만들면서, 뒤넙다리근 윗부분을 견인한다.
이 근육은 종종 너무 짧아서, 골반 위치가 ≪이동하고≫ 앉아서 다리를 펼 때마다 골반은 후경이 된다.

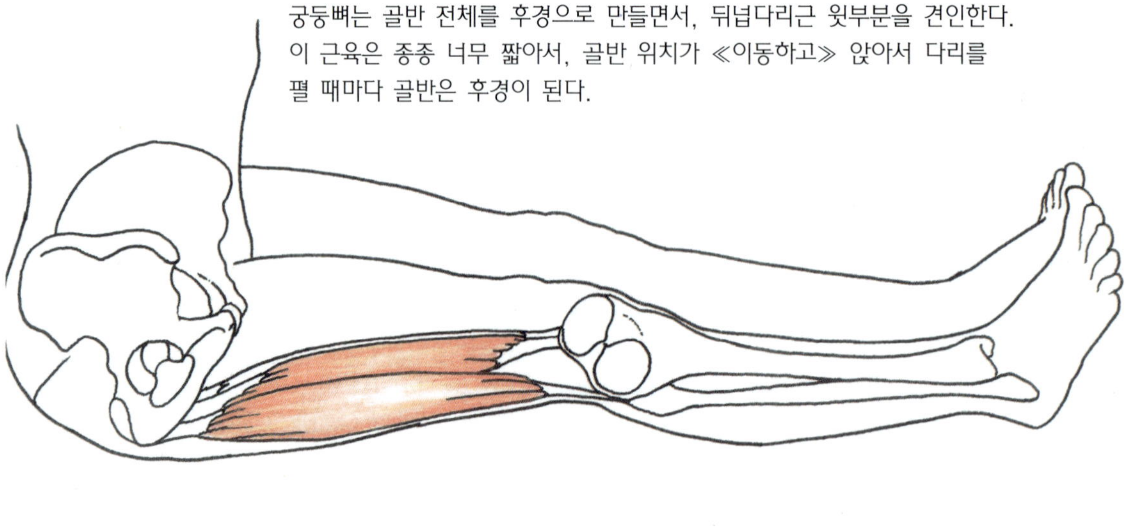

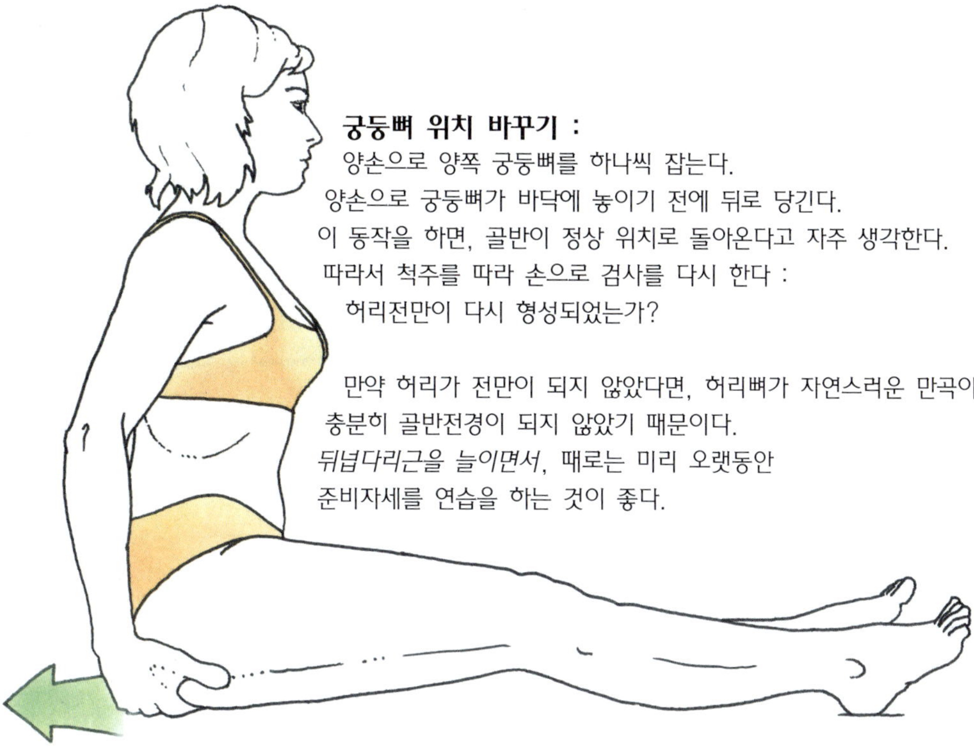

궁둥뼈 위치 바꾸기 :

양손으로 양쪽 궁둥뼈를 하나씩 잡는다.
양손으로 궁둥뼈가 바닥에 놓이기 전에 뒤로 당긴다.
이 동작을 하면, 골반이 정상 위치로 돌아온다고 자주 생각한다.
따라서 척주를 따라 손으로 검사를 다시 한다 :
허리전만이 다시 형성되었는가?

만약 허리가 전만이 되지 않았다면, 허리뼈가 자연스러운 만곡이 될 만큼 충분히 골반전경이 되지 않았기 때문이다.
뒤넙다리근을 늘이면서, 때로는 미리 오랫동안 준비자세를 연습을 하는 것이 좋다.

골반 위치를 높이다 : 뒤넙다리근이 충분히 늘어나기 전에는, 자세연습을 할 때 뒤넙다리근의 긴장을 완화시킬 수 있도록 엉덩이 굽힘 각을 줄여야 한다. 이를 위해 (또는 더 많은) 단단한 방석(들)위에서 ***단다사나(Dandasana)***를 취하는 것이 바람직하다.
골반은 더 자유롭게 되고 허리뼈도 더 자유로워진다.
이러한 도구를 사용하는 것은 뒤넙다리근이 충분히 길어지지 않는 동안에 척주를 보호할 수 있다.

*Dandasana*에서 궁둥뼈를 뒤로 후퇴시키는 것은 다른 자세를 취하는데 필수적이다 : ***빠스치못따나사나(Paschimottanasana)***(120쪽 참조할 것).

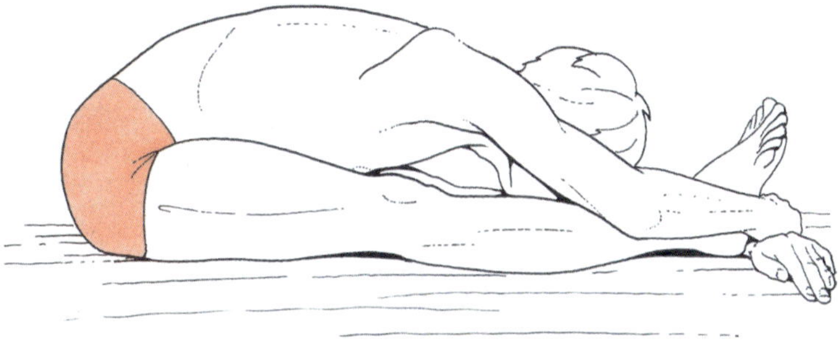

뒤넙다리근 늘이기

(긴 스카프 또는 가죽 띠를 사용한다)

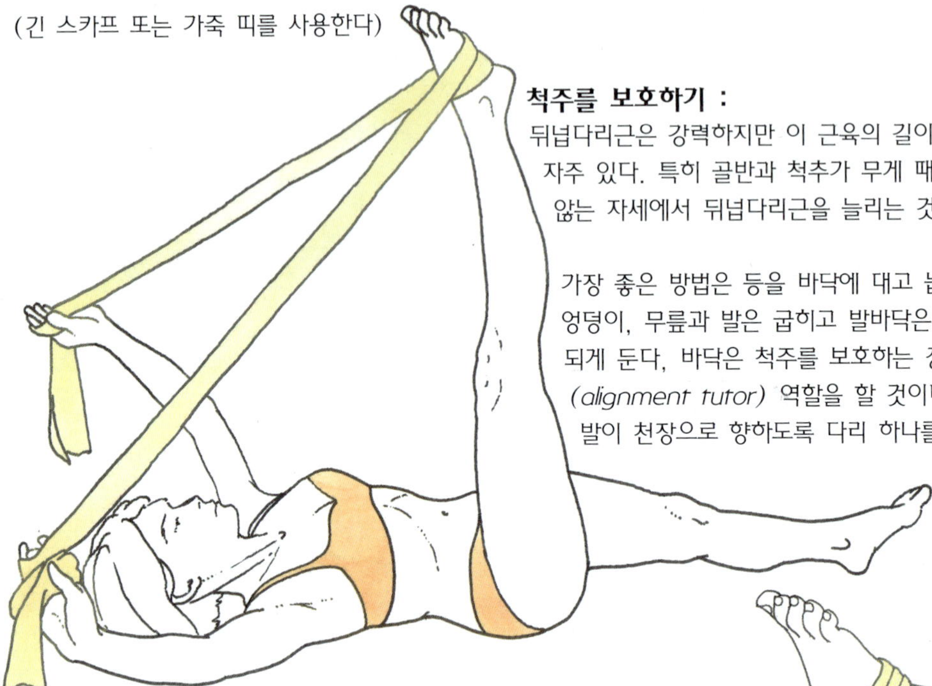

척주를 보호하기 :
뒤넙다리근은 강력하지만 이 근육의 길이가 짧은 경우가 자주 있다. 특히 골반과 척추가 무게 때문에 끌려가지 않는 자세에서 뒤넙다리근을 늘리는 것이 좋다.

가장 좋은 방법은 등을 바닥에 대고 눕는다. 엉덩이, 무릎과 발은 굽히고 발바닥은 바닥과 평행되게 둔다, 바닥은 척주를 보호하는 *정렬 보호대 (alignment tutor)* 역할을 할 것이다. 발이 천장으로 향하도록 다리 하나를 든다.

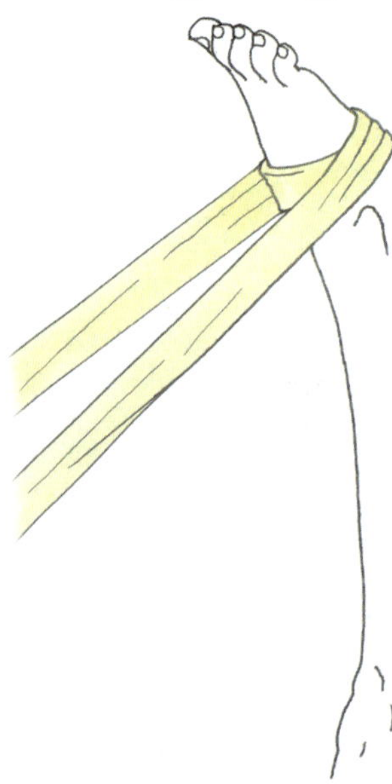

다리 위치 : 스카프 또는 가죽 띠를 발밑에 놓고 한 바퀴 돌려 발을 고정시킨다. 스카프를 너무 발 앞쪽에 묶지 않고 (장딴지근이 늘어나는 것을 피하기 위해), 발목에 묶는다. 발이 수직이 되도록 한다.

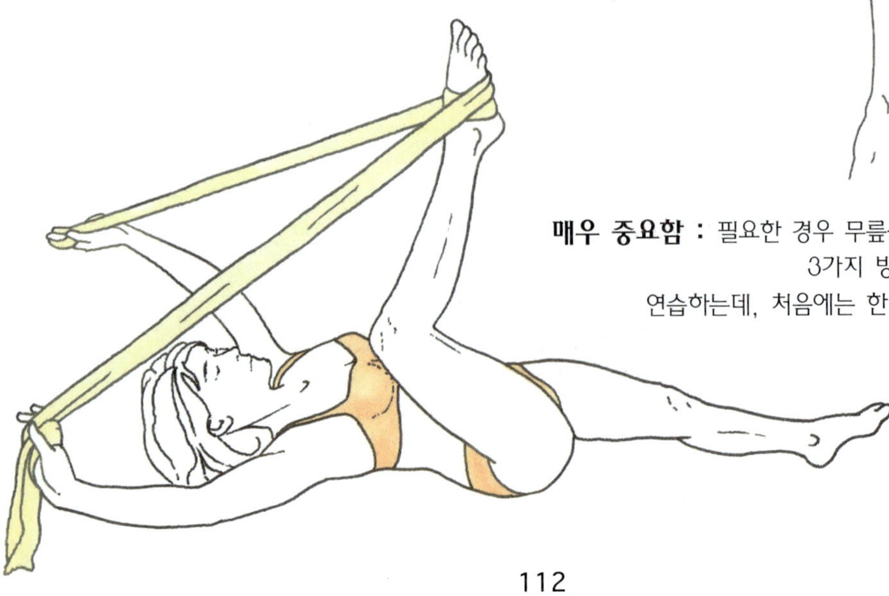

매우 중요함 : 필요한 경우 무릎을 구부린 상태에서, 3가지 방법을 번갈아 가면서 연습하는데, 처음에는 한 다리부터 시작한다.

궁둥뼈를 움직이다 :
천장을 향해 올린 발의 뒤넙다리근은 골반을 당긴다.
골반은 후경으로 변하고,
궁둥뼈는 위로 향한다.

궁둥뼈가 바닥으로 다시 내려오도록 움직인다.
이 움직임을 천천히 한 번에 행하거나,
또는 여러 번 반복 할 수 있는데
급격하게 움직여서는 않는다.

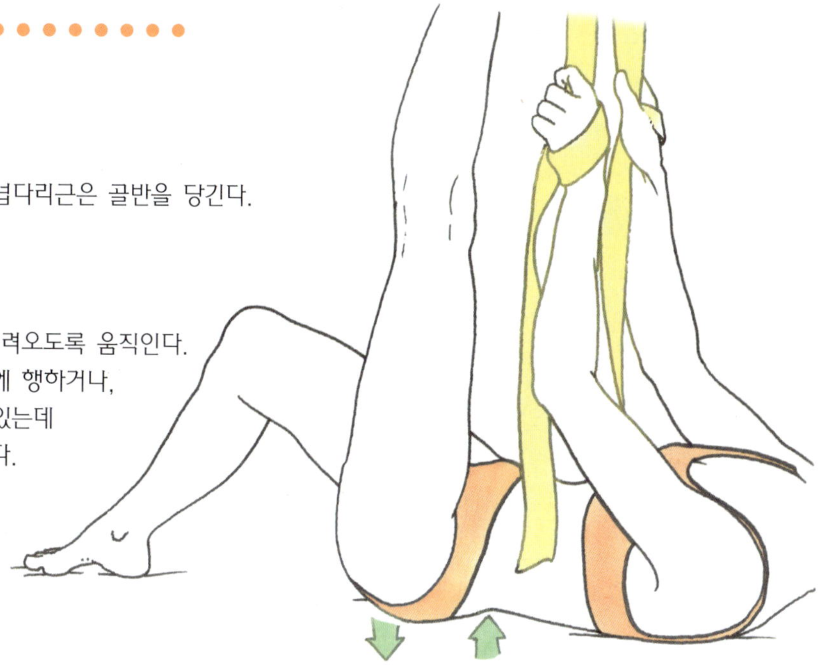

발을 돌리다 :
발가락을 안쪽이나 또는 가쪽으로 돌리고, 그리고
발의 안쪽이나 가쪽이 천장을 향하도록 하면서
다양한 방법으로 발을 돌리면서 뒤넙다리근을
움직인다.

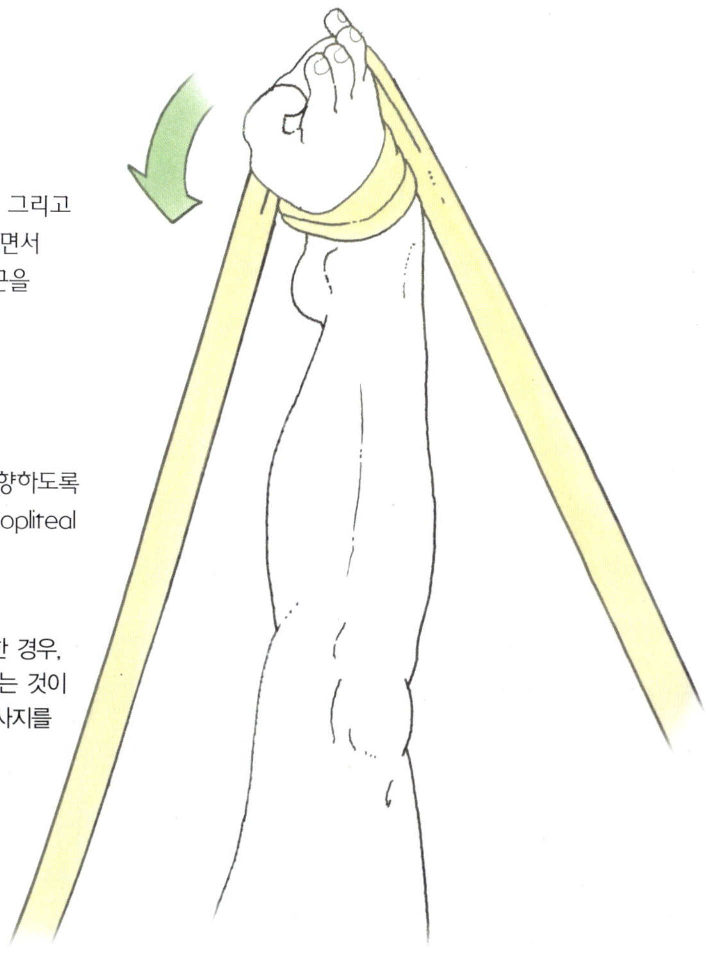

무릎을 펴다 :
무릎을 구부린 경우, 궁둥뼈가 바닥을 향하도록
유지하면서, 안으로 들어간 오금오목(popliteal
fossa)을 늘이도록 한다.

≪저항력이 강한≫ 뒤넙다리근이 딱딱한 경우,
정기적으로 이 운동을 반복해서 연습하는 것이
좋고, 경우에 따라서는 넙다리 뒤쪽 마사지를
먼저 받고 이 운동을 하는 것이 좋다.

무엇보다도 이 근육들이 유연하지 않는
경우, 무릎을 펴고 엉덩이를 굽혀서는
않된다.

Down Dog Pose 또는 아도 무카 스바나사나(Adho Mukha svanasanaz)에서 뒤넙다리근 또는 긴장딴지근

이 자세는, 양손과 양발로 바닥을 지탱하고, 골반을 높게 들어 몸을 삼각형으로 만든다.
척주 전체에서 받는 압박이 잘 배분되기 위해서는, 골반, 즉, ≪궁둥이가 천장을 향해야≫ 한다.
그러나 골반움직임은 자유롭지 않다.

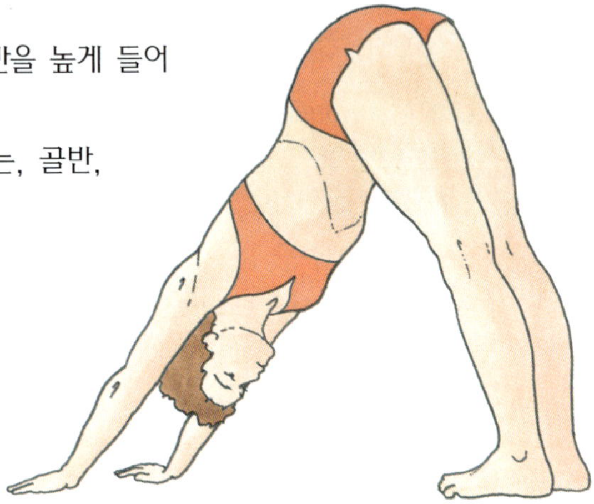

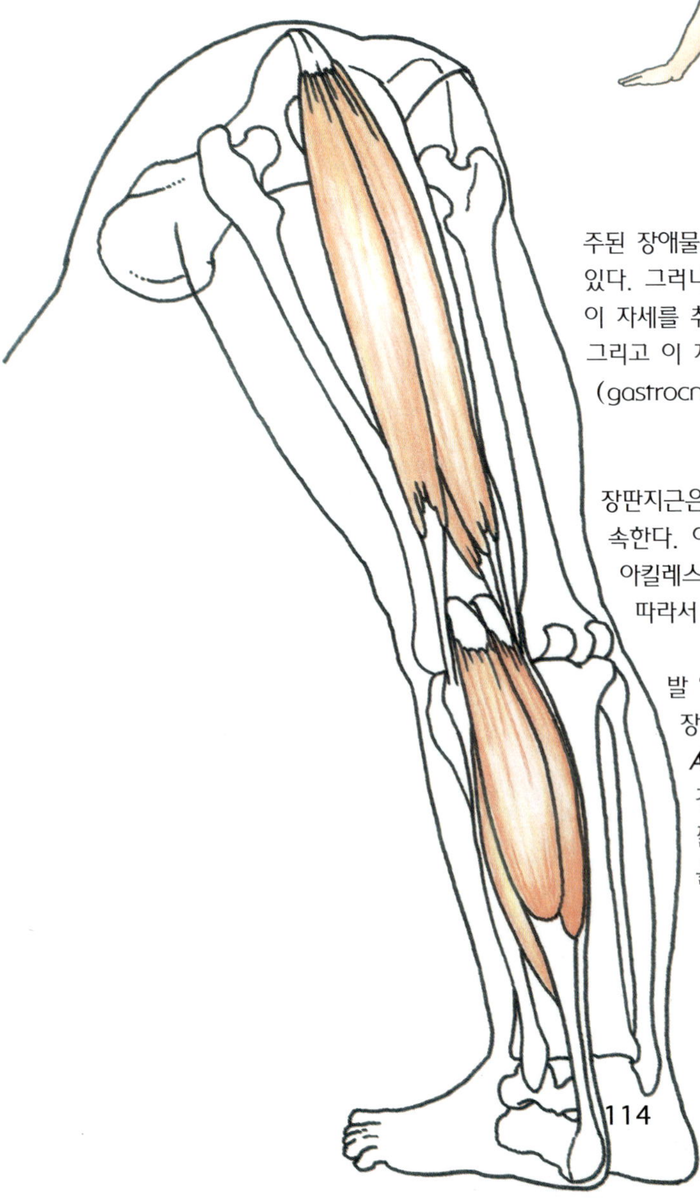

주된 장애물은 근육이다 : 뒤넙다리근은 강한 긴장 상태에 있다. 그러나 뒤넙다리근만 긴장하는 것이 아니다 : 이 자세를 취하기 위해 발꿈치가 바닥에 닿아야 하고, 그리고 이 자세는 두 번째 근육군을 늘인다 : 장딴지근 (gastrocnemius, apm1, 296쪽).

장딴지근은 장딴지(mollet)의 세갈래근 중에서 큰근육에 속한다. 이 근육은 위에서는 넙다리뼈에, 아래에서는 아킬레스건에 의해 발꿈치뼈(calcaneus)에 붙어 있다. 따라서 이 근육은 무릎과 발목을 통과한다.

발 "굽힘"과 무릎 폄이 동시에 이루어지면 장딴지근이 늘어난다.
*Adho Mukha Svanasana*에서는 이 근육은 강하게 긴장하고, 그리고 만약 장딴지근이 너무 짧으면 무릎을 구부리거나 또는 발꿈치를 들어 올리는 경향이 있다.

초보자는 두 근육 그룹(뒤넙다리근과 장딴지근)으로 인해, 이 자세를 완벽하게 행하는 것은 매우 어렵다. 따라서 이 자세를 행하기 위해서 두 가지 적응방법을 관찰하고 제안한다 :

장딴지근이 짧고(특히, 발뒤꿈치가 높은 신발을 신는 사람들의 경우), 뒤넙다리근이 충분히 긴 경우 : 이러한 경우에는, 자세를 취할 때 *발을 손 가까이에 접근시키는 것보다* 손을 발 가까이에 놓는 것이 더 쉽다.
이렇게 자세를 취하면, 엉덩이 굽힘은 더 커지지만, 발목 굽힘은 작아진다.

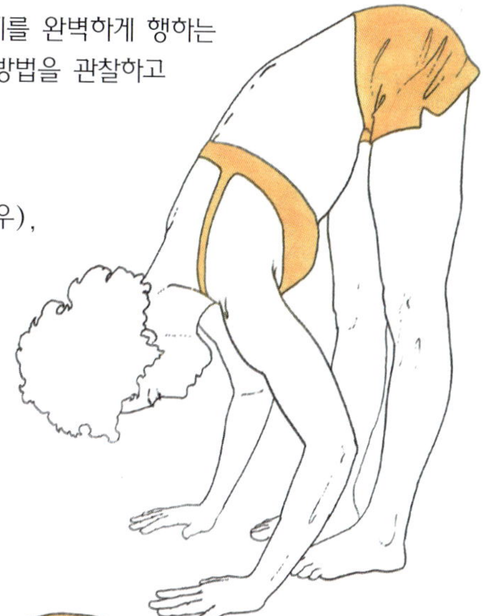

뒤넙다리근이 짧고 장딴지근이 긴 경우 :
이런 유형의 사람은 엉덩이를 굽히는데 한계가 있다.
이러한 경우에는, 자세를 취할 때 발을 멀리 두는 것보다, 손을 발에서 멀리 놓는 것이 더 쉽다.
발을 손 가까이에 접근시키는 것보다 손을 발 가까이에 놓는 것이 더 쉽다.
이렇게 자세를 취하면, 엉덩이 굽힘은 작아지고, 발목 굽힘은 커진다.

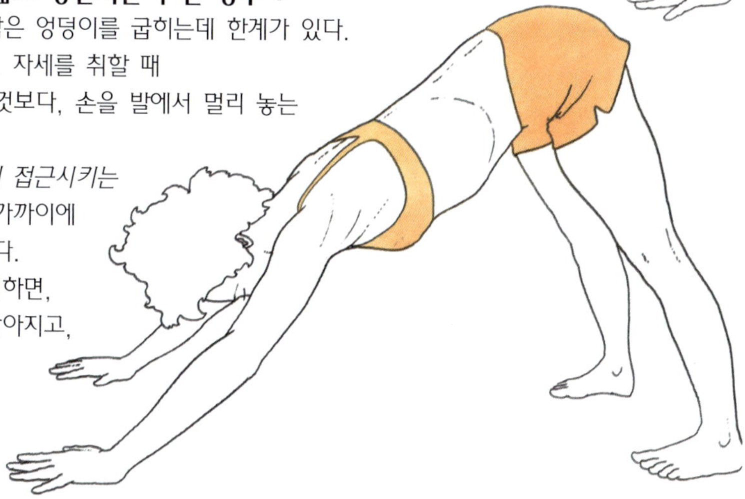

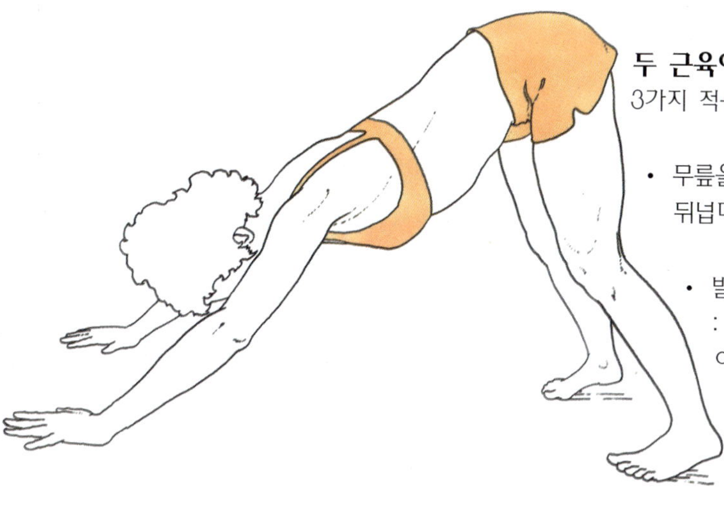

두 근육이 모두 짧으면,
3가지 적응방법을 제안할 수 있다 :

- 무릎을 조금 굽힌다 : 이 자세는 *장딴지근*과 뒤넙다리근을 이완시켜준다.
- 발꿈치가 바닥에서 떨어지도록 내버려 둔다 : 이 자세는 발목 굽힘을 줄이고 *장딴지근*을 이완시킨다.
- *Adho Mukha Svanasana자세에서 위의 두 가지 방법을 동시에 행하는데. 골반 ≪궁둥뼈를 위쪽으로≫ 향하도록 한다.*

장딴지근과 세갈래근 늘이기

(긴 스카프 또는 스트랩을 사용한다)

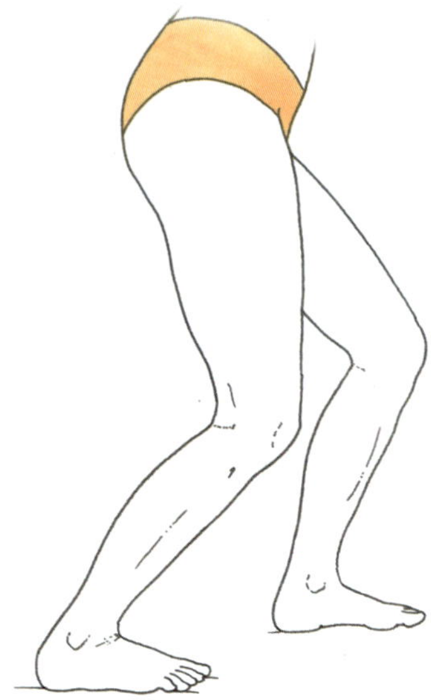

서있는 자세에서 가자미근(soleus, 깊은 세갈래근) **늘이기 :**
한쪽 다리를 다른 다리보다 조금 뒤쪽에 둔다. 앞다리로 바닥을 누른다.
뒤에 놓은 발은, 발꿈치를 바닥에 놓고, 발목을 굽혀서 가능한 한 멀리 뒤로 이동한다.
장딴지 깊은 곳에서 늘어나는 것을 느낀다.

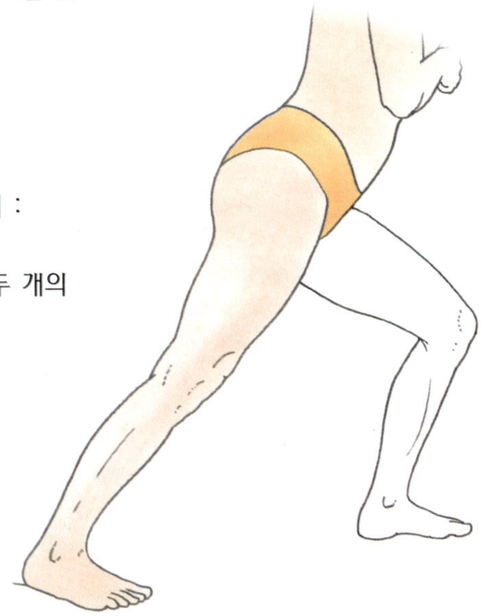

장딴지근(얕은 세갈래근)**을 늘이기** :
뒷다리의 무릎을 점진적으로 편다.
무릎 위에까지 올라가는 장딴지의 두 개의 긴 근육이 늘어난다.

세갈래근을 늘이기 :
뒤넙다리근을 늘이기 위해 112쪽에서 본 자세를 다시 취한다. 스카프 또는 가죽 끈으로 발을 묶는다.

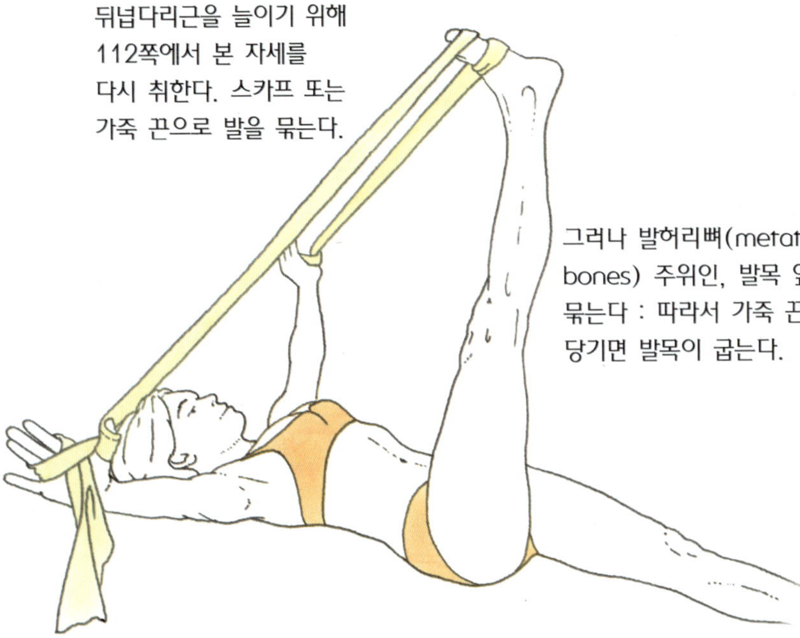

그러나 발허리뼈(metatarsal bones) 주위인, 발목 앞에서 묶는다 : 따라서 가죽 끈을 당기면 발목이 굽는다.

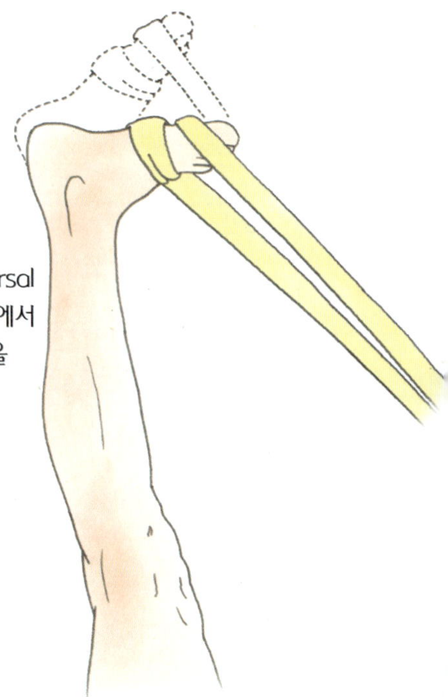

이 근육전체 늘이기 :
처음에는 무릎을 구부린 자세를 유지한다.
발가락이 몸으로 향하게 발을 당긴다.
아킬레스힘줄과 가자미근이 늘어나는 것을 느낀다.
이 단계에서는 무릎 뒤가 늘어나는 것을 못 느낀다.

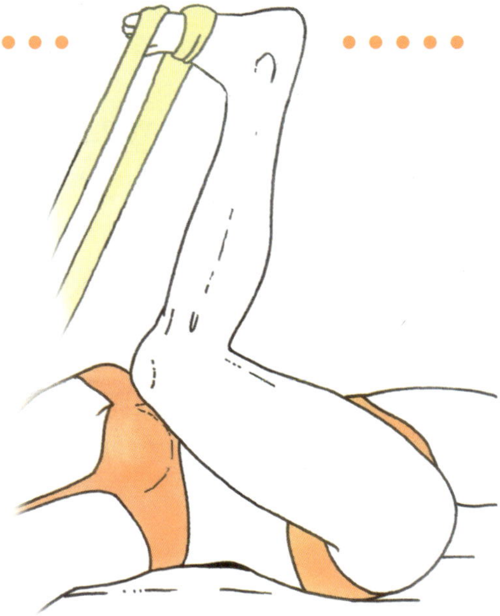

발을 돌리다 :
끈을 이용하여, 발가락을 가운데 또는 가쪽으로 움직이도록 하면서, 발의 안쪽 또는 가쪽을 하늘방향으로 향하게 하면서 발을 돌린다. 세갈래근과 아킬레스힘줄 안쪽이나 가쪽부위에 긴장을 가한다.

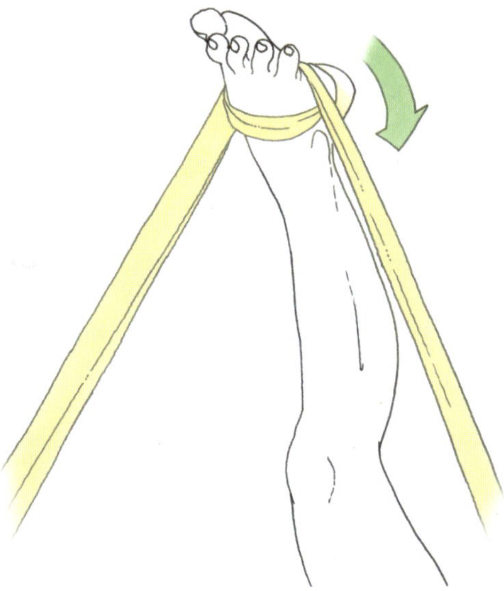

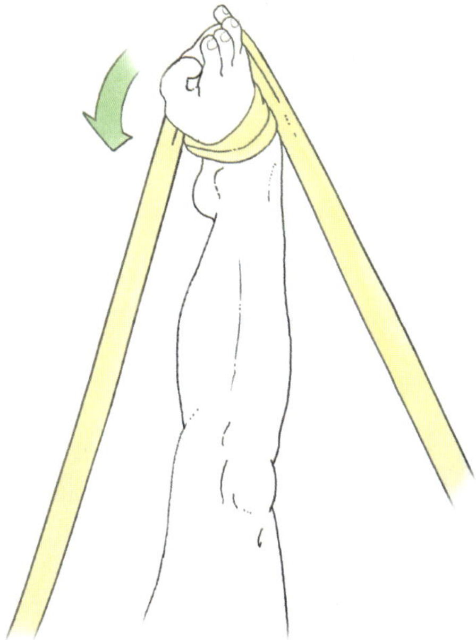

장딴지근 늘이기 :
먼저 골반을 돌려 골반후경이 되기 위해, 다른 다리를 구부려 무릎을 배 위에 둔다.
그런 다음 가죽 끈으로 묶은 다리의 무릎을 점진적으로 펴는데, 발목을 굽힌 상태를 유지한다.
장딴지를 늘이면 무릎 뒤, 오금오목부위까지 늘어난다 : 장딴지근 윗부위가 늘어난다.

하지 뒤쪽 근육 전체를 늘이기 :
배위에 놓인 구부린 다리를, 다시 펴면서 바닥에 놓는다 : 골반은 다시 전경 자세로 돌아간다.
앞에서 행한 늘이기 움직임을 반복하지만, 이제는 뒤넙다리근과 세갈래근을 동시에 늘인다.

Garland Pose 또는 *마라사나(Malasana)*에서 긴큰볼기근

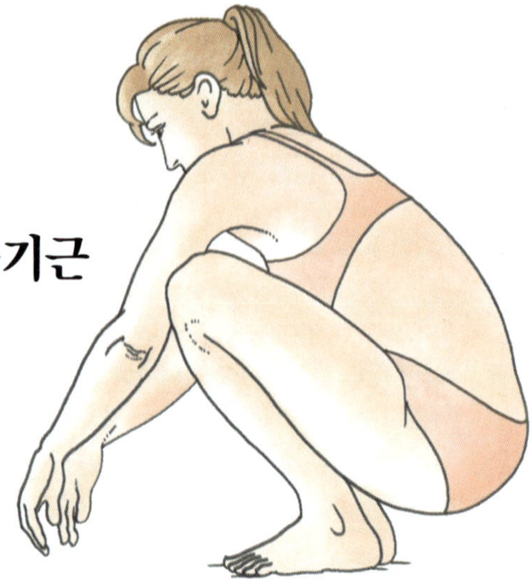

이 자세는, 쭈그려 앉아서, 무릎을 구부리고 몸통을 굽혀 둥글게 하여 굽은 넙다리위에 놓는다. 몸통무게는 넙다리 앞쪽에 있고, 팔은 어느 정도 무릎 앞으로 떨어진다.

이 자세는 이전의 두 자세보다 엉덩이 *굽힘 폭*이 더 크다(그리고 다음 그림자세 보다도 더 엉덩이 굽힘이 된다). 왜? 무릎이 굽혔기 때문에, 뒤넙다리근이 긴장되지 않고, 엉덩이가 굽는 것을 방해하지 않으므로 엉덩이 굽힘이 더 커지고, 또한 최대한으로 엉덩이를 굽힐 수 있다. 몸무게로 인해 골반이 움직이면 엉덩이 굽힘이 더 완벽해진다.

엉덩이 굽힘이 최대한으로 일어나면 큰볼기근이 늘어난다(apm1, 253쪽).

이러한 작용은 큰볼기근의 유연성이 필요한 모든 자세에서 유익할 것이다. 특히 Lotus Pose 또는 ***빠드마사나(Padmasana)***의 일련의 자세는, 근육들의 유연성을 필요로 하는데, 그 중에서도 엉덩이를 굽히는 큰볼기근의 유연성을 필요로 한다.

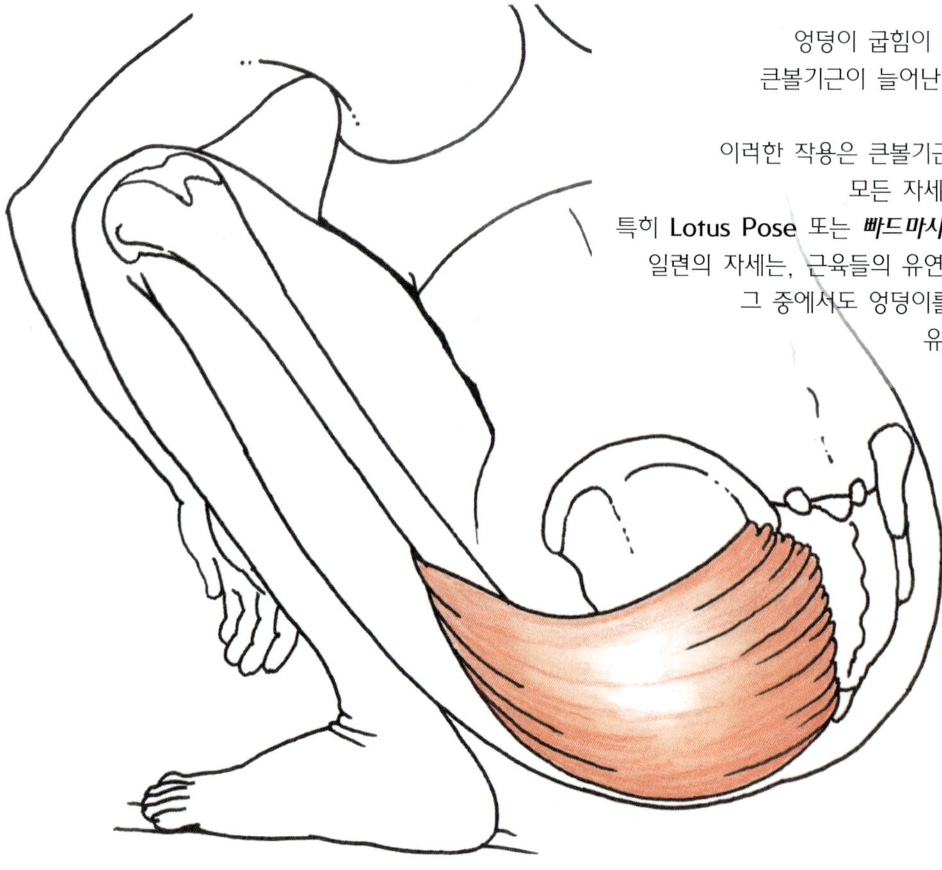

엉덩이를 능동적으로 굽히다 :
다리를 펴고 등을 대고 누운 후, 무릎 하나를 가슴 쪽으로 굽힌다.

이 움직임에서, 엉덩이가 완전히 굽지 않는다는 것을 느낄 수 있다. 하지만, 이 움직임은 이미 큰볼기근을 늘인다.

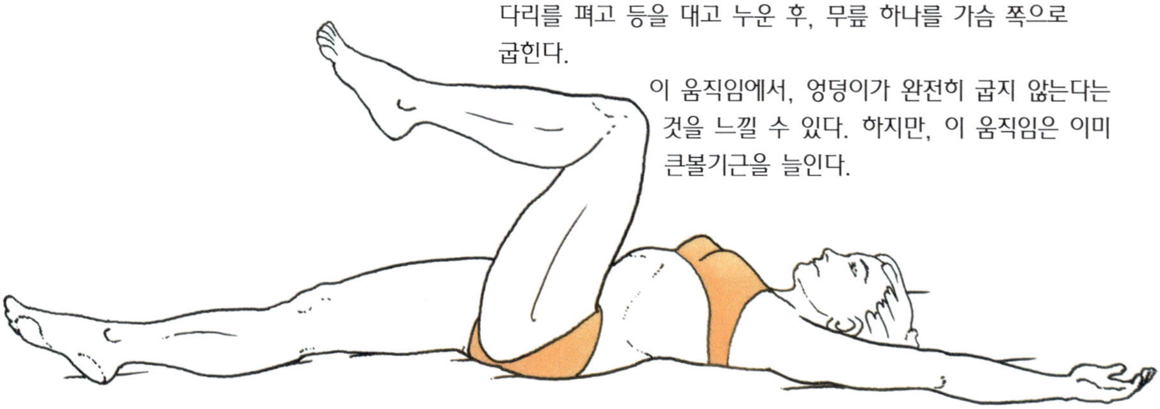

엉덩이를 수동적으로 굽히다 :
이제 손가락을 교차하여 끼워서 양손으로 무릎을 감싸고 팔꿈치를 강하게 구부려 무릎이 배에 닿도록 한다.
이 자세에서 엉덩이는 완전히 굽어지고, 큰볼기근이 완전히 늘어난 것을 느낀다.

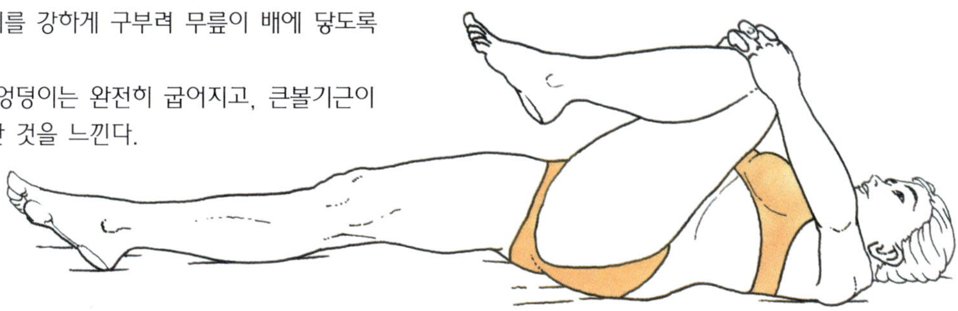

골반 위치잡기 :
허리 밑에 방석(예, 둥글게 말은 수건)을 놓는데, 보다 정확하게 아래 허리 밑에 놓는다.
이 자세는 약간 골반전경을 만든다.

그런 다음 무릎을 양손으로 감싸고 이전 움직임을 다시 실행한다(**Leg Lock Pose** 또는 ***숩따 빠반 묵따사나(Supta Pawan Muktasana)***).
골반이 방석 때문에 더 이상 후경이 되지 않으므로 큰볼기근이 더 많이 늘어난다.

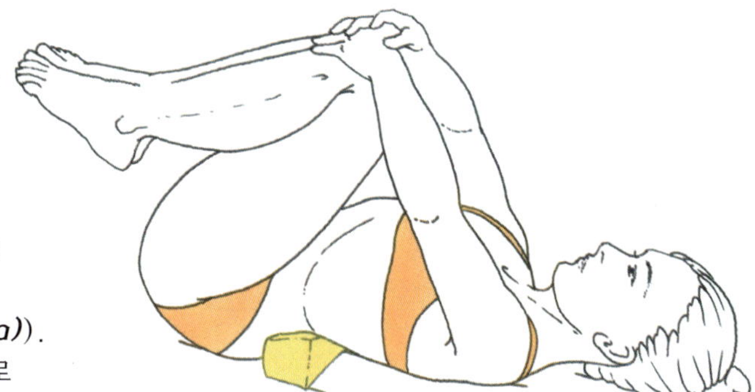

큰볼기근을 늘이는 다른 자세 :
Child Pose, Leg Locke Pose,
굽은 엉덩이 쪽인 **Crescent Pose.**

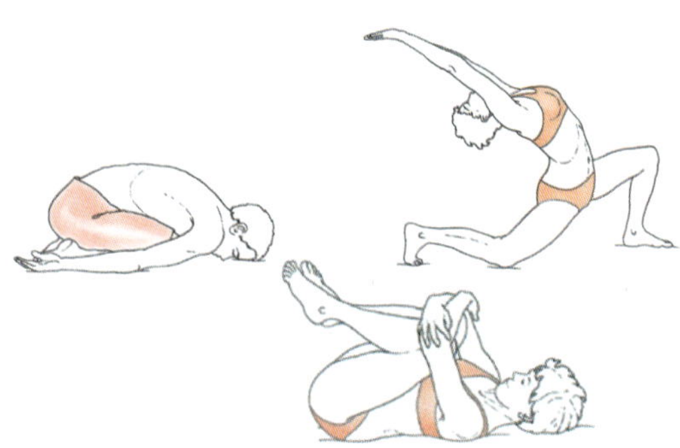

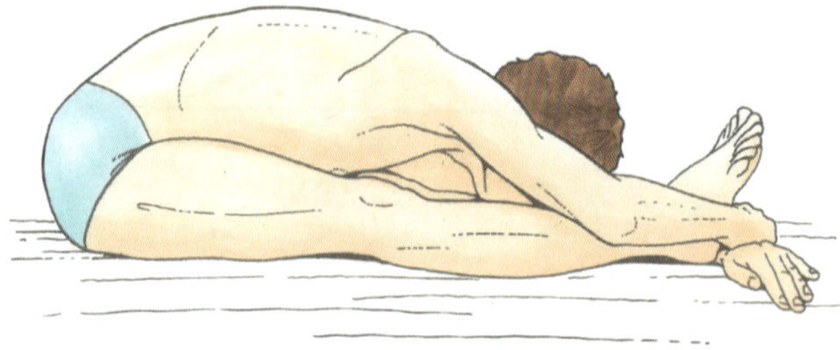

Sitting Forward Bend Pose 또는 *빠스치못따나사나 (Paschimottanasana)*에서 긴넓은등근(long latissimus dorsi)

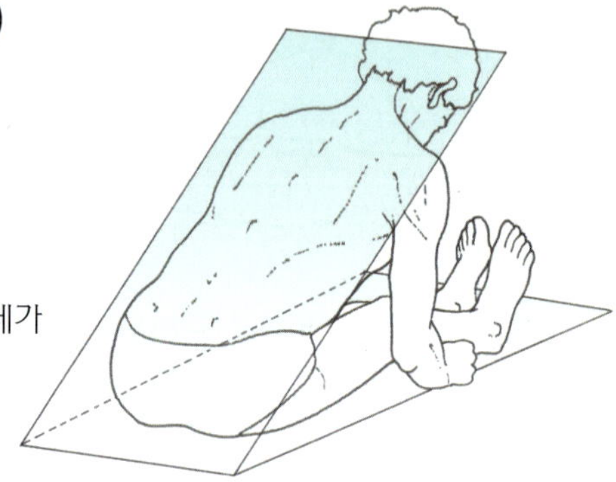

이 자세는, 바닥에 앉아, 무릎을 앞으로 뻗는다.
머리와 몸통, 팔은 앞으로 향한다.

이상적으로는, 움직임 전체는 *엉덩이 관절에서 발생한다* : 허리뼈 전체가 앞으로 향하면서 골반은 전경방향으로 움직인다. 이렇게, 골반에는 움직임이 많고 척주에는 거의 굽힘이 없으며, 척주가 스스로 굽혀지는 것보다 넙다리 위에 놓이면서 늘어난다.

이를 위해, 뒤넙다리근은 골반이 자유롭게 최대한 앞으로 굴러갈 수 있도록 충분히 길어야 한다(이 말의 의미는 – 이 자세를 취하기 전에 – 111쪽에서 보았듯이, ***단다사나(Dandasana)***에서 궁둥뼈가 앞으로 향할 수 있는 유연성이 있어야 한다).*

그런 다음 —척추사이원반과 척수신경에 위험을 가하지 않고— 다음 자세를 행할 수 있다 : *등 부위 전체를 늘이고*, 특히 등에서 가장 큰 수축 층을 늘인다 : 넓은등근(apm1, 135쪽).

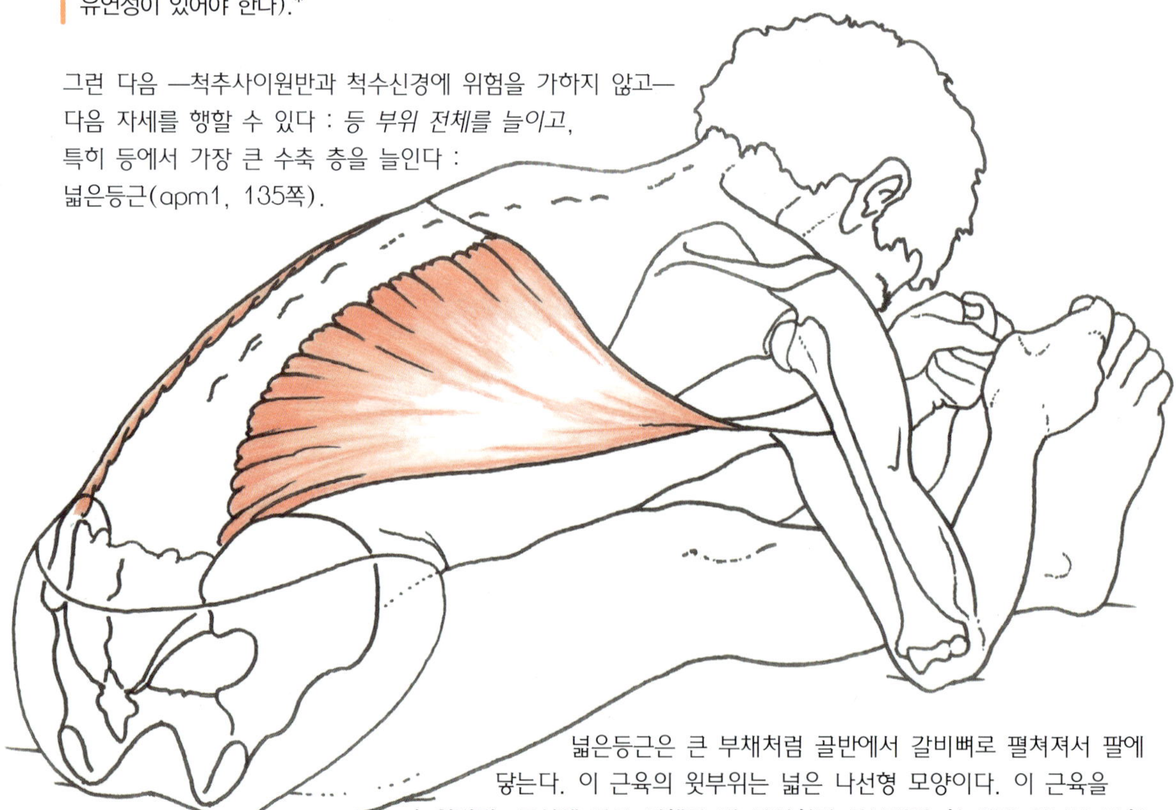

넓은등근은 큰 부채처럼 골반에서 갈비뼈로 펼쳐져서 팔에 닿는다. 이 근육의 윗부위는 넓은 나선형 모양이다. 이 근육을 늘이려면, 동시에 몸통 전체를 긴 곡선처럼 구부려야 할 뿐만 아니라 또한 팔을 머리 너머 멀리 가져가야 한다. 이 자세에서 허리부위의 움직임을 이해해야 한다. 두 가지 사례를 살펴볼 것이다.

넓은등근을 ≪위로≫ 늘이다 :
일어서서 팔을 최대한 수직으로 올린다. 팔이 위로 올라갈수록, 이 자세는 넓은등근의 윗부위를 늘인다. 그러나 아래쪽에서. 허리뼈는 안으로 파이는 경향이 있다. 왜냐하면 넓은등근의 윗부위가 긴장되어 골반의 부착부위를 당기기 때문이다.

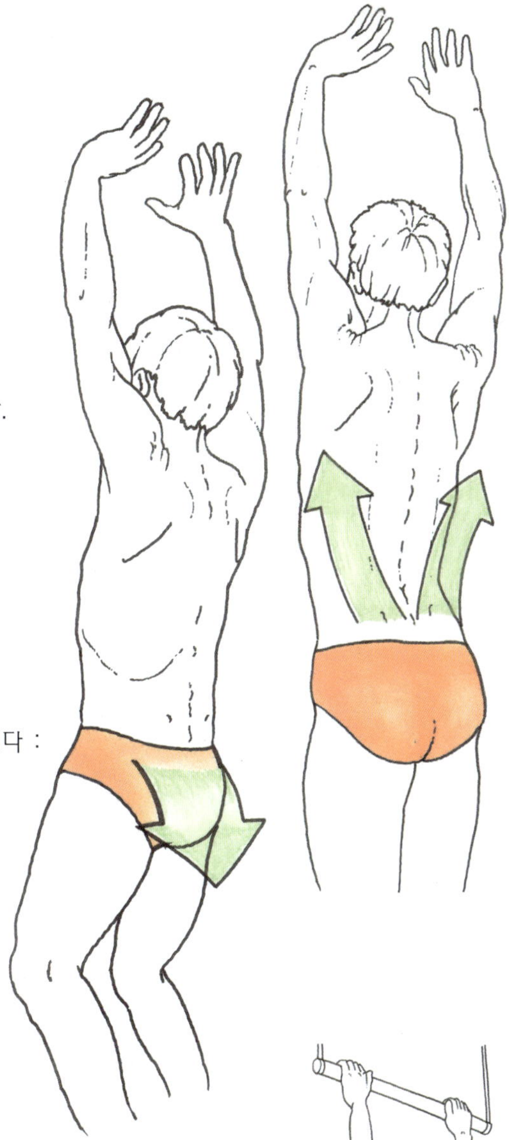

넓은등근을 ≪아래로≫ 늘이다 :
자세를 유지하면서, 이제는 골반이 후경이 되도록 움직인다 : 따라서, 넓은등근 전체가 늘어나면서, 아랫부위가 확실히 늘어난 것을 느낀다.

*빠스치못따나사나(Paschimottanasana)*에서, 뒤넙다리근의 긴장은 허리가 안으로 움푹하게 들어가는 것을 방지한다. 등은 굽어지면서 길게 늘어난다. 팔은 앞으로 멀리 나아가 넓은등근이 완전히 늘어난다.

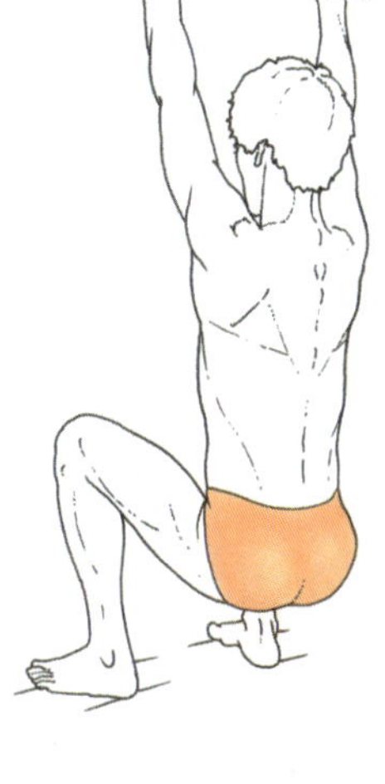

* 뒤넙다리근의 길이가 짧으면, 골반은 움직이지 않고, 대신에 몸통이 굽어지면서 큰 돌출부를 형성한다(몸통이 넙다리위에 놓이지 않는다) :
이러한 자세는 요통과 좌골신경통을 유발시킬 수 있다. 그래서 만약 뒤넙다리근이 너무 짧으면, 넓은등근을 늘리기 위해... 봉에 매달리는 것이 좋다.

넓은등근을 늘이는 다른 자세 : **Stork, Plough Pose, Garland Pose. Forward Bend Pose, Plow Pose, Garland Pose.**

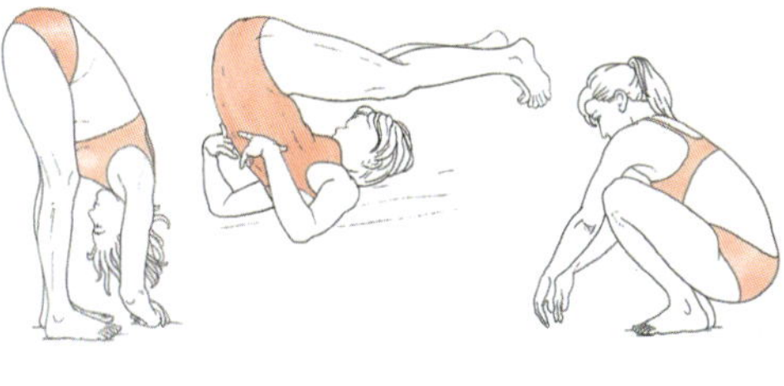

Plow Pose 또는 할라사나(Halasana)에서 등세모근(trapezius)

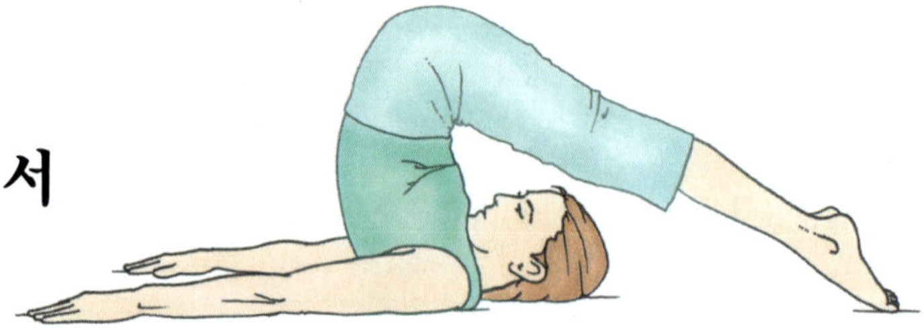

등을 바닥에 대고 누운 자세에서, 몸통이 굽어지도록, 다리를 몸통 쪽으로 감싼다. 발은 머리 뒤를 지나는데, 바닥에 닿을 수 있다.

어느 정도 등세모근의 다른 부위들을 완전히 늘이는 많은 변형자세가 존재한다.

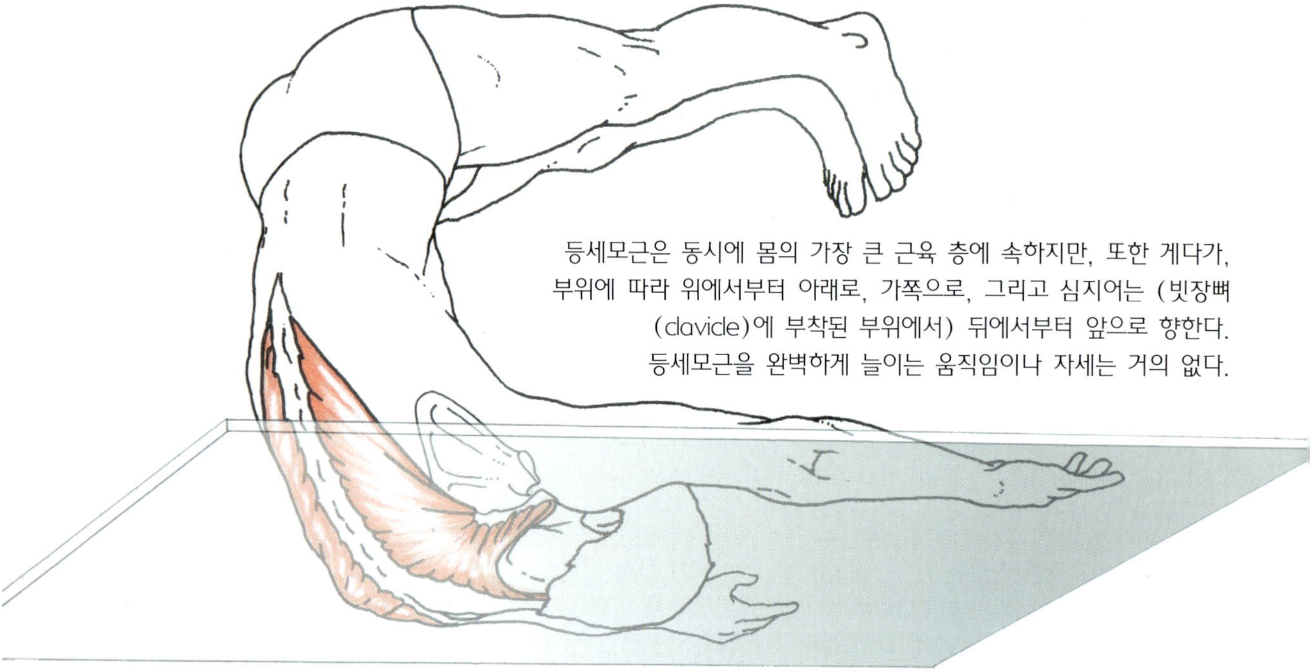

등세모근은 동시에 몸의 가장 큰 근육 층에 속하지만, 또한 게다가, 부위에 따라 위에서부터 아래로, 가쪽으로, 그리고 심지어는 (빗장뼈(clavicle)에 부착된 부위에서) 뒤에서부터 앞으로 향한다. 등세모근을 완벽하게 늘이는 움직임이나 자세는 거의 없다.

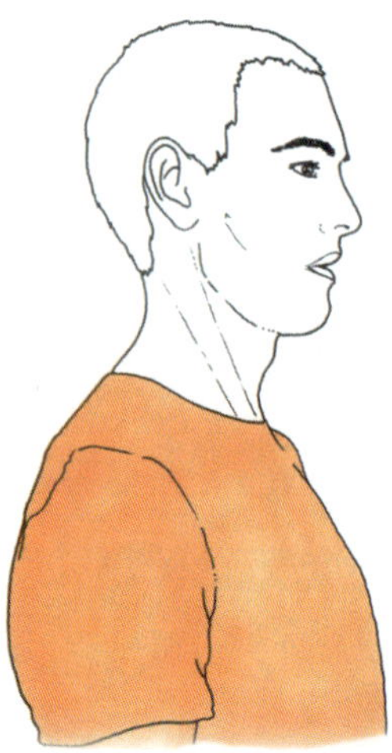

간단한 사전 운동을 통해 이 근육이 늘어나는 것을 느낄 수 있고 이해할 수 있다. 똑바로 서서, 양발을 가지런히 두고, 목을 수직으로 세운다.

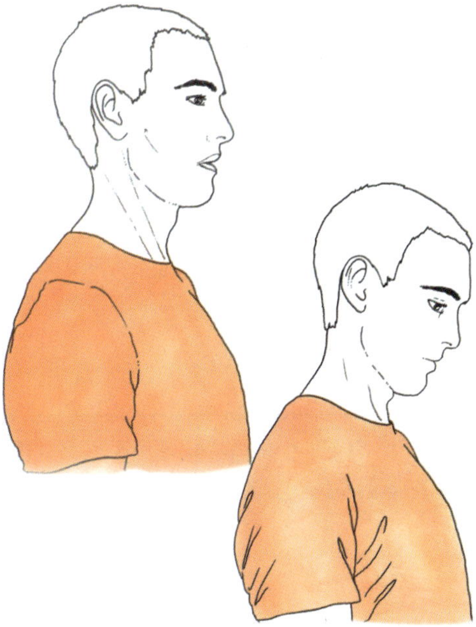

머리/목 굽히기 :
머리 무게가 천천히 이동하도록 내버려둔다. 우선 머리가 이중턱으로 향하는 것을 느낀다 (고리뼈(atlas)에서 머리 굽힘),

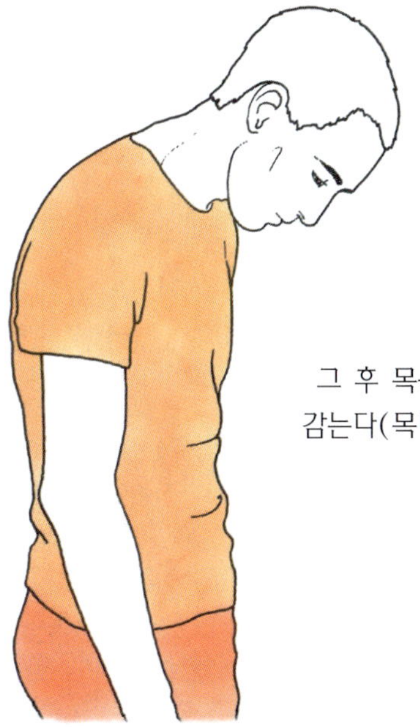

그 후 목을 둥글게 감는다(목뼈 굽힘).

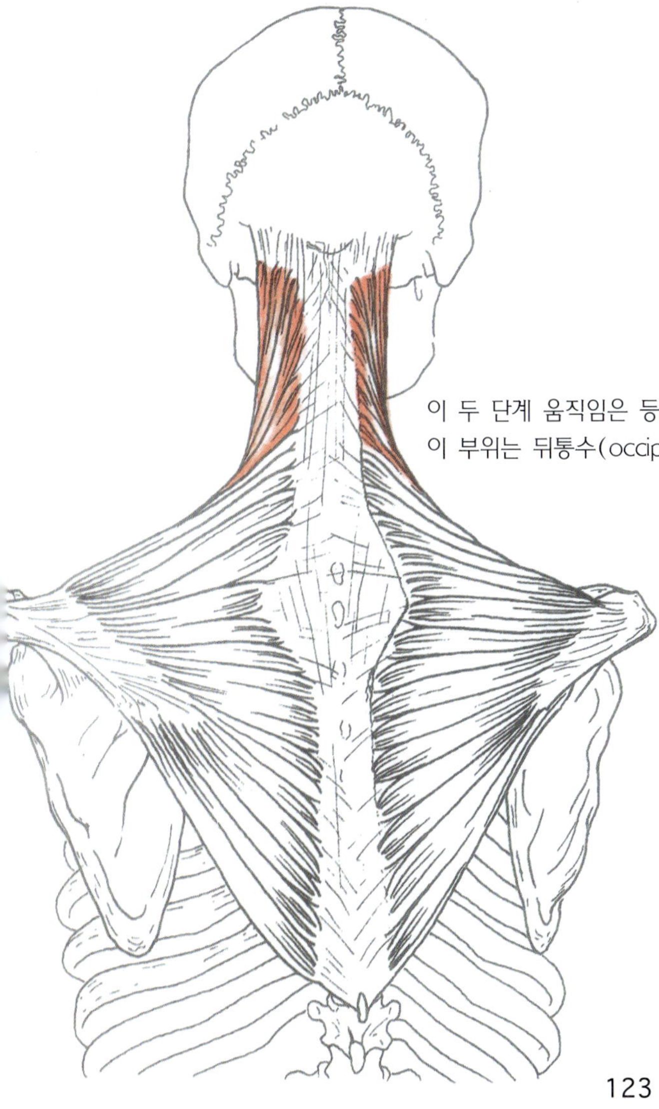

이 두 단계 움직임은 등세모근의 윗부위를 늘인다. 이 부위는 뒤통수(occiput)와 모든 목뼈에 연결된다.

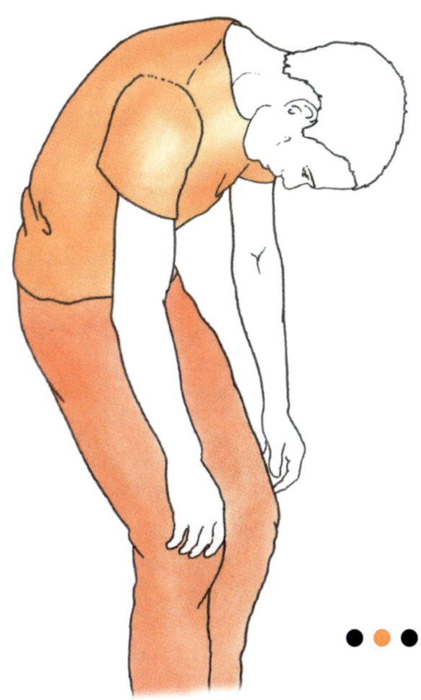

(계속하여) Plow Pose 또는 *할라사나(Halasana)*에서 등세모근(trapezius)

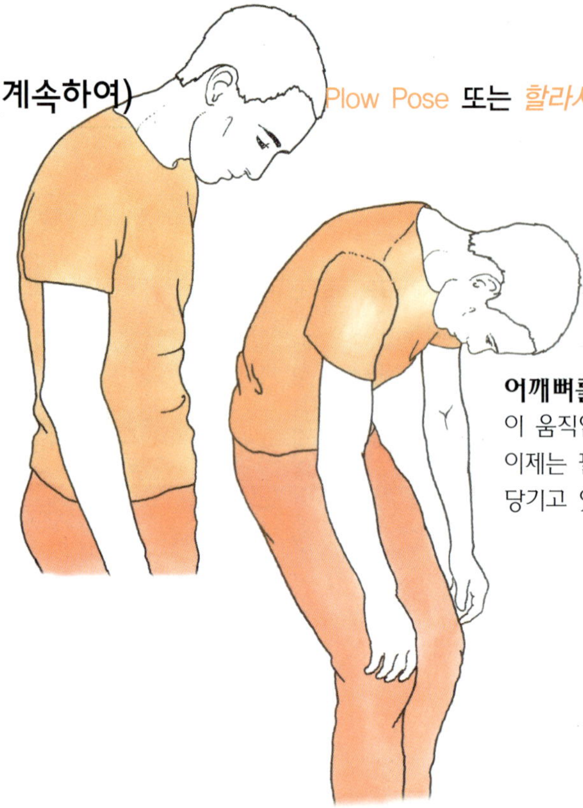

어깨뼈를 벌리다 :
이 움직임을 계속한다.
이제는 팔의 무게가, 척주에서 가쪽으로 멀어지는 어깨를 당기고 있는 것을 느낀다.

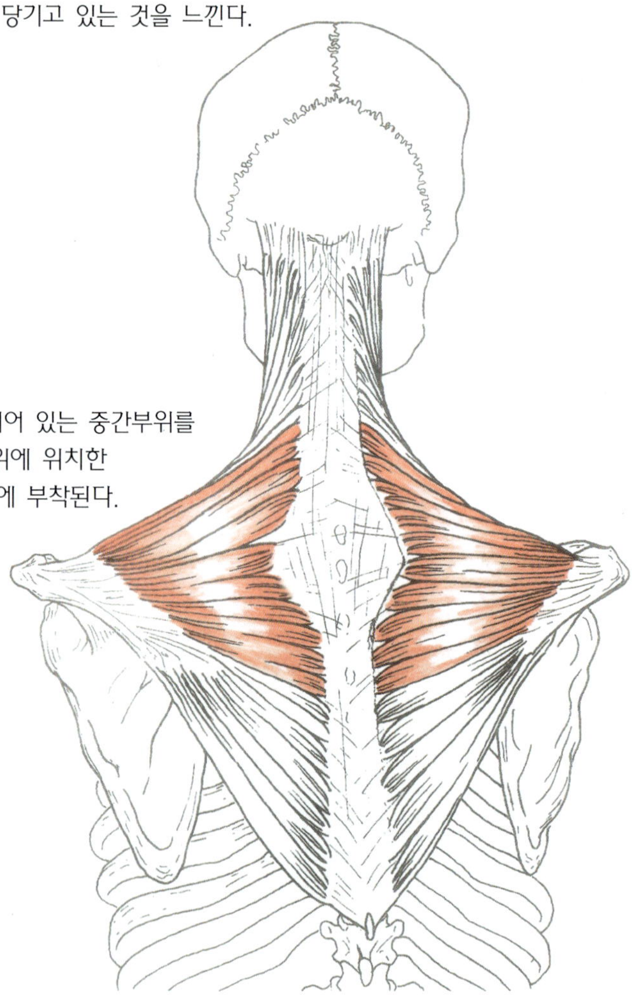

이 움직임은 등세모근에서 근섬유가 수평으로 형성되어 있는 중간부위를 늘인다. *중간등세모근*이라 불리는, 이 부위는 가장 위에 위치한 등뼈(어깨뼈 윗부위 사이)에 닿아, 어깨뼈와 빗장뼈에 부착된다.

따라서 이 근육은 이전 부위에 비해서 매우 다르게, 직각으로 배치되어 있다.

Plow 자세에서, 이 부위를 늘이려면, 팔을 가슴 앞쪽이나 또는 가슴 위쪽으로 가져오는 것이 좋다.

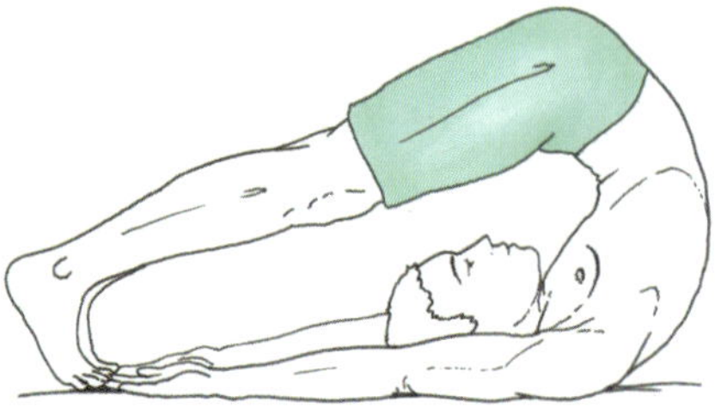

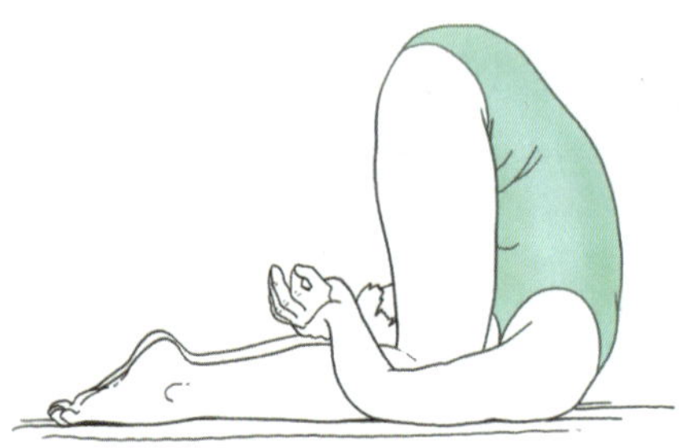

몸통 굽히기 :

이제는 등뼈를 하나씩 하나씩 말면서 움직임을 지속한다.
여기서는, 등세모근의 아랫부위를 늘인다.
이 부위에서, 등세모근은 어깨뼈 가장 안쪽에 닿아
등뼈 12번까지 확장되는데, 뾰쪽한 끝 모양을
형성하면서 넓은등근(latissimus dorsi) 일부를 덮는다.

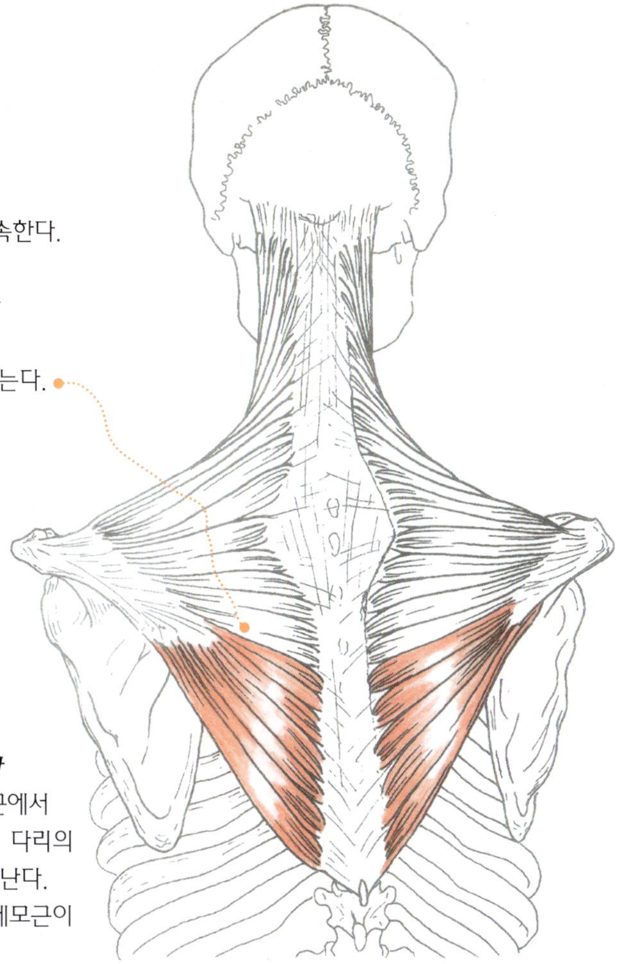

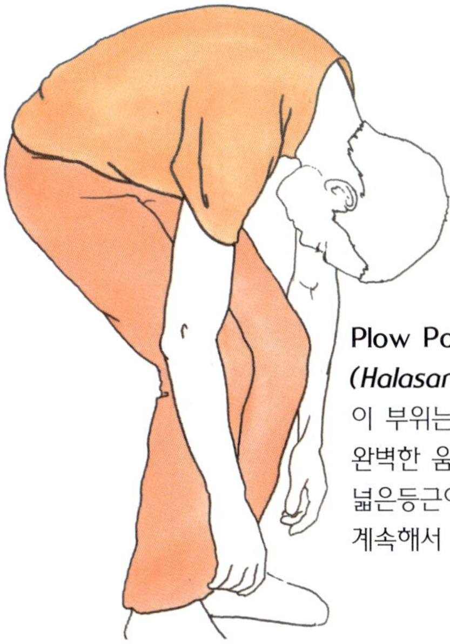

Plow Pose 또는 ***할라사나***
(Halasana)에서, 등세모근에서
이 부위는 몸통을 지나가는 다리의
완벽한 움직임에 의해 늘어난다.
넓은등근이 늘어나면서 등세모근이
계속해서 늘어난다.

몸통을 ≪아래에서≫ 굽히기 :

다리의 3중굽힘(엉덩이, 무릎, 발목)으로
몸통을 다리에서 완전히 구부린다.
엉덩이의 강한 굽힘은
골반후경을 유발하여 등세모근을
더욱 완전하게 늘인다.

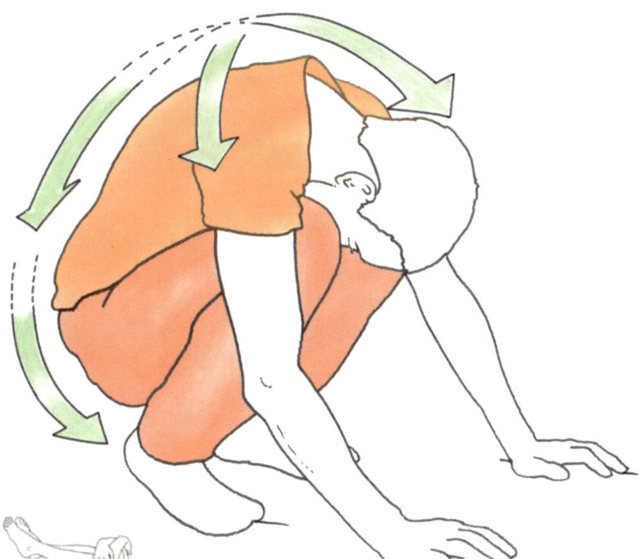

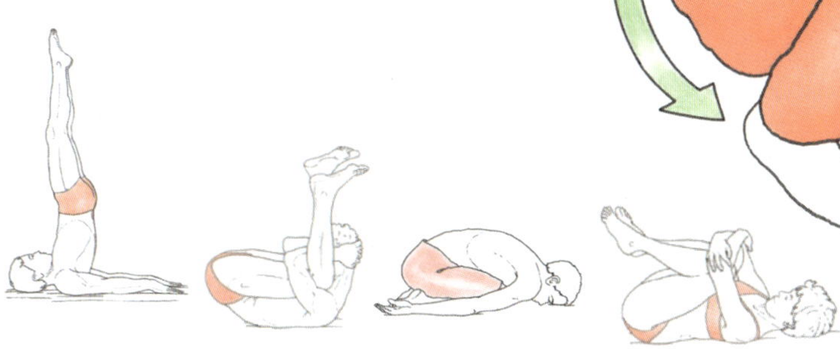

위등세모근 늘이기는 **Shoulder Stand Pose**에서,
중간등세모근 늘이기는 **Foetus Pose**와 연관된 자세에서,
아래등세모근 늘이기는 **Child Pose, Elongated Child Pose**에서 발견한다.

Crescent Pose 또는 안자네야사나(Anjaneyasana)에서 긴허리근

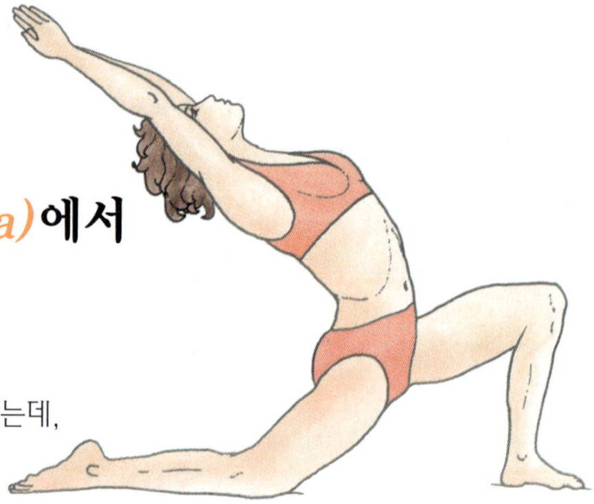

이 자세는, 양쪽 팔을 정면에서 최대로 위로 올리는데, 척주 전체가 늘어나면서 몸이 늘어난다.

이러한 돌진적 움직임에 탄탄한 기반을 제공하기 위해 하체는 골반을 안정시켜야 한다.이 자세는 허리근(psoas)을 늘인다(apm1, 238쪽).

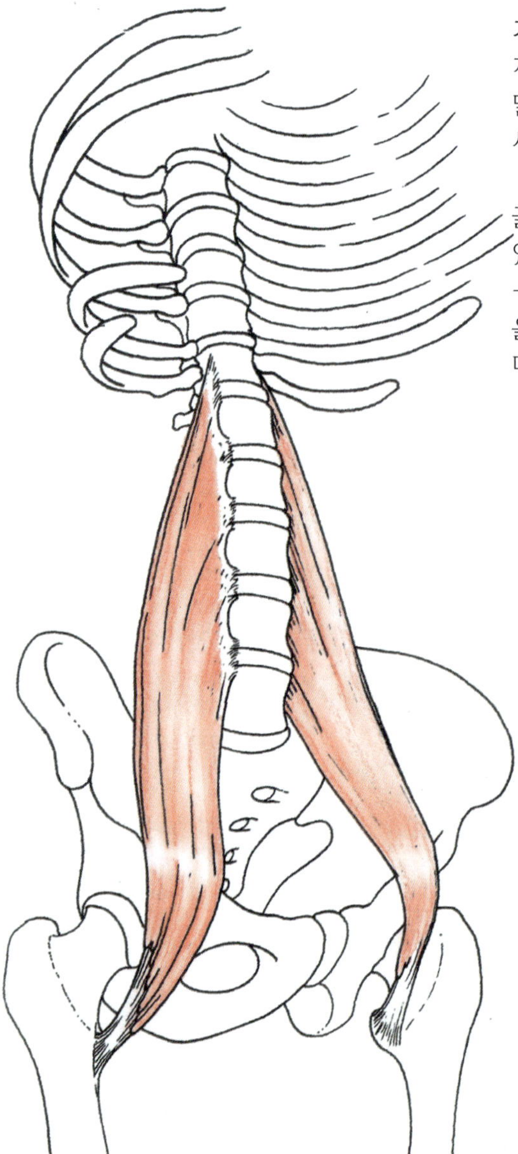

기반 만들기 :
지지 무릎이 몸통 뒤쪽으로 밀려나지 않는 소위 ≪기사(knight)≫자세에서 시작하여 이 자세를 준비할 수 있다.

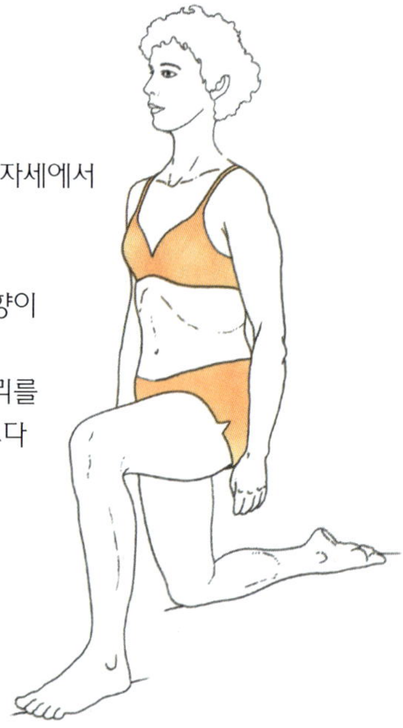

골반은 두 가지 방법으로 돌아가는 경향이 있다는 것을 관찰한다.
- 한편으로, 골반이 뒤로 밀리고 뒷다리를 올린다(한쪽 엉덩이는 다른쪽 엉덩이보다 더 뒤로 가고 더 높이 위치한다) :

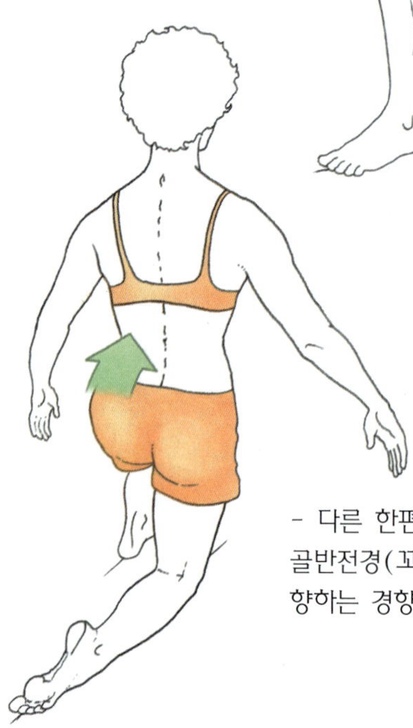

- 다른 한편으로는, 골반전경(꼬리뼈는 뒤로 향하는 경향이 있다)이 된다.

뒷다리를 뒤로 밀다 :
그 후 지지 다리를 뒤로 밀면서 자세의 기반을 잡는다.
그런데, 골반을 돌리는 2가지 움직임이 급격하게 증가한다.
이 2가지 움직임은 엉덩이가 앞쪽으로 늘어나는 폭이 부족해서 발생한다.
넙다리뼈가 뒤로 밀리는 것을 방지하고, 골반을 ≪중립적인≫ 위치로
놓는 것을 방지하는 제어 중에는, 허리근이 있다.

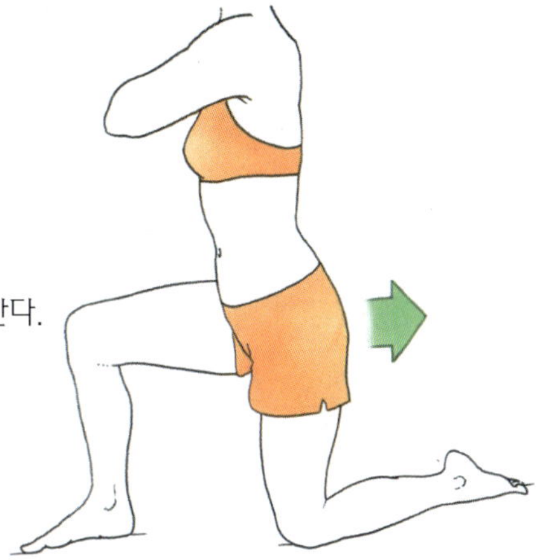

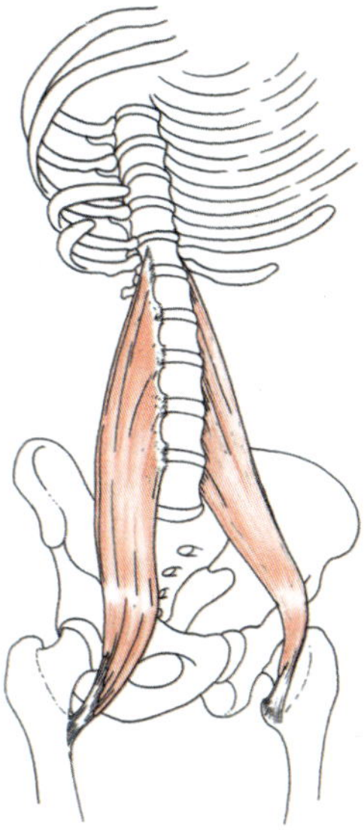

이 깊은 근육은 위에서는 허리뼈에서 일어나, 골반의 앞쪽(두덩뼈)으로 굽어지면서 내려가서, 다시 뒤로 향하여 작은돌기에 닿는다.

Crescent Pose에서, 이 근육 전체가 긴장을 한다 : 허리근은 척주 폄과 엉덩이 폄에 의해 동시에 늘어난다.

허리근은 두덩뼈(pubis)를 뒤로(위에서 본 첫 번째 돌림이 된다)밀고 그리고 또한 밑으로 밀면서(골반전경이 된다) 보완하려고 한다.
이 근육은 두덩뼈를 직접 당기지 않지만,
두덩뼈 위에서 허리근이 굽어지는 부위로 두덩뼈를 민다.

허리근 준비하기 :
허리 아랫부위를 전만으로 만들면서 움직임을 보완하려고 하는 경향이 있기 때문에, 엉덩이 폄 자세 또는 엉덩이 폄 움직임으로 허리근을 늘이는 것은 어렵다.
다른 한편, **Standing Half Moon Pose**와 같은 옆 기울기 자세를 연습하거나, 또는 특히 척주 부위 전체에 위치한 허리근을 늘리는 **Triangle Pose**를 연습하면 효과적으로 허리근을 늘릴 수 있다.

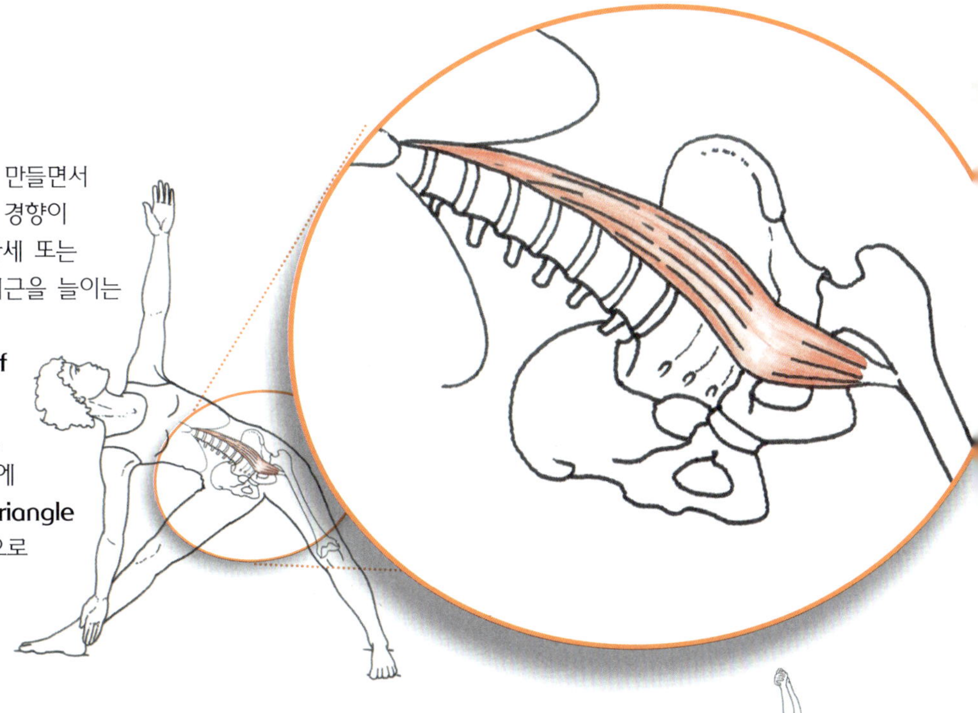

부분적으로 다른 자세에서 허리근을 늘이는 것을 발견한다 : **Wheel Pose, Warrior II Pose** 및 **Sun Salutation**에서 첫 번째 움직임.

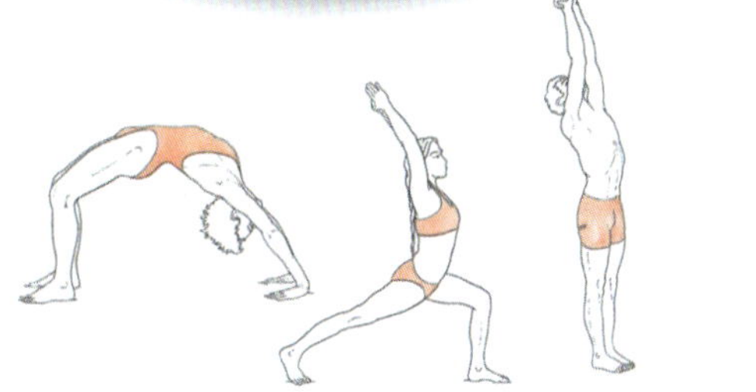

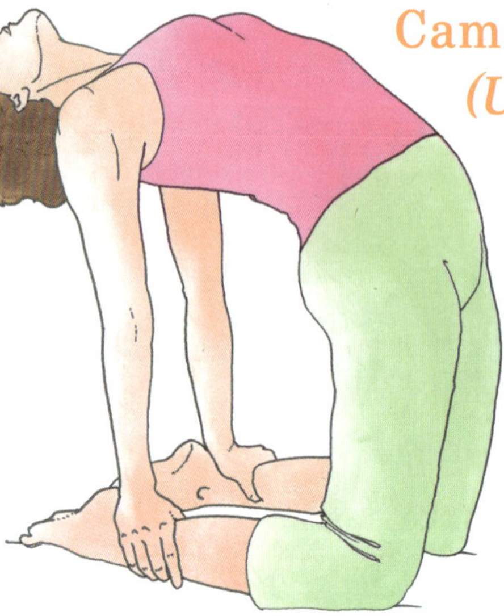

Camel Pose 또는 *우스뜨라사나 (Ustrasana)* 에서 긴넙다리곧은근

이 자세는 척주를 편다. 그런데, 척추들 간의 유동성은 동일하지 않다 : 일부 척추사이관절은 거의 움직이지 않으며, 다른 척추사이관절은 움직임이 매우 크다.

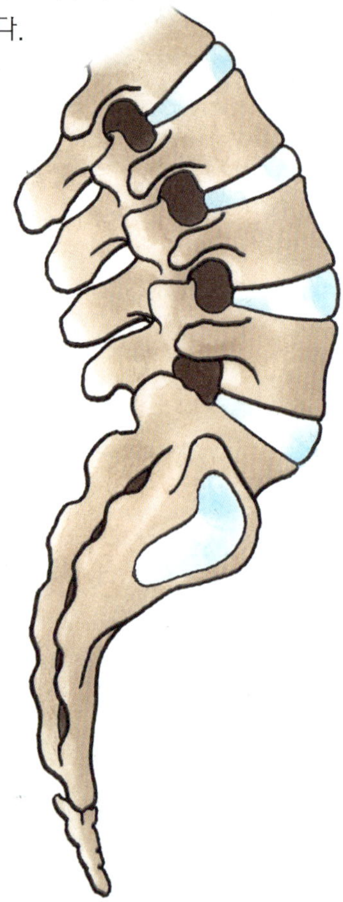

엉치-엉덩 접합부 또는 허리뼈 5번/엉치뼈 1번이라고 불리는 가장 낮은 척추사이관절은 허리를 펼 때 움직임이 매우 크다. 그러나 이러한 움직임은 자세를 취할 때 발생한다. 척추사이원반이 변형된다 : 척추 뒤는 좁아지고 척추 앞은 약간 늘어난다.

원칙적으로 척추사이원반은 두 가지 경우를 제외하고는 이러한 상황을 견딜 수 있다 : 압박을 많이 받는 경우, 또는 하나의 척추사이관절에서 큰 폭의 움직임이 있는 경우인데. 그리고 무엇보다도 이 두 상황이 누적되는 경우, 척추사이원반은 이 압박을 더 이상 지탱하지 못할 수 있다.

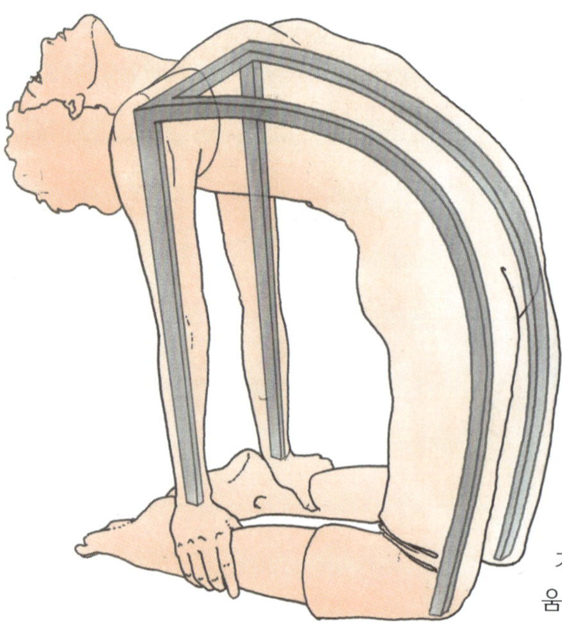

우스뜨라사나 (Ustrasana) 에서, 허리뼈 5번/엉치뼈 1번의 움직임 폭이 크다. 압박은 어떨까? 여기에서 몸통무게가 척주의 아래 부위에 부과되지 않도록 하려면, 손으로 발꿈치를 눌러야 한다.

그러나 이러한 자세를 취하기 위해서는 손이 발에 닿아야 하는데... 이는 척주 폄의 폭이 충분히 크다는 것을 가정하기 때문에 척추에서 압박이 분산되는 조건과 움직임 폭의 조건과 관련이 있다.

몸을 뒤로 젖히기 위해서는 손으로 발을 잡아야 한다.
몸이 펴질 수 있는 2개의 부위가 있다 : 두 개의 엉덩이이다.
엉덩이는 관절 앞쪽에 있는 해부학적 요소로 인해 엉덩이 폄 움직임 폭은 대개 감소한다.
이 중 오른쪽 넙다리곧은근(rectus femoris)을 살펴보자(apm1, 242쪽).

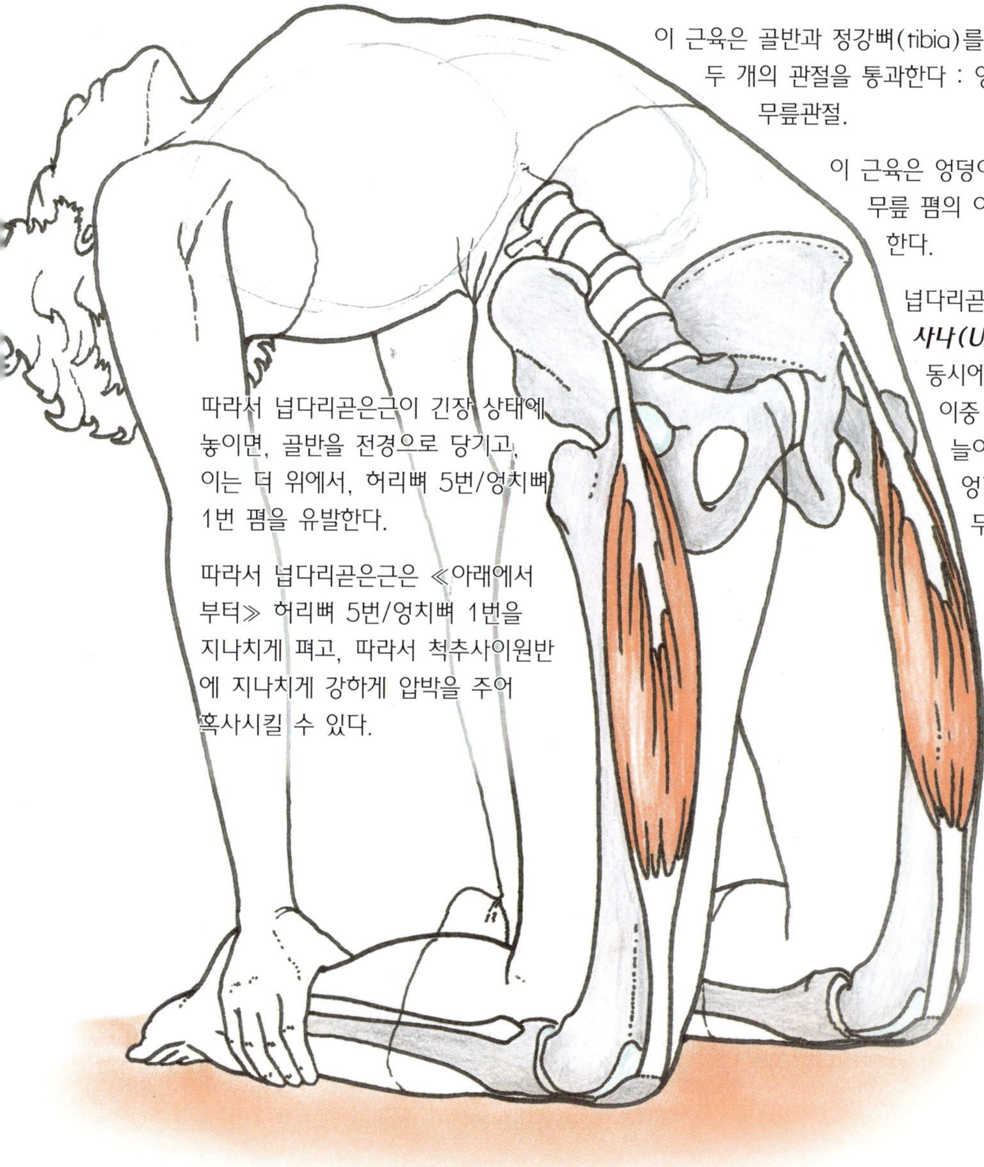

이 근육은 골반과 정강뼈(tibia)를 연결하는 두 개의 관절을 통과한다 : 엉덩이관절과 무릎관절.

이 근육은 엉덩이 굽힘과 무릎 폄의 이중 작용을 한다.

넙다리곧은근은, ***우스프라사나(Ustrasana)***에서, 동시에 반대되는 이중 움직임에 의해 늘어나는데 바로 엉덩이 폄과 무릎 굽힘이다.

따라서 넙다리곧은근이 긴장 상태에 놓이면, 골반을 전경으로 당기고, 이는 더 위에서, 허리뼈 5번/엉치뼈 1번 폄을 유발한다.

따라서 넙다리곧은근은 ≪아래에서부터≫ 허리뼈 5번/엉치뼈 1번을 지나치게 펴고, 따라서 척추사이원반에 지나치게 강하게 압박을 주어 혹사시킬 수 있다.

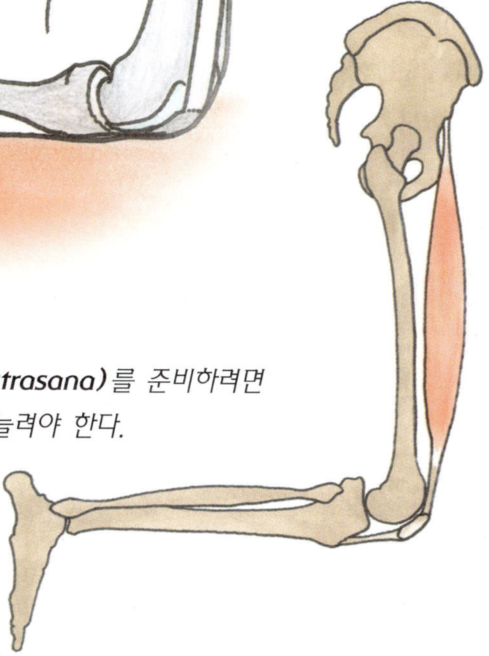

*따라서 **우스프라사나(Ustrasana)**를 준비하려면 넙다리곧은근의 길이를 늘려야 한다.*

넙다리곧은근 늘이기

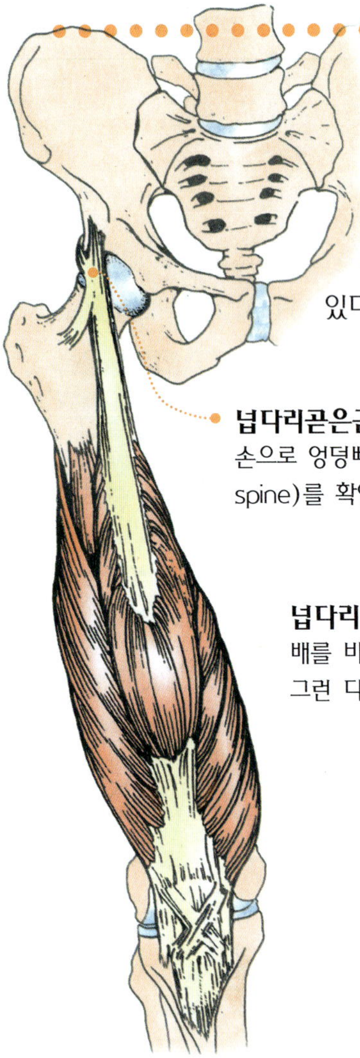

이 연습을 할 때 아주 작은 방석이나 배 아래에 댈 수 있는 물건을 사용한다. 이것은 손수건이나 접은 수건, 또는 부드러운 공이 될 수 있다(테니스공이 아니다).

넙다리곧은근의 윗부착 위치를 확인하다 :
손으로 엉덩뼈능선(iliac crest)을 따라가서, 엉덩뼈능선 앞에서 골반앞가시(anterior spine)를 확인한다. 넙다리곧은근의 힘줄은 여기서 5cm 더 낮은 곳에 위치한다.

넙다리곧은근의 윗부위를 찾는다 :
배를 바닥에 대고 눕는다. 앞에서 찾은 윗부위에 작은 방석을 놓는다.
그런 다음 이 부위에 홈이 형성되었는지를 느낀다.

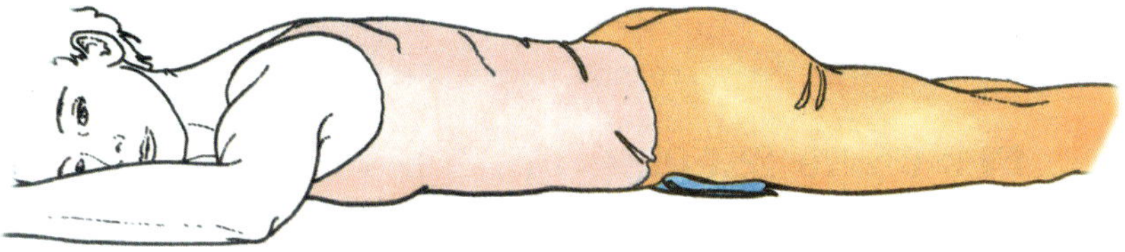

이 부위에서 종종 작은 홈이 형성되고,
안으로 들어간 홈 부위를 작은 방석으로 누른다.
이 부위를 누르면, 골반은 후경이 되고, 큰볼기근은 수축한다.
긴장을 풀고 다시 이 움직임을 여러 번 반복한다.

넙다리곧은근을 긴장시키다 :
동일한 자세를 취한다.
한쪽 무릎을 구부린 다음 손으로 발을 잡는다.
홈이 다시 형성되었는지 느낀다.
앞에서 행한 연습의 2단계를 다시 느낀다.

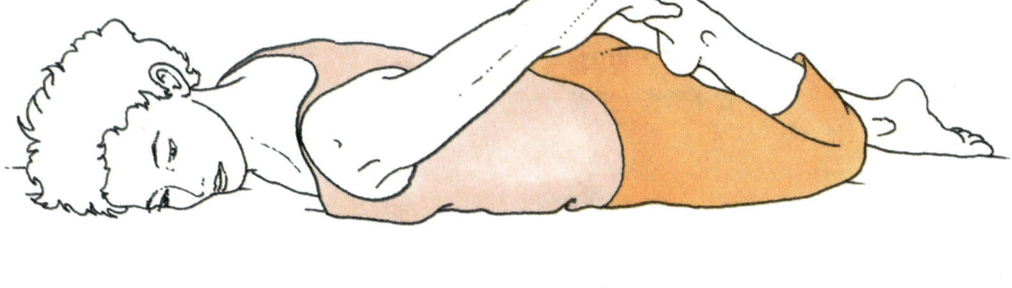

무릎을 다시 제자리에 두다 :
굽힌 무릎이 벌어지는 경향이 있다.
가능하다면, 다른 무릎 옆에
굽힌 무릎을 둔다.

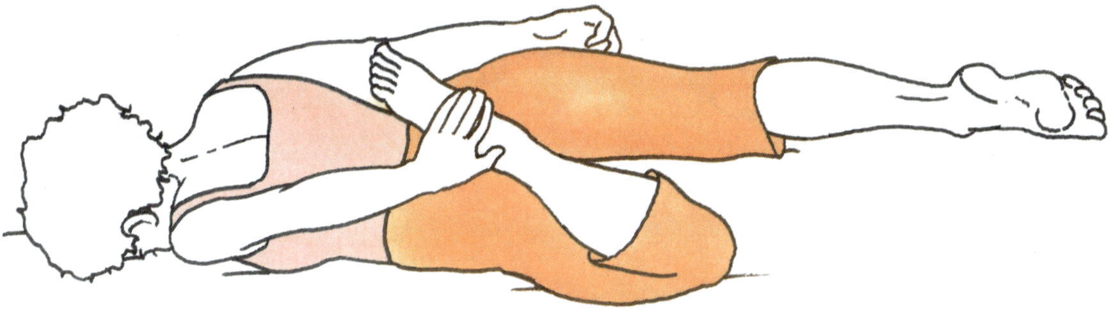

무릎과 특히 무릎뼈(patella, 슬개골)가 민감한 경우, 무릎 굽힘을 제한하기 위해 띠로 발을 묶고 운동하면 더 편안할 것이다.

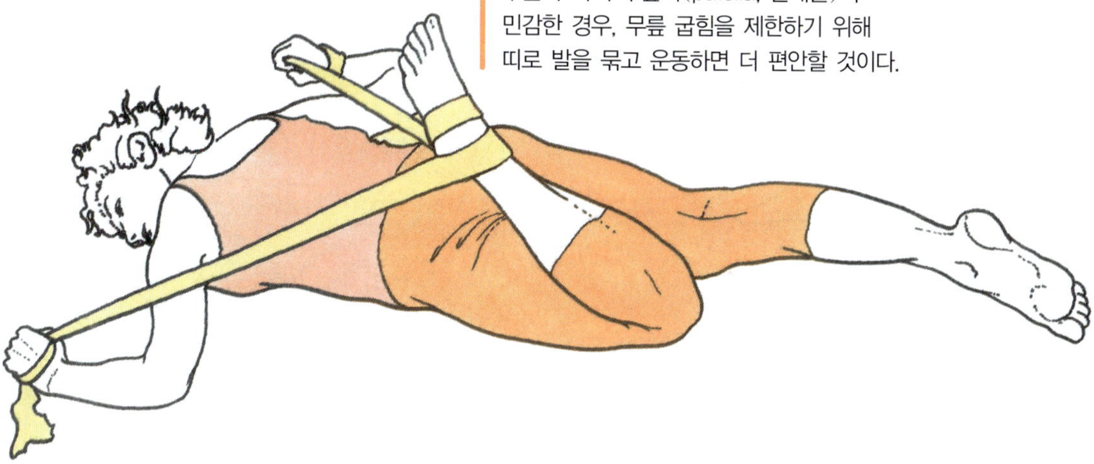

다른 자세에서 이러한 움직임을 찾는다 :
동시에 엉덩이 폄과 무릎 굽힘 움직임이 발생하는 **One Legged Pigeon Pose, Wheel Pose, Bow pose.**

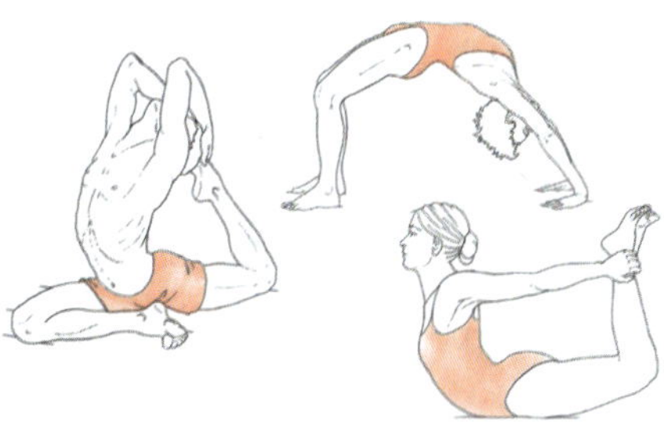

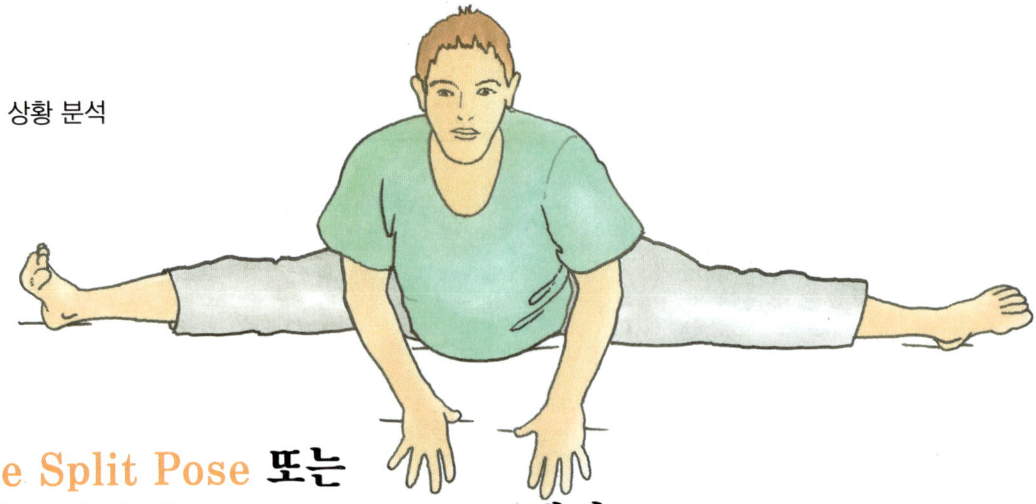

Side Split Pose 또는 *사마꼬나사나(Samakonasana)*에서 긴모음근

이 앉은 자세를 행하는 과정에서, 이 자세를 완벽하게 하게 되면 2개의 하지는 골반 옆에서 완전히 일자가 된다. 하지만 사람에 따라 이 자세를 할 수 있는 정도의 차이가 크다.

어떤 인대들이 긴장하는데 여기서는 다루지 않는다. 모음근이 늘어나는데, 특히 큰모음근(adductor magnus) (apm1, 250쪽)이 늘어난다.

어떤 사람들은 다리를 벌리는 것에 대한 저항이 강해, 골반이 때로는 전경 또는 후경이 된다.
큰모음근은 이러한 상황을 유발하는 이유 중 하나이다.

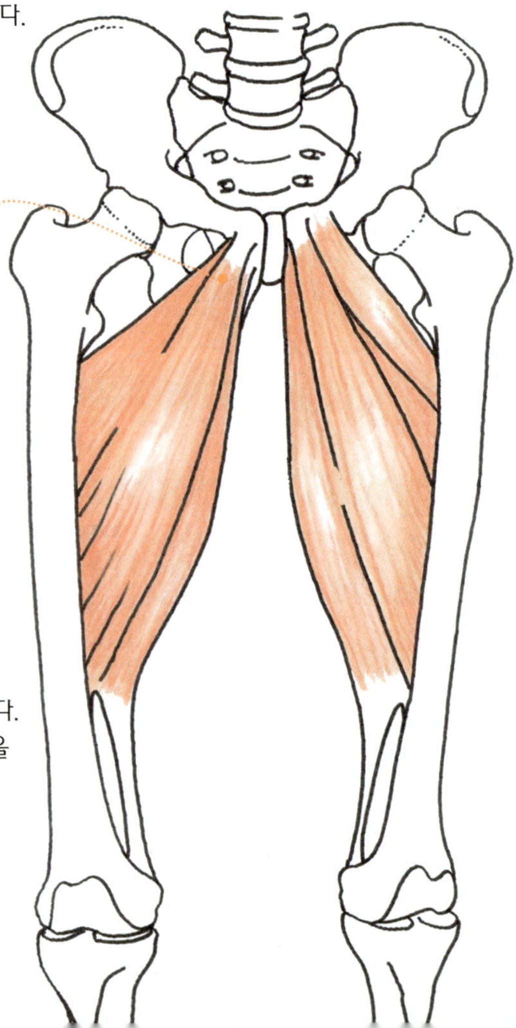

큰모음근은 위에서 두덩뼈에서 궁둥뼈로 향하는 뼈를 따라 골반에 붙어 있다 : 궁둥두덩가지(ischiopubic ramus)이다.
이 뼈의 방향을 보는 것이 중요하다.
두덩뼈에서 궁둥뼈까지, 뼈는 벌어지면서 비스듬히 뒤로 향한다. 오른쪽과 왼쪽 뼈는 대칭이다.

큰모음근의 섬유는 다음과 같다 :

- 앞섬유는 *두덩뼈* 근처에 붙어있다 :

다리를 옆으로 벌리면 이 섬유들은 늘어나면서 골반전경을 유발한다.
오히려 다리를 벌릴 때 몸이 앞쪽으로 기우는 사람은 바닥에 손을 대고 기댈 수 있다 ;

- *궁둥뼈* 근처에 부착되어 있는 뒤섬유는, 다리를 벌리면 이 섬유들은 늘어나면서, 골반후경을 유발한다.

종종 몸이 뒤로 기우는 사람은 본능적으로 손으로 몸통 뒤 바닥을 눌러 기댄다(또는 몸통을 굽히기 위해 손이 몸통 앞쪽에 놓는다).

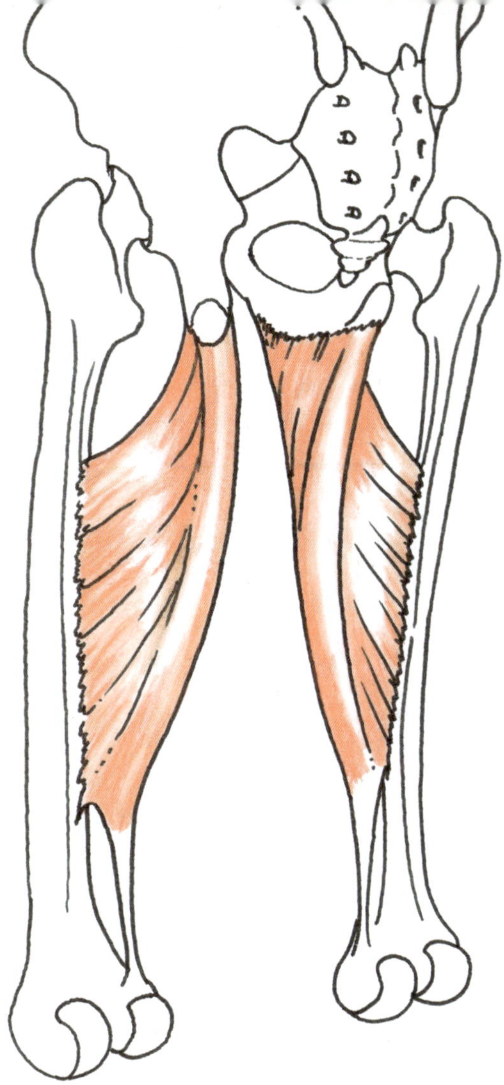

골반에 있는 큰모음근을 찾기 :
앉으면 바닥에 닿는 궁둥뼈와 골반 앞에 위치한 두덩뼈를 쉽게 찾을 수 있다. 이 두 뼈 사이에서, 궁둥두덩가지를 따라갈 수 있다.

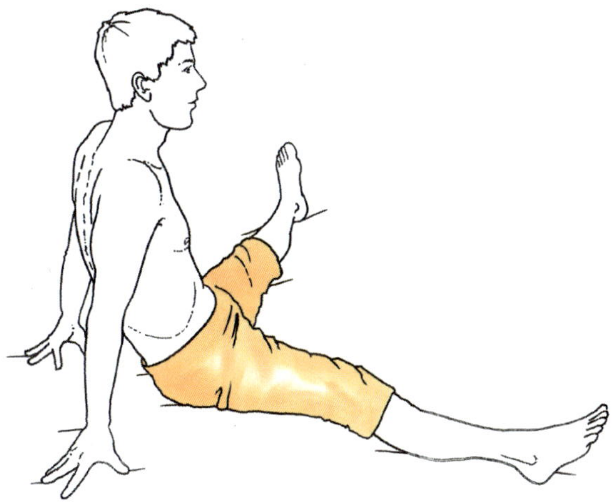

사람들에 따라, 그들의 습관과 그들의 개인적인 운동의 역사에 따라, 앞섬유 또는 뒤섬유가 더 길다. 이것은 다리를 벌릴 때, 벌어지는 정도와 관계없이, 골반전경 또는 골반후경이 되는 것을 설명할 수 있다.

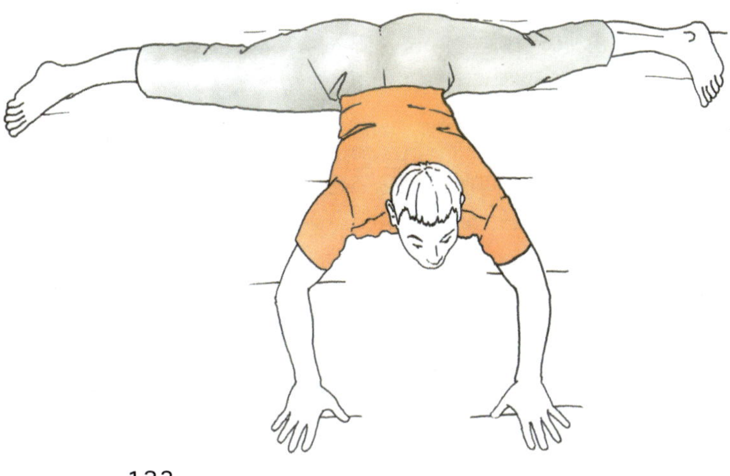

안전하게 모음근 늘이기

주의 사항 : 이 근육은 쉽게 찢어질 수 있기 때문에 점진적으로 늘려야 한다. 엄밀하게 말해 다리를 옆으로 벌리는 것보다 골반 움직임과 엉덩이 돌림에 관해 더 많이 설명할 것이다.

도구 : 매듭을 맨 띠 또는 길고 매듭을 매지 않은 띠

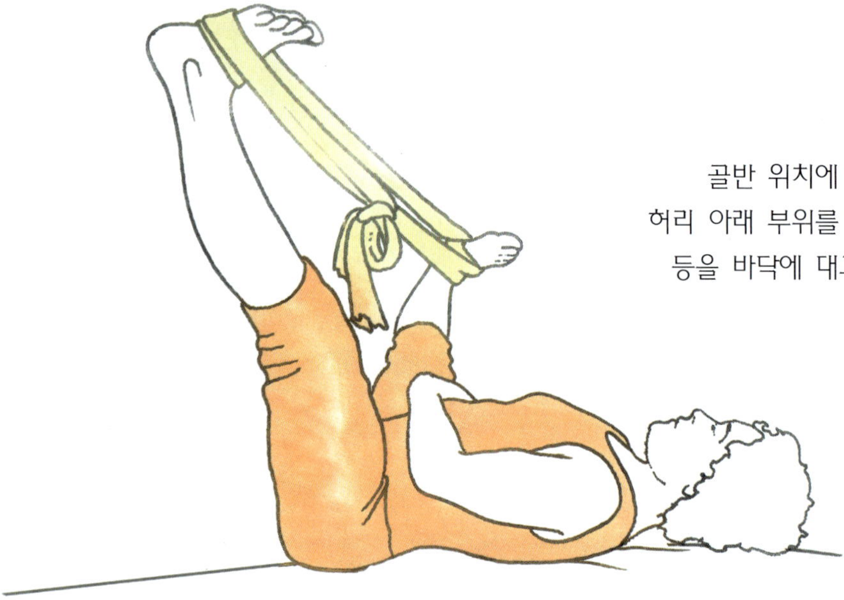

자세를 잡다 :
골반 위치에 따라 움직이는 허리 아래 부위를 보호하기 위해 등을 바닥에 대고 누워 다리를 벽에 놓는다.

모음근이 늘어나는 범위를 넘지 않는 상태를 유지하기 위해, 다리가 벌어지는 범위를 조절한 후, 다리를 매듭을 맨 끈 안으로 넣는다.

또한 손에 쥐고 있는 길고 매듭을 매지 않은 끈으로 발을 감싸서 발이 벌어지는 간격을 조절할 수 있다.

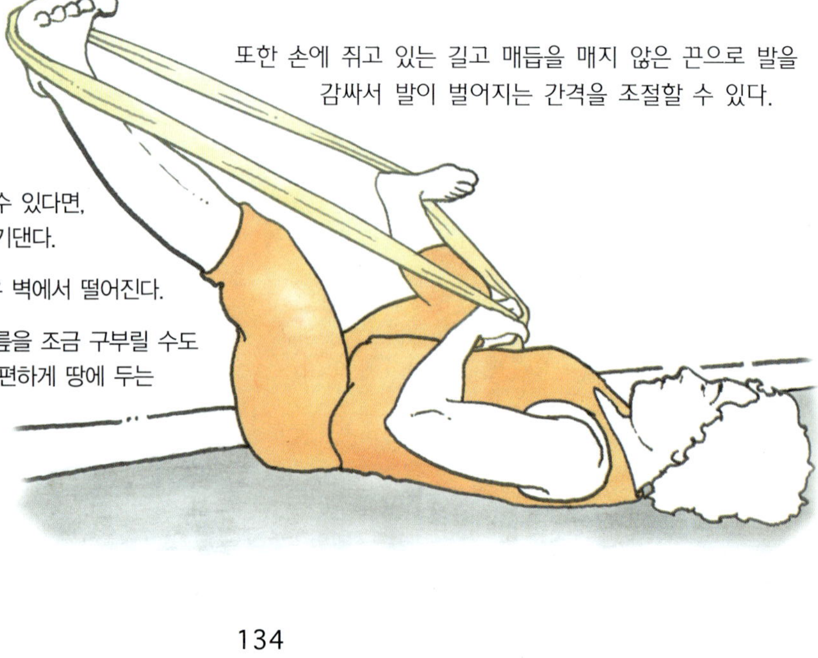

뒤넙다리근에 따라 엉덩이 굽힘을 조절하다 :
다리를 올바른 각도로 벌릴 수 있다면, 망설이지 말고 벽에 다리를 기댄다.

뒤넙다리근이 너무 짧은 경우 벽에서 떨어진다.

또한 다리를 벽에 기대어 무릎을 조금 구부릴 수도 있는데, 주된 기준은 골반을 편하게 땅에 두는 것이다.

옆으로 기울이기 :
왼쪽엉덩이 부담을 줄이면서 체중을 오른쪽 엉덩이로 옮긴다.
큰모음근이 왼쪽으로 늘어나는 것을 느낀다.

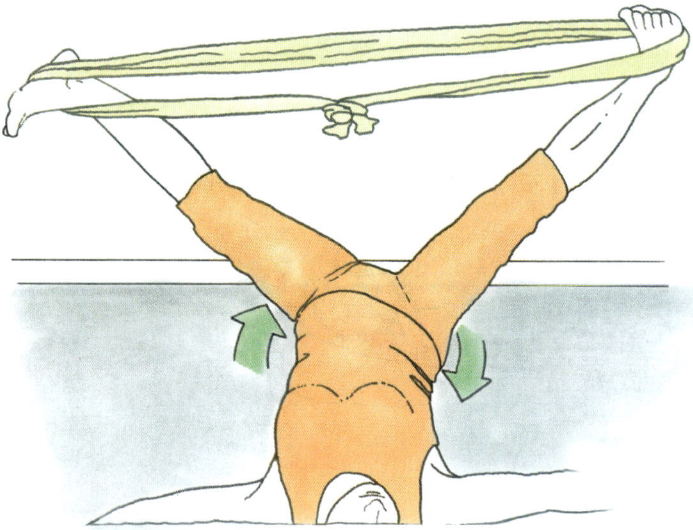

골반을 돌리다 :
중립 위치로 돌아간다. 이제는 오른쪽 엉덩뼈능선(iliac crest)을 오른쪽 어깨에 가깝게 접근시키면서, 골반을 바닥에서 수평으로. 돌린다.
왼쪽에서 모음근들이 늘어나는 것을 느낀다.
다른 쪽에도 같은 움직임을 행한다.

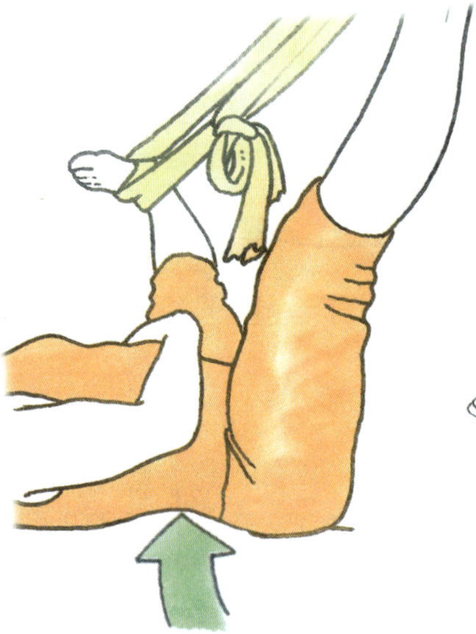

전경/후경 :
(이 움직임은 동시에 양쪽 모음근을 늘린다).
중립 위치로 돌아간다. 골반을 꼬리뼈 방향으로 감는다.
그런 다음 천천히 허리 위쪽을 향해 감는다 : 골반 위치에 따라 모음근들의 다른 부위가 늘어나는 것을 느낀다.

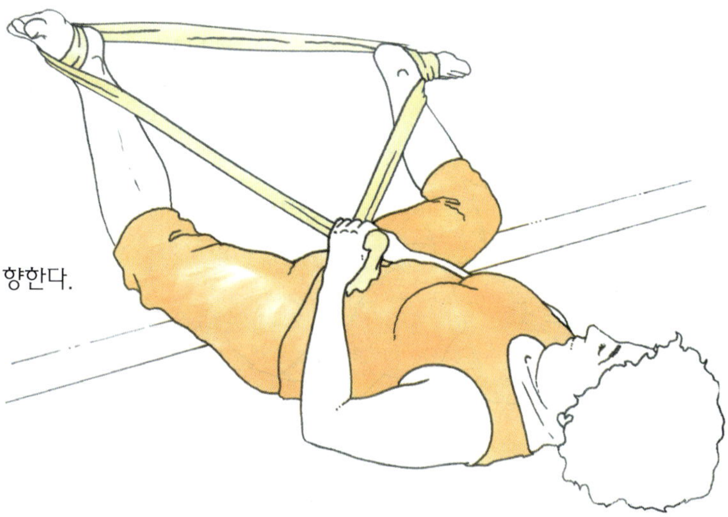

엉덩이 돌리기 :
발끝을 바깥쪽으로 향한 다음, 안쪽으로 향한다.
큰모음근을 다른 방법으로 긴장시키는 이 움직임을 여러 번 번갈아 가며 반복한다.

이러한 모든 움직임을 여러 번 번갈아 교대로 연습할 수 있다.

모음근들을 늘이는 다른 자세 : Standing Forward Bend Pose, Reclining Bound Angle Pose.

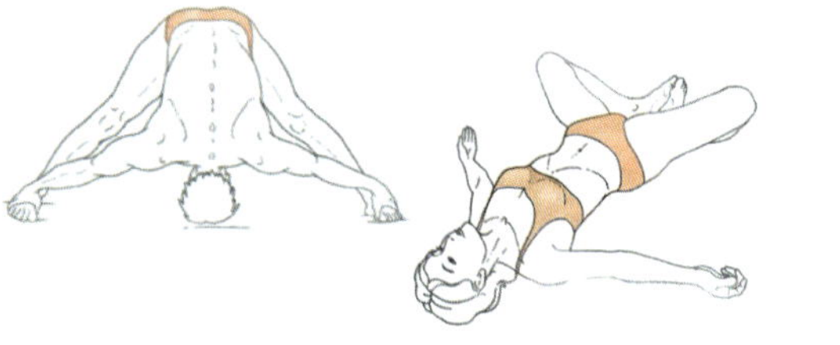

Lotus Pose 또는 *빠드마사나(Padmasana)* 에서 긴작은볼기근

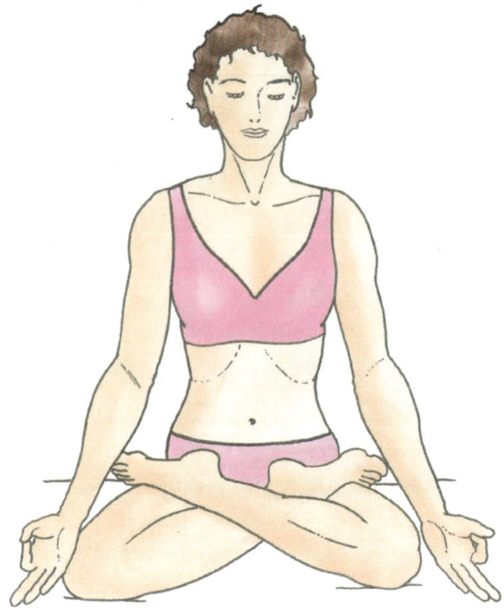

이 자세는, 두 다리가 교차할 뿐만 아니라 각각의 발목을 반대쪽 넙다리 위에 놓는다.

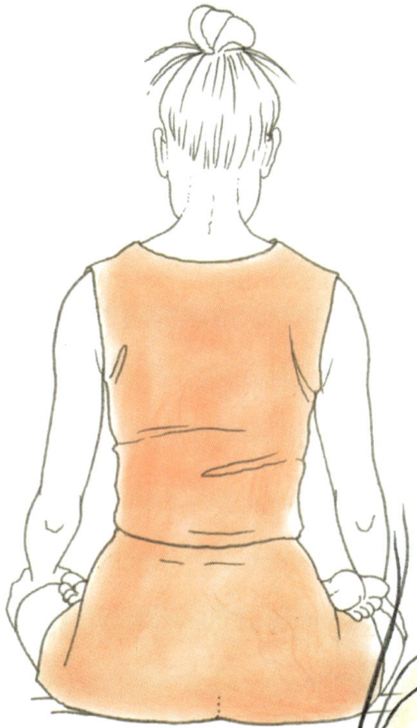

각 엉덩이에서 3중 움직임이 일어난다(여기에서 왼쪽 엉덩이를 확대하여 투명하게 그렸다).

동시에, 엉덩이는 상당히 굽혀지지만(90°를 약간 넘는다), 최대한으로 굽히지 않는다.

118쪽에서 보았듯이, 이 자세는 큰볼기근의 유연성을 요구한다. 또한 엉덩이는 벌어지지만 약간만 벌어진다 (***빠드마사나(Padmasana)*** 에서 무릎이 약간 벌어진다).

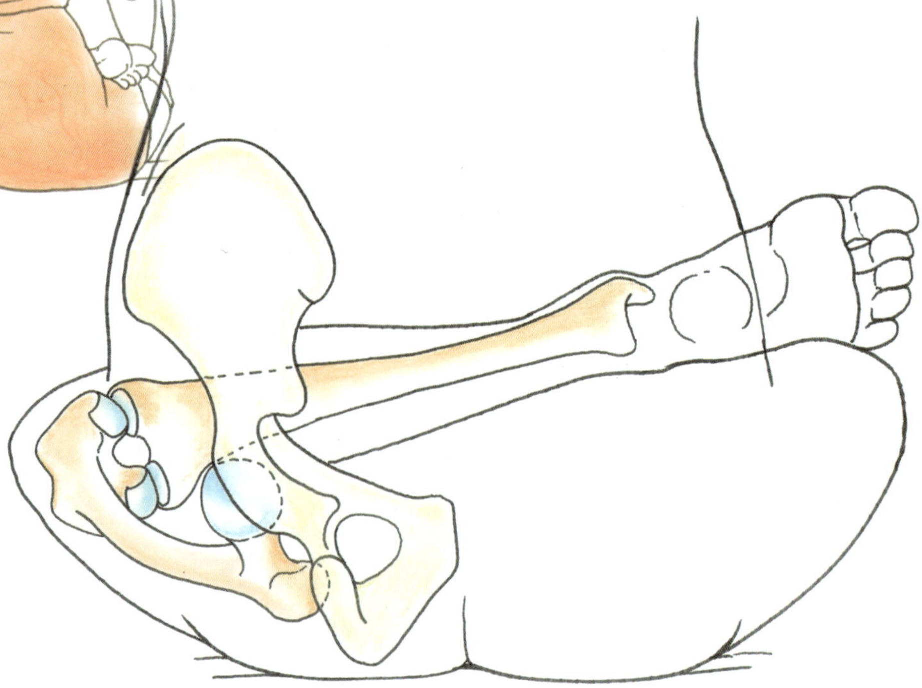

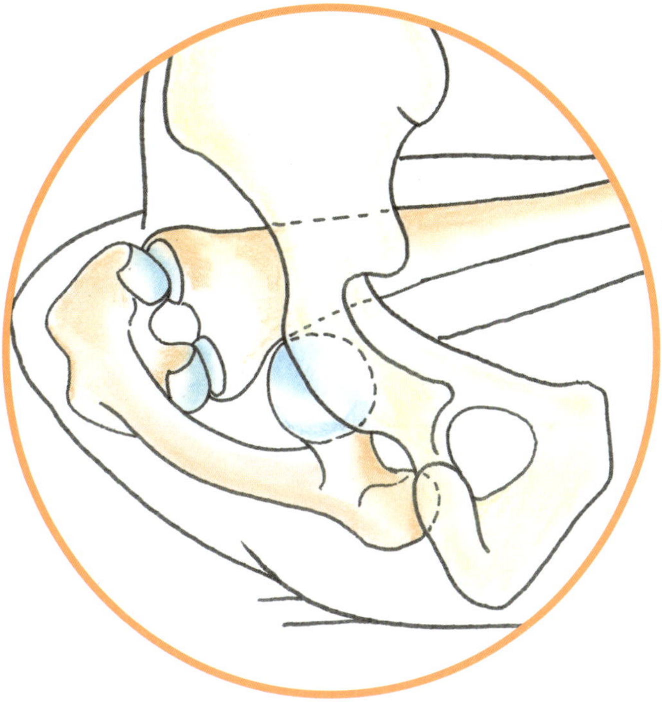

이 움직임의 가장 중요한 구성 요소는 최대한으로 돌아가는 가쪽돌림이다 (최소 110°). 때로는 심지어 큰돌기(greater trochanter)가 궁둥뼈에 닿을 만큼 이동한다.

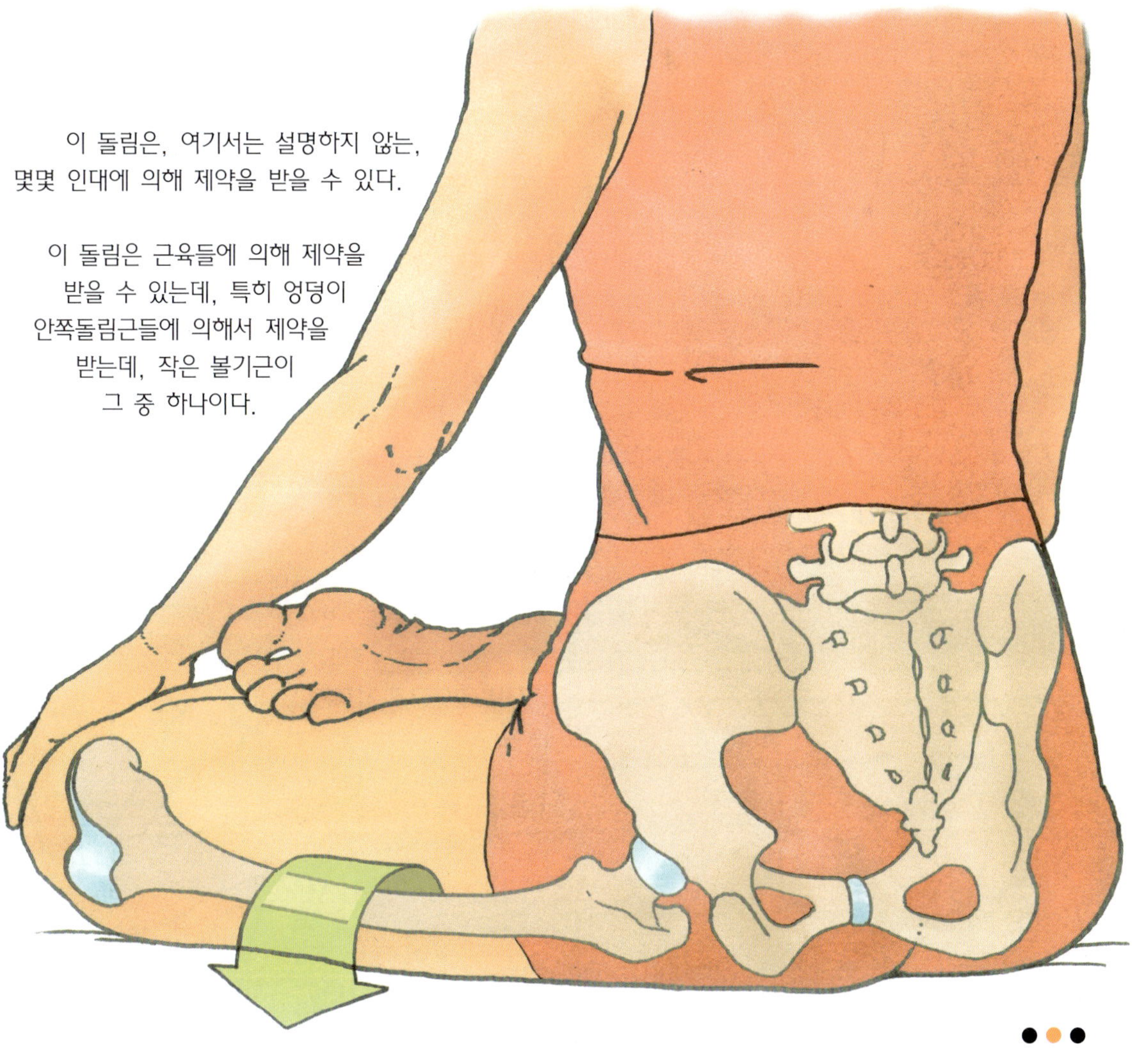

이 돌림은, 여기서는 설명하지 않는, 몇몇 인대에 의해 제약을 받을 수 있다.

이 돌림은 근육들에 의해 제약을 받을 수 있는데, 특히 엉덩이 안쪽돌림근들에 의해서 제약을 받는데, 작은 볼기근이 그 중 하나이다.

(계속하여) Lotus Pose 또는 *빠드마사나(Padmasana)*에서 긴작은볼기근

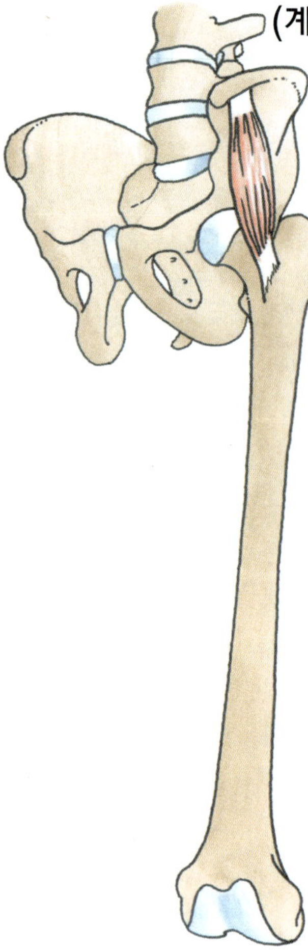

*Padmasana*를 행하는 과정에서 어떻게 작은볼기근의 길이가 변하는지 관찰할 수 있다.

엉덩이를 약간 굽히다 (직각으로) :
작은볼기근이 부착된 넙다리돌기와 작은볼기근이 부착된 엉덩뼈가 서로 가까워진다 : 근육이 짧아진다.

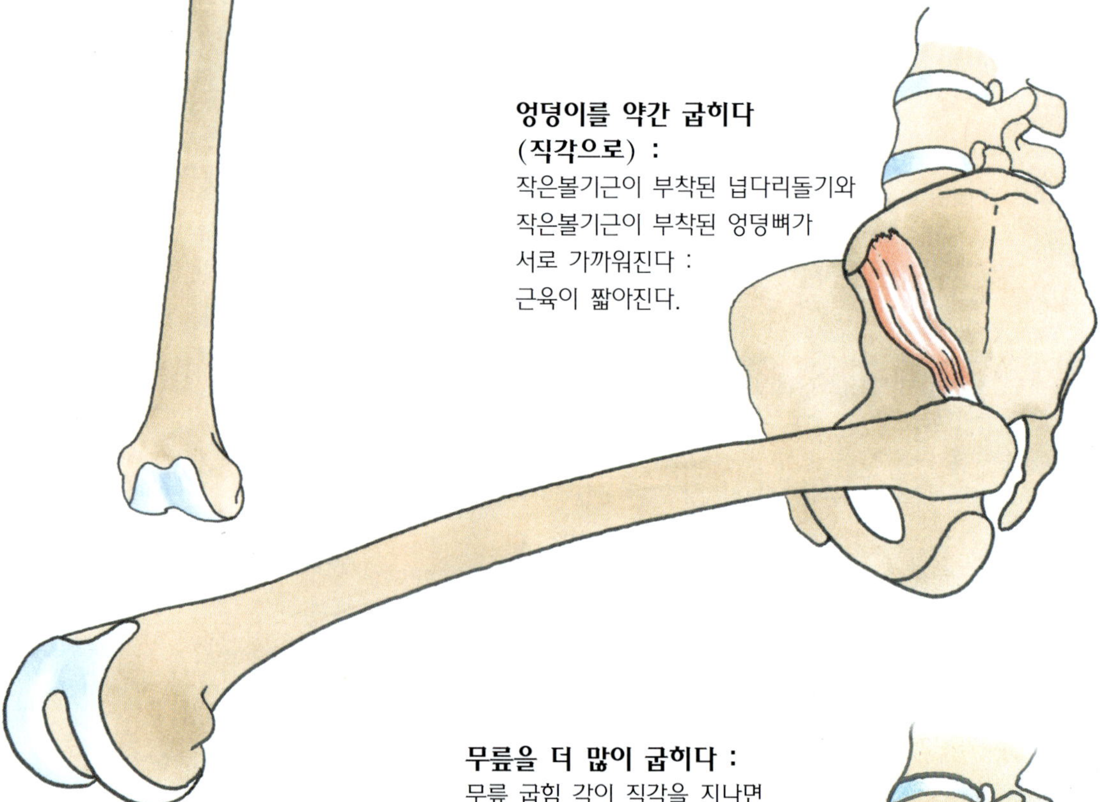

무릎을 더 많이 굽히다 :
무릎 굽힘 각이 직각을 지나면 (Padmasana 경우), 작은볼기근이 부착된 넙다리돌기는 뒤로 기울어지고 작은볼기근이 부착된 엉덩뼈와 멀어진다. 근육은 (약간) 길어지기 시작한다.

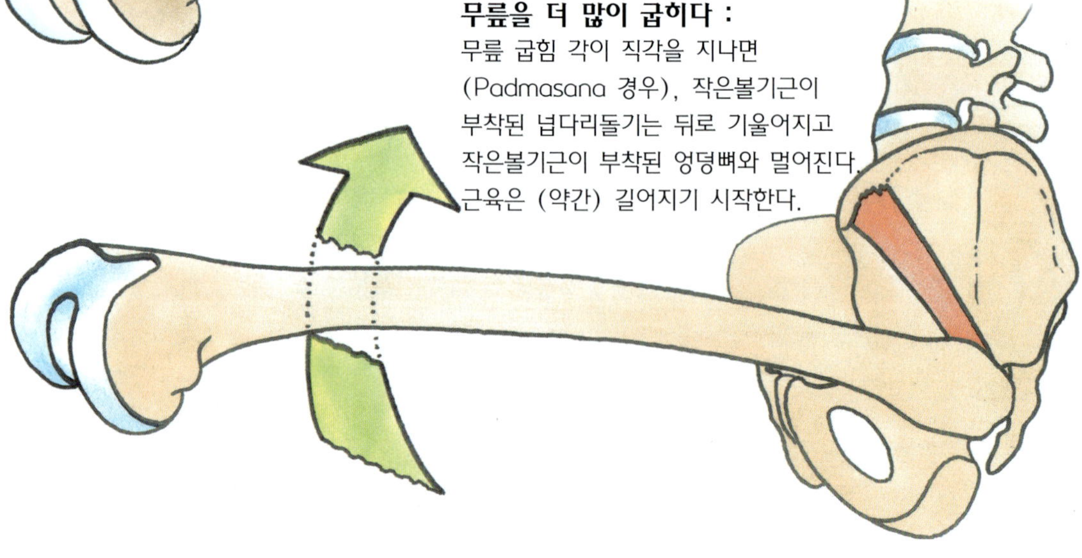

무릎을 조금 벌린다(무릎 벌림) :
이 움직임에서, 작은볼기근을 좀 더 당기면서,
넙다리돌기는 골반의 중앙으로 향해 돌아간다.

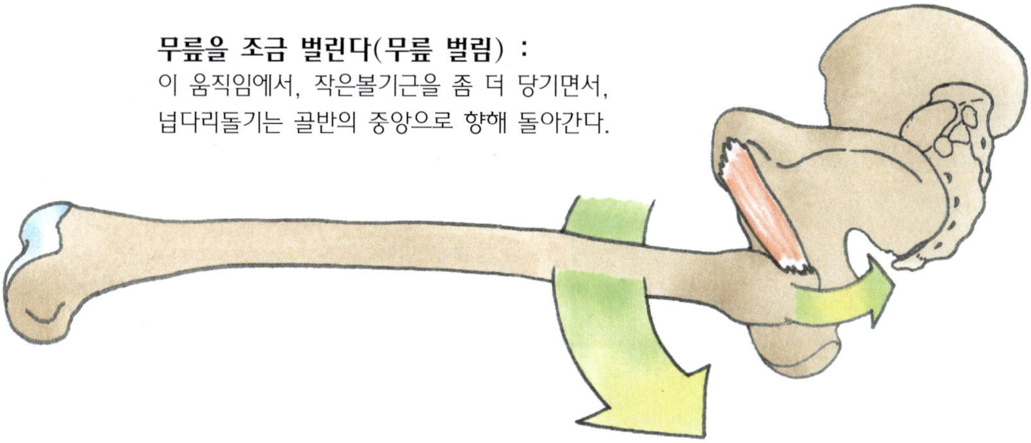

굽힘/벌림에서, 넙다리뼈는 바깥쪽으로 강하게 돌아간다 :
넙다리돌기는 아래로 향해 돌아가고 궁둥뼈 옆과 앞에
위치한다.

매우 폭이 큰 이 마지막 움직임은 작은볼기근을
최대로 긴장시킨다.
Lotus자세로 앉는데 어려움이 있는 사람은,
작은 볼기근이 Lotus자세를 제한하는 유일한
근육이 아니지만, 작은 볼기근을 늘이는 것이 좋다.

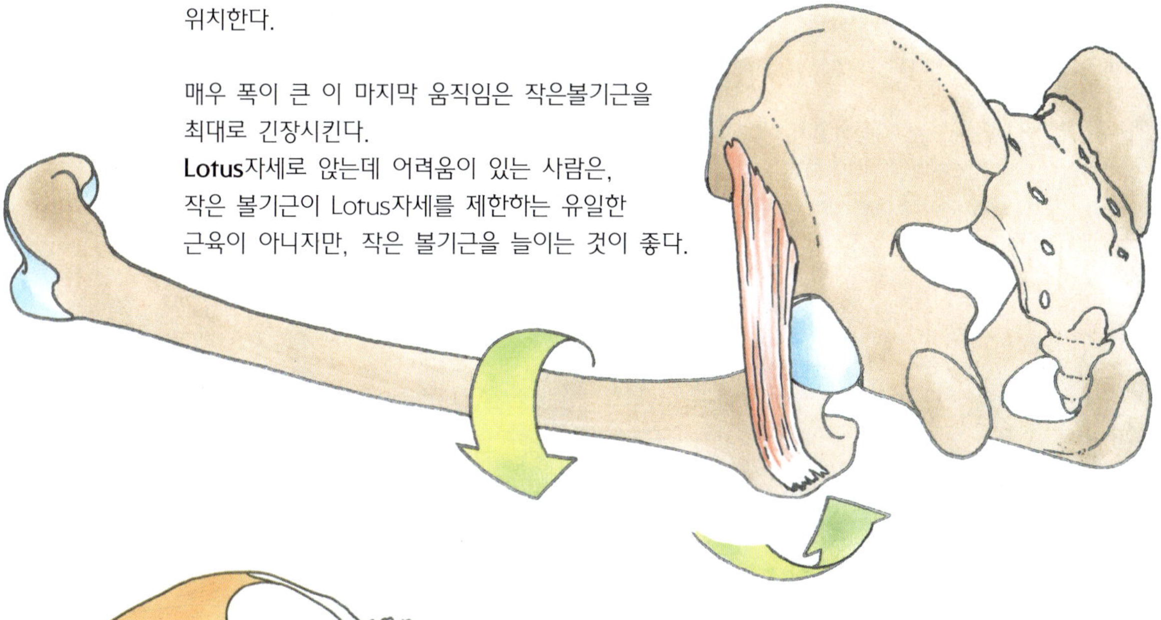

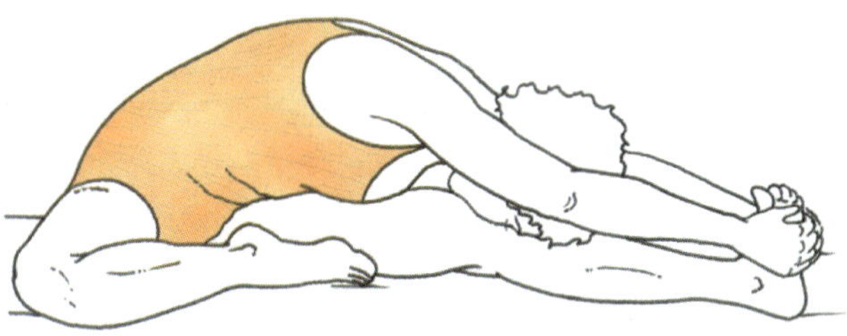

왜 **Half-Lotus Pose**는 완전한 **Lotus Pose**보다 쉽게 연습할 수 있을까?
만약 자세를 한쪽에서만 취하는 경우, 골반은, 엉덩뼈 부착이 넙다리돌기 부착에
가깝게 접근하기 위해, 가쪽으로 돌아가면서 조금 움직일 수 있다.
이 움직임은 작은볼기근이 늘어나는 것을 제한하면서, 자세를 취하는데 더 쉬운
단계로 만들 수 있다. 어쨌든 골반이, 척주 아래 부위를 비대칭이 되는 정도로,
너무 많이 움직이지 않도록 주의해야 한다.

작은볼기근 늘리기

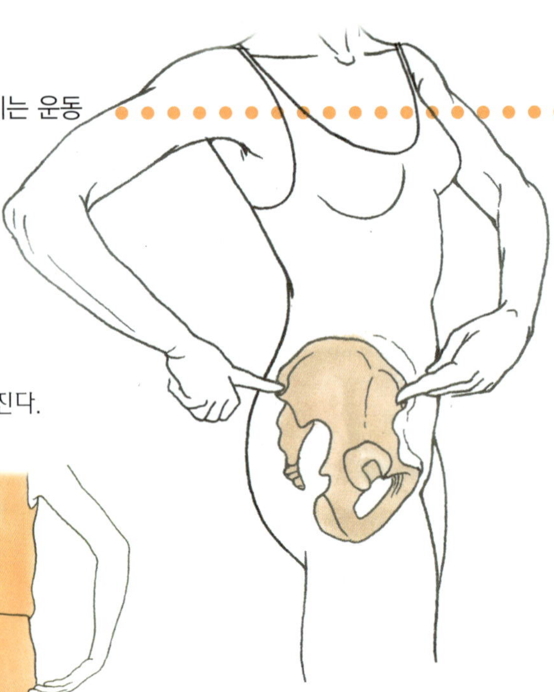

도구 : 큰 방석

골반 윗부위를 탐지하기 :
서서, 엉덩뼈능선과 능선의 양쪽 끝(앞뒤가시)을 만진다.

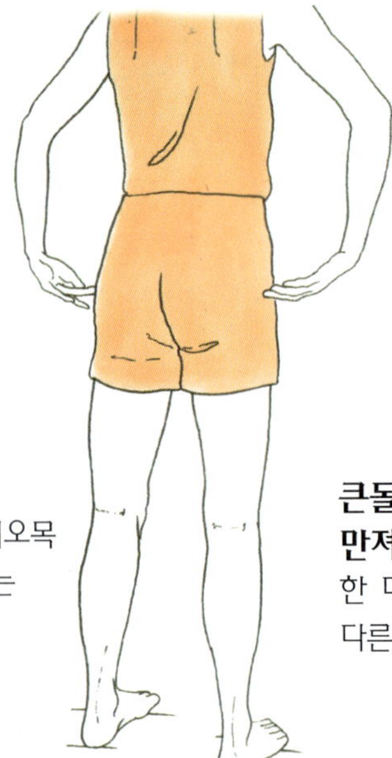

큰돌기 위치를 탐지하기 :
큰돌기는, 엉덩뼈능선에서 약 10cm 아래, 엉덩이 옆에서 튀어나와 있다(옆으로 누우면, 돌기가 바닥에 닿을 것이다).

앞에서 접촉한 2부위 사이에 손을 놓는다 :
세 개의 볼기근이 있는 가쪽엉덩뼈오목(extern iliac fossa)이라고 불리는 윗돌기부위(supra-trochanteric region)이다.

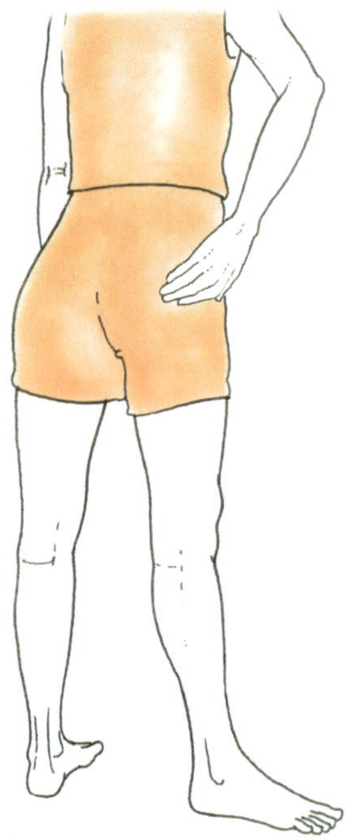

큰돌기를 손으로 만져본다 :
한 다리에 체중을 싣고, 다른 쪽 다리를 만진다.

손가락 두 개로 큰돌기 주위를 돌린다. 돌기 윗부위(중간볼기근 부착), 뒷부위(큰볼기근 부착) 그리고 마지막으로 앞면(작은볼기근 부착)을 구별한다.

> 이 세 근육의 힘줄이 통증부위(힘줄염, tendonitis)가 되는 것은 드문 일이 아니다. 왜냐하면 이 근육은 서있을 때나 걸을 때에 지속적으로 작용하기 때문이다. *Padmasana*를 취했을 때 통증을 느낄 수 있다. 때로는 이러한 통증은 근육이 과로한 상태라는 신호이고 이 근육을 늘이기 전에 마사지를 할 필요가 있다.

돌기 주위를 마사지하기 :
마사지를 하기 위해, 마사지하고 싶은 부위의 반대쪽으로 누워, 다리를 굽힌 상태에서, 근육을 이완시키기 위해 양다리 사이에 큰 방석을 놓는다(또는 다리로 발판을 누른다).
이 자세는 짧아진 근육 덩어리를 이완시킨다. 손바닥의 불룩한 부위(heel of the hand)로 이 부위 전체를 부위별로 누르고, 그리고 근육 덩어리가 앞으로/뒤로 움직이도록 천천히 마사지한다.

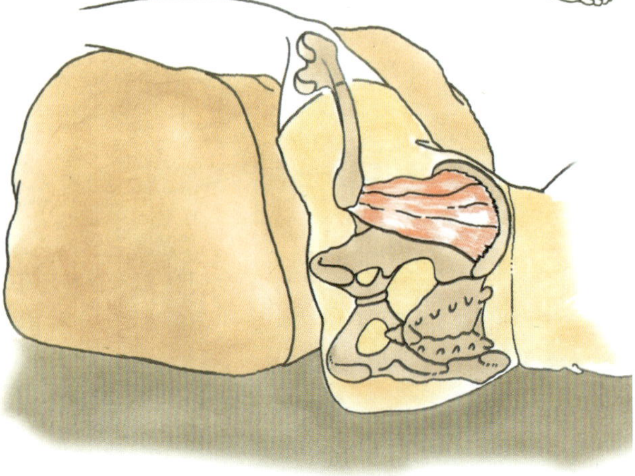

마사지하고 움직이기 :
등 뒤를 살펴보자.
발끝을 안쪽으로 바깥쪽으로 돌린다.
이 움직임은 엉덩이에서 발생하고
내/외 돌림근이 번갈아 작용한다.

그런 다음, 엉덩뼈능선과 넙다리돌기
사이에 손바닥의 불룩한 부위를 대고
움직임이 진행되는 동안 마사지한다.

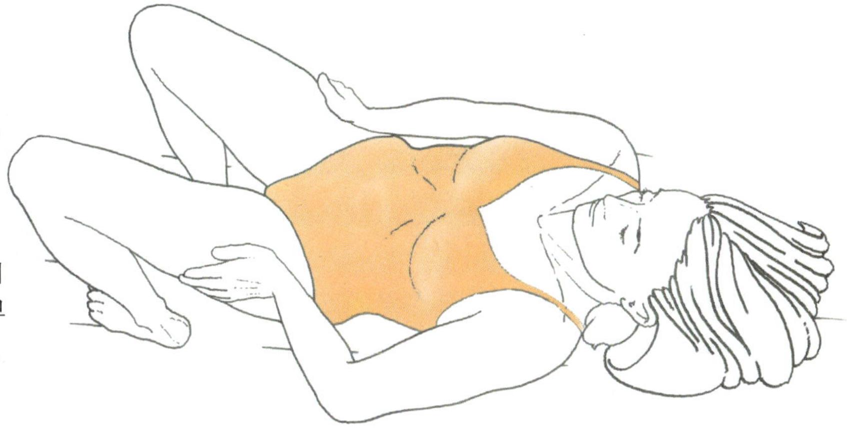

엉덩이를 구부리고, 발을 편평하게 하고,
무릎을 밖으로/안으로 움직이면서
똑같이 마사지한다.

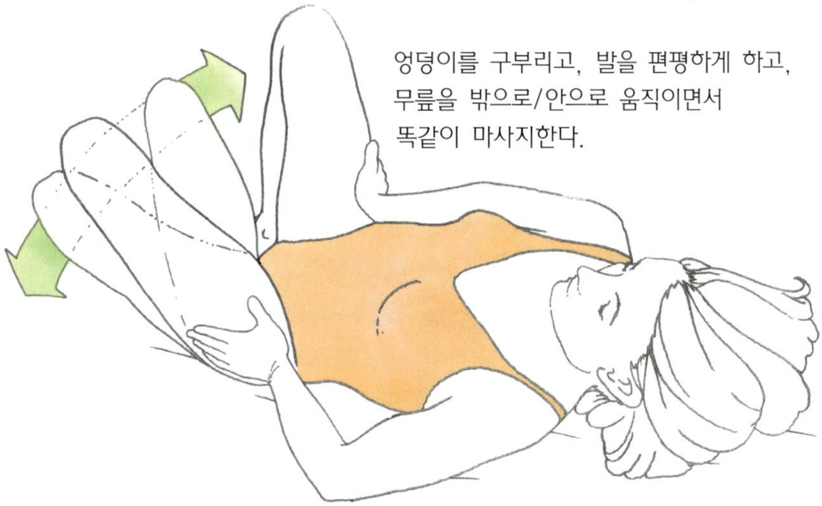

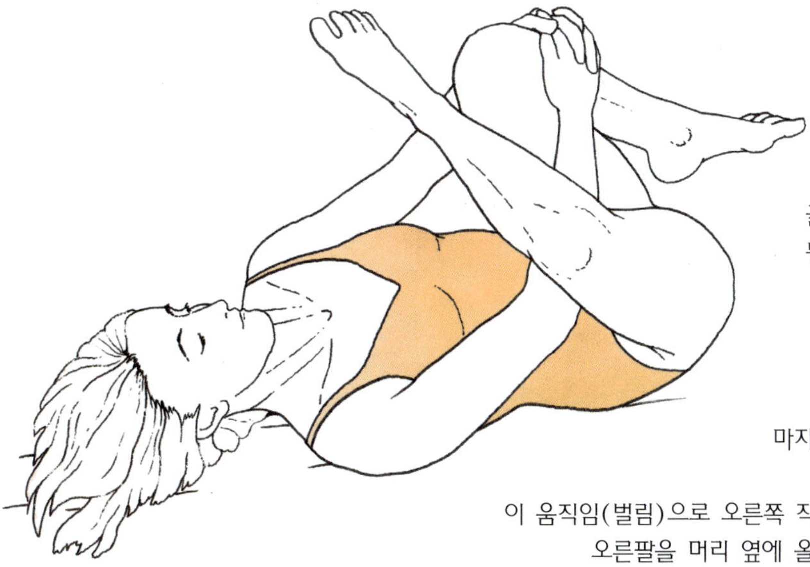

분명하게 늘이기
(오른쪽 중간볼기근을 묘사) :
골반에 대한 지지를 변경하지 않고,
등 위로 왼쪽 다리를 15cm 벌린다
(두 엉덩이를 땅에 유지한다).
그런 다음 왼발이 있던 곳에
오른발을 놓는다.

마지막으로 왼발을 놓고 오른쪽 다리를
왼발위에 교차하여 놓는다.
이 움직임(벌림)으로 오른쪽 작은볼기근이 늘어나는 것을 느낀다.
오른팔을 머리 옆에 올려놓음으로써 오른쪽 작은볼기근을
더 늘일 수 있다.

Raised Hands Pose 또는 *하스타 우타나사나(Hasta Uttanasana)*에서 긴작은가슴근

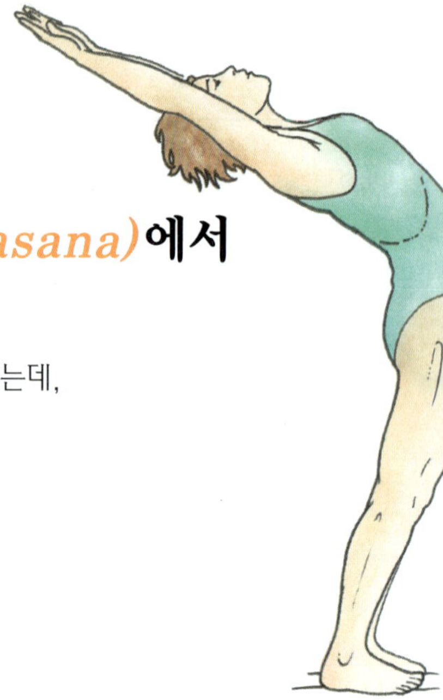

Sun Salutation에 속하는 이 자세는 팔을 수직으로 올리는데,
심지어는 수직이상 올린다.

이 자세는 어깨관절이 자유롭게 움직일 수 있는 폭이 필요하다.
이러한 움직임을 위해, 어깨 부위의 모든 관절이 움직인다.

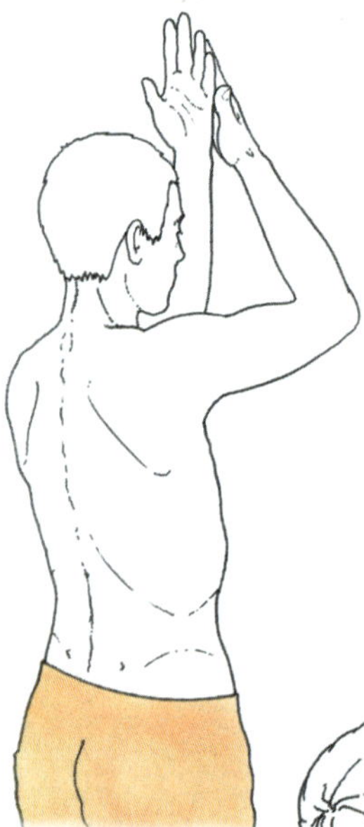

어깨뼈는 강하게 벌어지고, 그 끝이 앞으로 향하면서,
가슴위로 향해 올라간다(가쪽돌림, apm1, 119쪽).

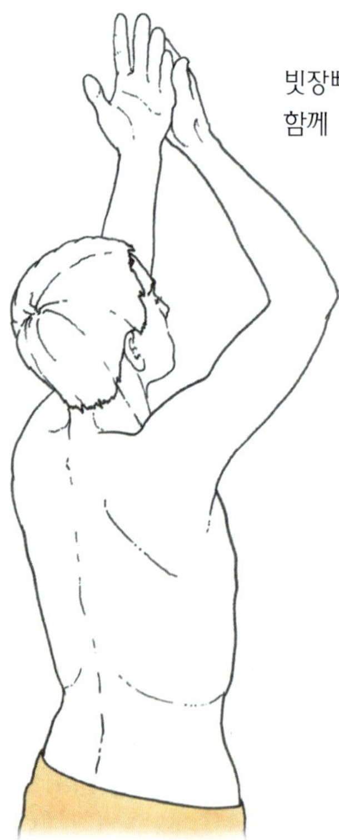

빗장뼈는 복장뼈(복장빗장관절(sterno-clavicular joint))와
함께 관절에서 부터 최대한 앞으로 그리고 위로 움직인다.

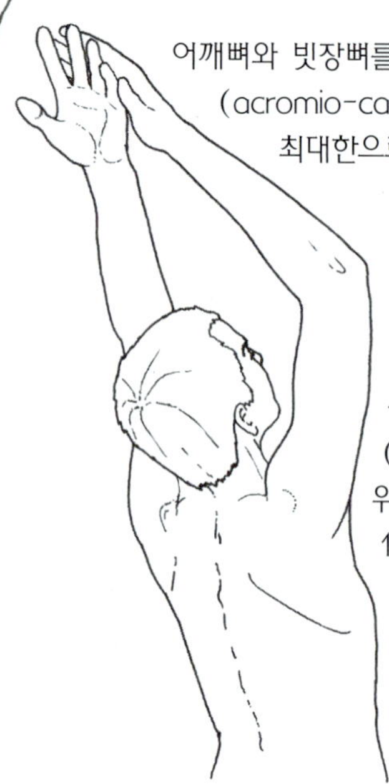

어깨뼈와 빗장뼈를 연결하는 관절(봉우리빗장관절
(acromio-calvicular Joint)은 이 두 뼈가
최대한으로 움직이도록 한다.

이 모든 것은, 어깨에서부터 팔이
움직이도록, 어깨뼈접시오목
(glenoid cavity)이 팔이 앞과
위로 움직이도록 한다 : 위팔뼈는
180° 이상으로 올라가는데
심지어는 그 이상도 올라간다.

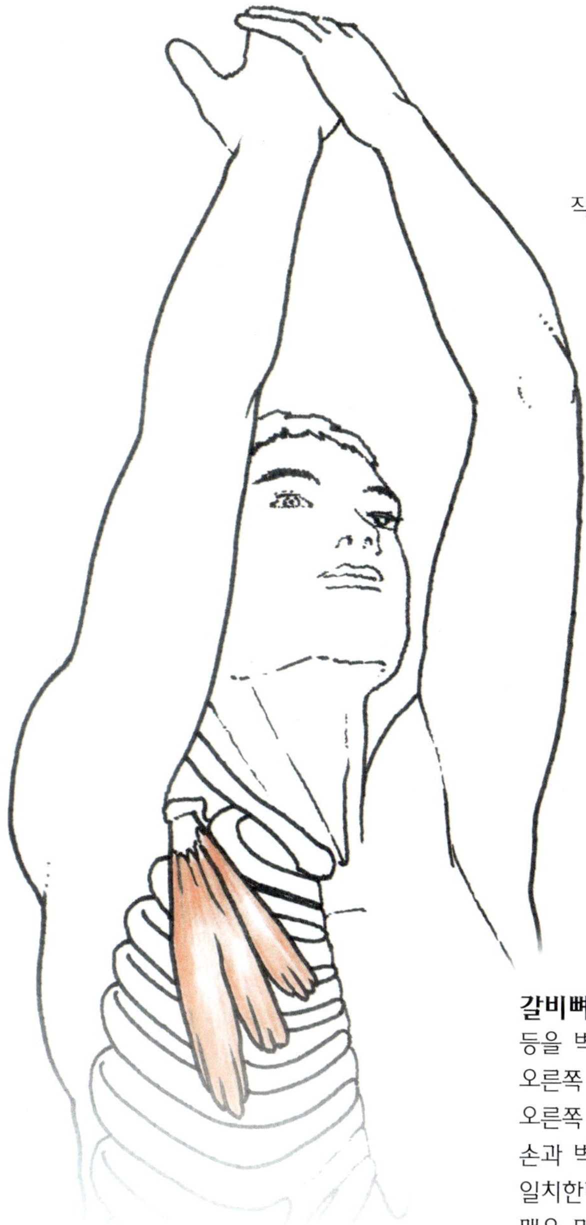

이 움직임 전체는
작은가슴근(pectoralis minor)을 강하게 늘인다.

작은가슴근은 팔이 90°이상 올라가면 늘어난다.
작은가슴근이 늘어나면서 긴장을 하여
갈비뼈와 복장뼈를 위로 올리는데, 이 작용은
어깨뼈를 더 위로 향하도록 한다.

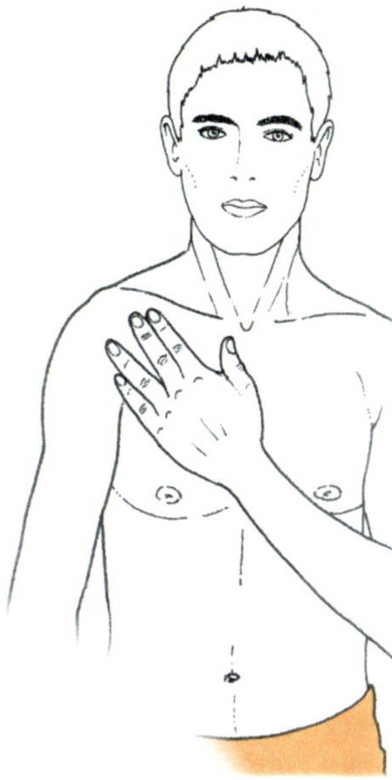

갈비뼈가 더 올라가다 :
등을 벽에 기댄다.
오른쪽 어깨뼈가 벽에 붙도록 몸을 오른쪽으로 튼다.
오른쪽 빗장뼈 아래, 가장 위에 있는 갈비뼈에 왼손을 댄다.
손과 벽 사이의 공간을 느낀다 : 이 부위는 허파 꼭대기와 일치한다. 이 부위의 움직임을 찾기 위해, 비록 움직임이 매우 미미하더라도 숨을 들이마신다.
이 호흡의 목표는 몸에 산소를 공급하는 것이 아니라, 매우 부분적인 호흡으로 이 부위를 각성시키는 것이다.
이렇게 하면 어깨위치를 자연스럽게 바로잡고, 일반적으로 몸을 수직으로 만들어 자세의 균형을 잡을 수 있다.

다른 자세에서 부분적으로 이러한 근육작용을 발견할 수 있다 :
Crescent Pose, Wheel Pose, Dance Pose.

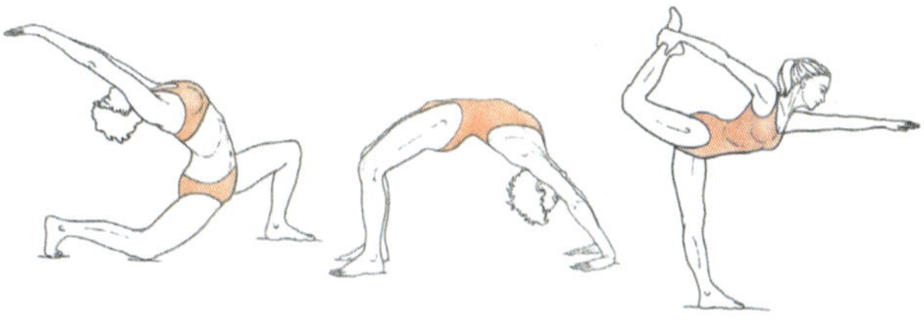

작은가슴근 늘이기

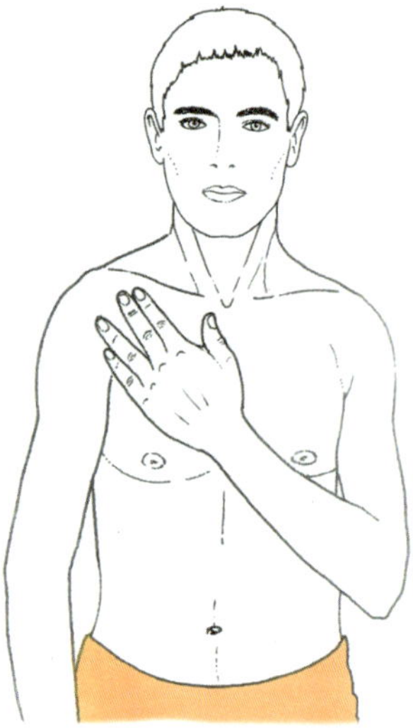

손으로 작은가슴근의 위치를 찾는 것으로 시작한다.

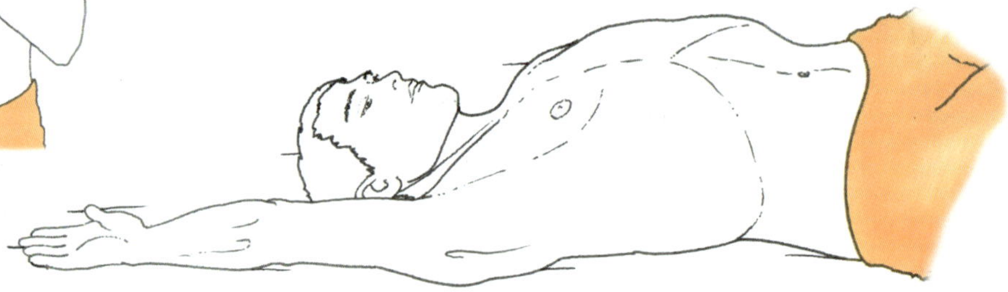

무릎과 엉덩이를 구부리고 발바닥을 바닥에 편평하게 놓고 등을 바닥에 대고 눕는다.
어깨뼈가 머리로 향해 올라갈 때까지 오른팔을 바닥에 미끄러지듯이 오른쪽 귀를 따라 올린다.

특이한 세부 사항 :
부리돌기(coracoid process)를 들어 올리기 위해, 팔을 올릴 때 망설이지 말고 어깨도 강하게 올린다(주의할 것, 이 작용은 이 운동에만 유효하다).

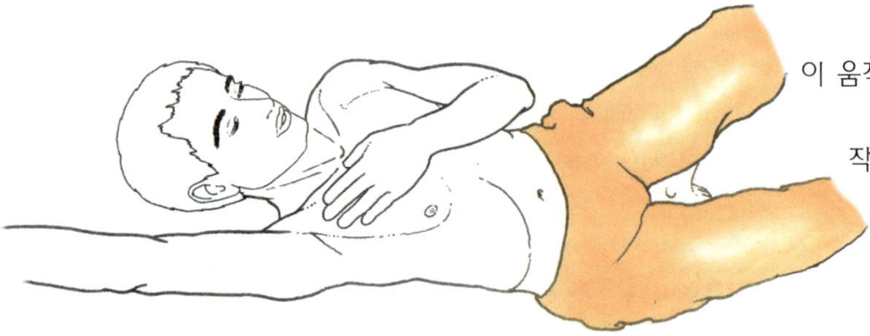

이 움직임은 이미 작은가슴근을 늘인다.

작은가슴근을 더 완벽하게 늘이려면, 위의 그림과 같이 왼손을 작은가슴근에 댄다.

올라간 오른팔의 상태를 유지하면서, 숨을 내쉬면서 이 부위의 갈비뼈를 내린다.

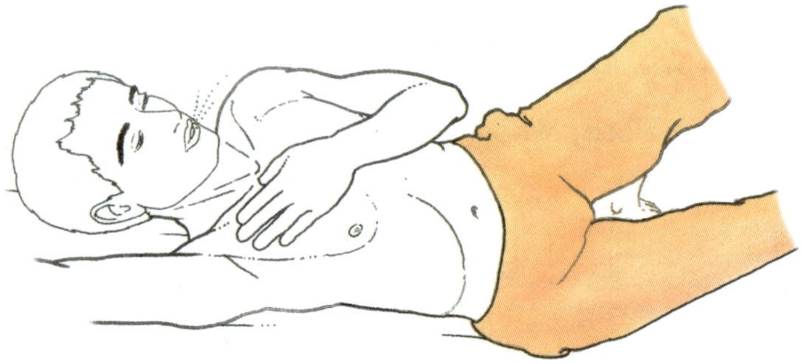

왼쪽도 반복한다.

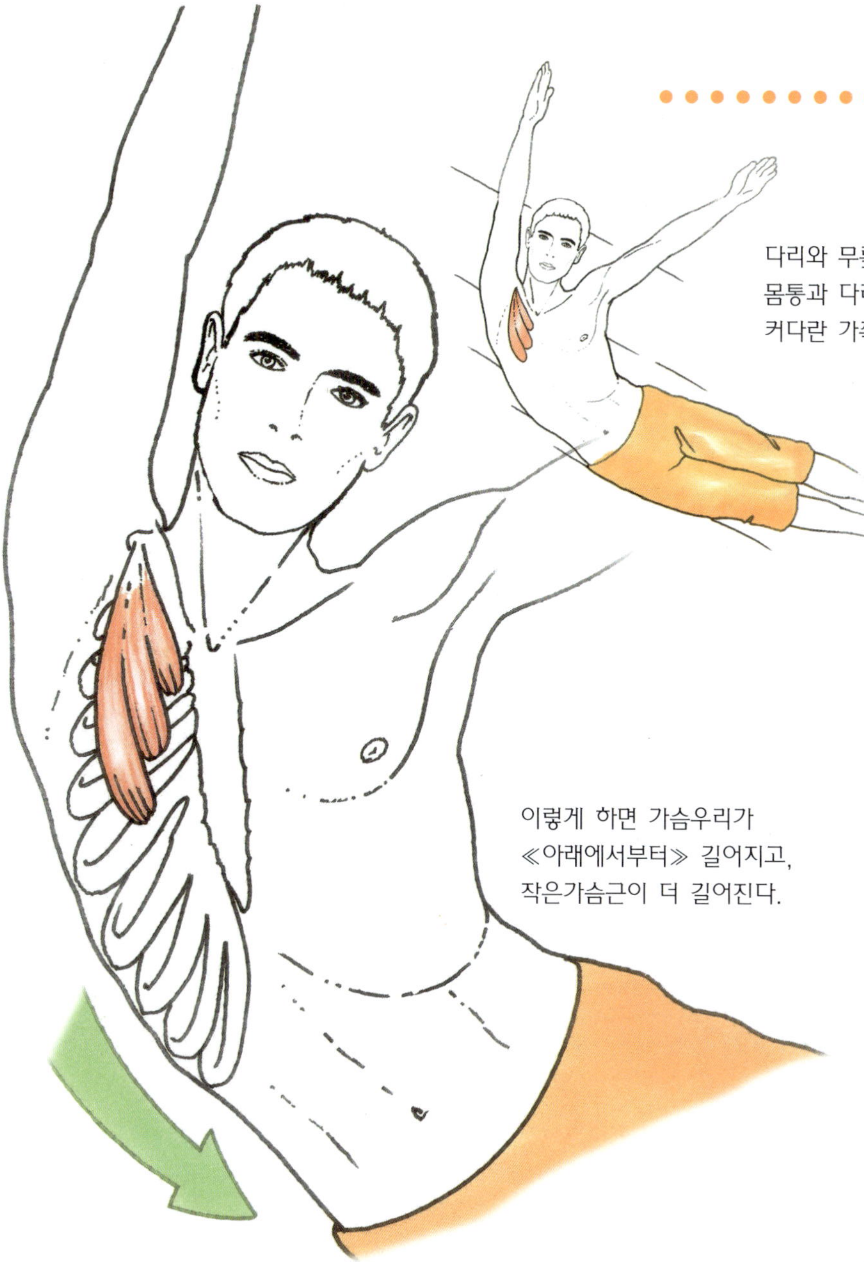

다리와 무릎을 펴고 눕는다.
몸통과 다리를 왼쪽으로 굽힌다 :
커다란 가쪽곡선이 만들어진다.

이렇게 하면 가슴우리가
≪아래에서부터≫ 길어지고,
작은가슴근이 더 길어진다.

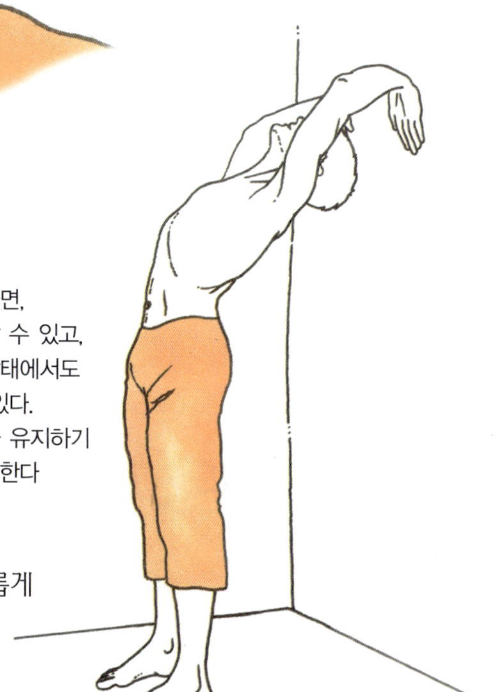

만약 누울 수 없다면,
이 운동을 서서 할 수 있고,
팔을 벽에 기댄 상태에서도
이 운동을 할 수 있다.
그런데 척주정렬을 유지하기
위해 주의를 해야 한다

이러한 간단한 운동을 통해 작은가슴근이 늘어나는 자세를 새롭게 체험할 수 있다.

Bow Pose 또는 다누라사나 (Dhanurasana)에서 길고 강한 큰가슴근

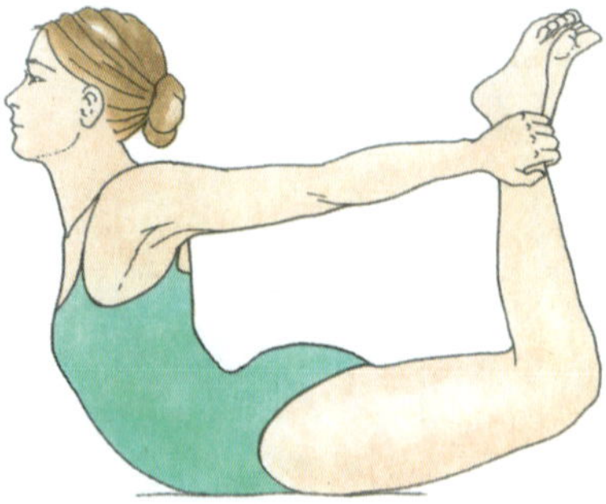

Bow Pose는 ≪연결된≫ 자세이다 : 손으로 발목을 잡는다.
항상 그렇듯이 이 경우, 모든 관절에 필요한 움직임 폭은 분산되고 그리고 움직임 폭은 관절에서 다른 관절로 이동하고, 특히 여기에서 *어깨*로 이동한다.

어깨가 앞뒤로 움직이는 것을 관찰할 것이다(여기서 자세히 설명하지 않지만, 팔을 움직일 수 있는 관절전체를 ≪어깨≫라고 부른다).
앞으로/뒤로, 어깨는 2종류의 움직임을 한다 : 첫 번째 움직임은 앞으로 향한 내밈(antepulsion)인데, 매우 큰 움직임(180°까지)으로 손을 머리꼭대기까지 올릴 수 있고, 두 번째 움직임은 뒤로 향한 뒷당김(retropulsion)인데, 움직임이 훨씬 제한적이고 일반적으로 45° 정도 움직일 수 있다.

다누라사나(Dhanurasana), 첫 번째 단계 :
배를 바닥에 대고 누워서 시작한다. 발을 엉덩이 가까이에 가져오면서 무릎을 굽힌다. 양팔을 뒤로 뻗어 팔꿈치를 펴고 양손으로 각 발목을 잡는다.
몸의 많은 부위가 바닥에 닿아있다. 매우 굽어진 무릎을 제외하고는, 관절 움직임의 폭은 작다.

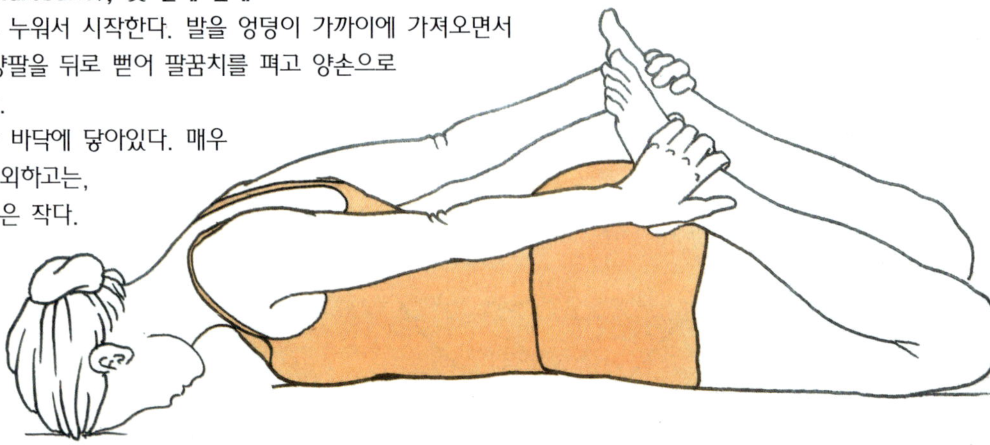

다누라사나(Dhanurasana), 두 번째 단계 :
그 후 자세가 휘어진다(자세가 바닥에서 올라간다) : 점진적으로 무릎을 편다.
무릎 폄근인 넙다리곧은근에 의해 움직임은 역동적으로 이루어진다.

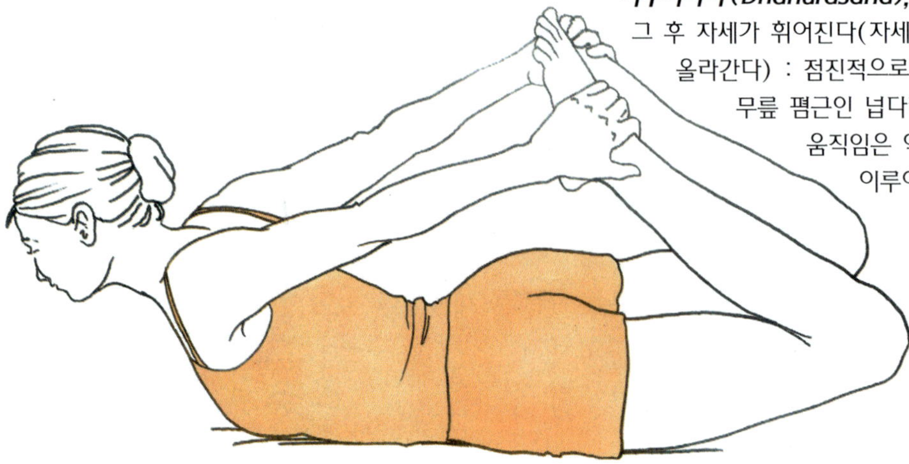

자세를 보완하는 3가지 방법 : 자세를 취하기 위해, 무릎을 펴게 되면, 무릎 굽힘 폭이 줄어든다. 그러나 자세는 관절로 ≪연결되어≫ 있기 때문에, 무릎에서 잃어버린 굽힘 폭 만큼, 다른 관절에 이 폭이 부과되는데, 그리고 좀 더 정확하게 이 폭이 부과되는 세 부위가 있다 :

- 또는 엉덩이에서,
  더 많은 폄을 요구하거나 ,

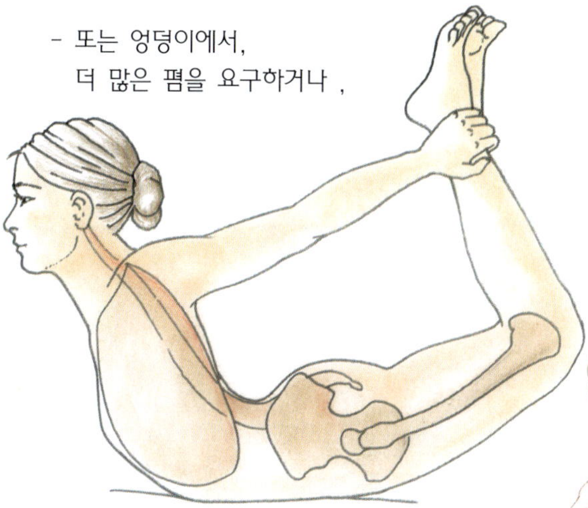

- 또는 허리뼈에서,
  더 많은 굽힘을
  요구하거나,

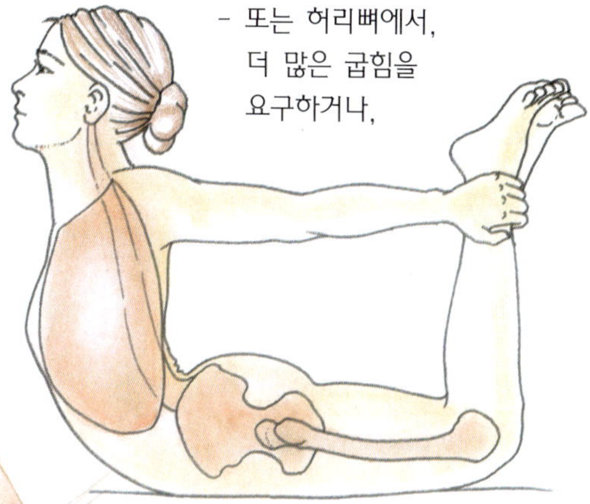

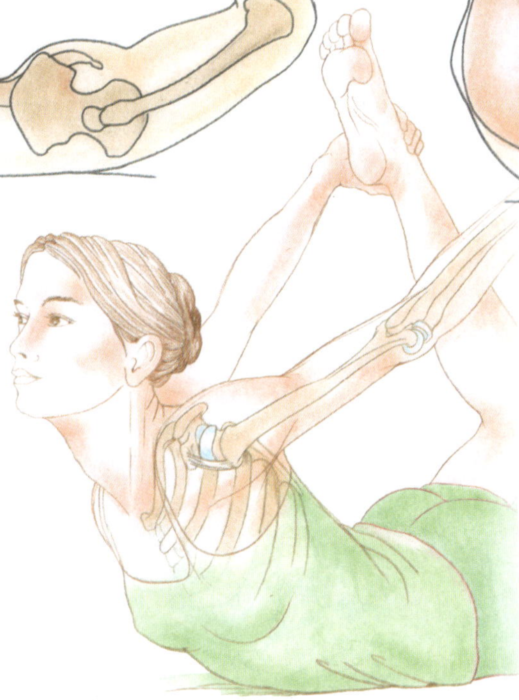

- 또는 뒤로 더 많은
  움직임이 요구되는 어깨에서 :
  이 마지막 움직임을 여기서
  자세히 설명할 것이다.

어깨의 후퇴(retropulsion)는 강하게 발생한다. 이 후퇴는 45°에 도달하는데 - 때로는 45°를 초과한다. 이것은 인대뿐만 아니라 어깨 앞쪽 근육을 강하게 당긴다.

만약 이 움직임이 매우 커지면, 관절 앞쪽에 있는 근육, 특히 큰가슴근(pectoralis major)에 의해 움직임이 제어된다(apm1, 128쪽). 큰가슴근은 가슴 앞에서 위팔뼈로 뻗어있는 커다란 시트로, 어깨에서 강력한 끈이다. 큰가슴근은 관절을 보호하기 위해 최대로 늘어나고 그리고 동시에 수축한다. 그러므로 이 자세에서 큰가슴근은 동시에 강하고(고정시키기 위해) 유연해야(팔 움직임 폭이 자유롭기 위해) 한다.

비대칭 Bow Pose가 어깨에서 더 쉬운 이유는 무엇인가?
엉덩이처럼 어깨 앞쪽에서, 필요로 하는 움직임 폭이 골반과 가슴이 틀어지면서 감소하기 때문이다.

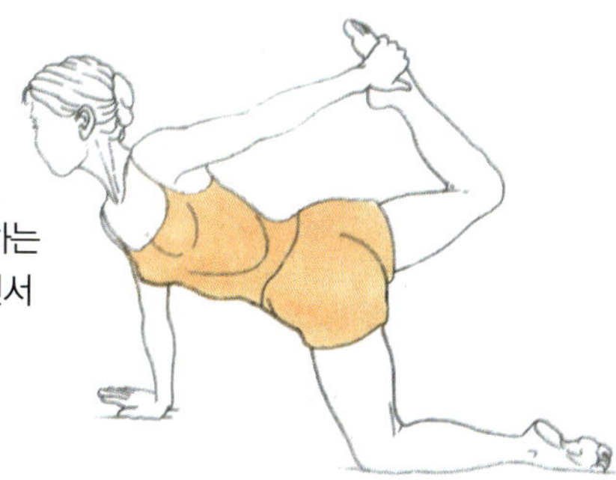

큰가슴근 늘이기

자세를 취한다 :
등을 바닥에 대고 눕는다. 이때 허리, 엉덩이, 무릎, 발목은 구부리고, 발바닥은 바닥에 닿도록 놓는다. 팔을 양쪽으로 벌린다.

손/팔 돌림 :
동시에 양쪽 팔에서, 손을 가능한 최대한으로, 천천히 안쪽돌림을 하고 (손바닥은 바닥쪽으로),

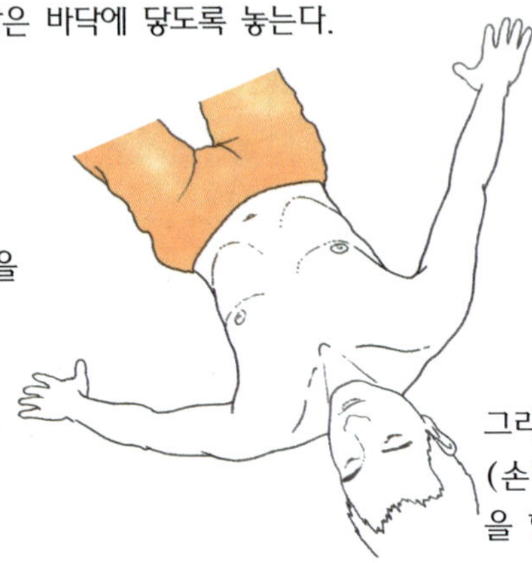

그리고 가쪽돌림 (손바닥을 천장 쪽으로) 을 한다.

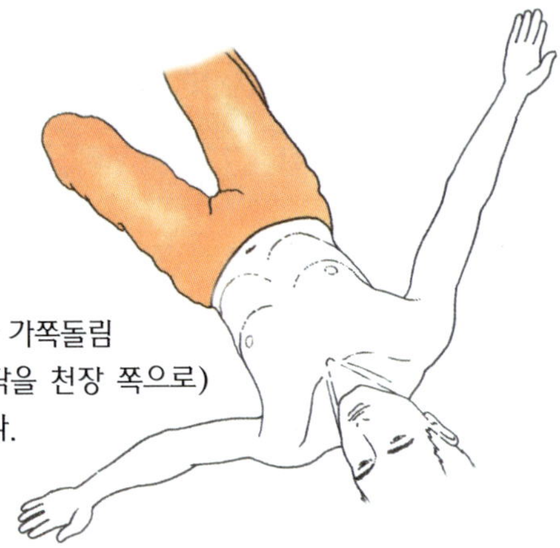

이 움직임이 손과 팔뚝에서 발생할 뿐만 아니라, 또한 팔에서도 발생하도록 한다.

팔을 들다 :
귀나 이마의 높이까지 팔을 미끄러지듯이 올린다. 점진적으로, 큰가슴근이 긴장되는 것을 느낀다. 큰가슴근의 윗부착 부위를 손으로 만져볼 수 있다.

그런 다음, 이 새로운 자세에서, 안쪽돌림/가쪽돌림을 여러 번 반복한다 :

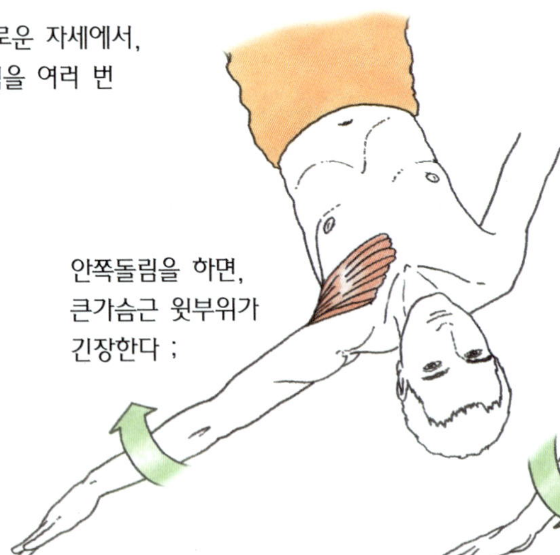

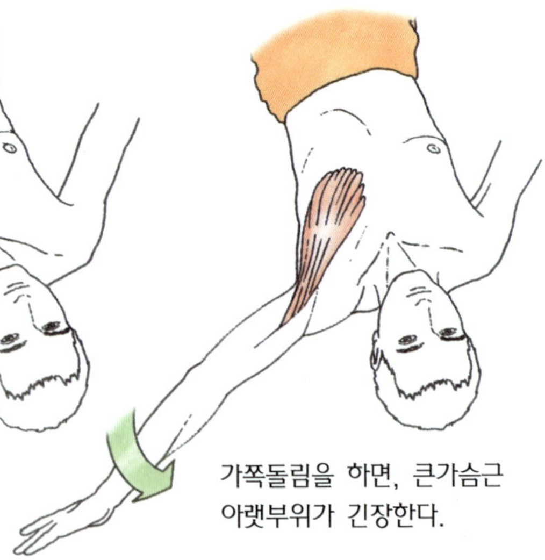

머리/목 그리고 가슴 앞 :
머리를 천천히 한쪽으로 돌린다. 가슴의 윗부위가 같은 쪽으로 돌아가고 더 많이 누르는 것을 느낀다. 반대쪽에서, 바닥을 누르고 있는 어깨는 (약간) 바닥과 떨어지는 경향이 있으며, 이 움직임은 바닥에서 떨어지는 쪽의 큰가슴근을 늘인다. 가능한 팔이 땅에서 떨어지지 않도록 한다.

다리 비틀기*(오른쪽 큰가슴근을 묘사)* :
왼발을 바닥에 댄 상태를 유지한다.
오른발을 왼쪽 무릎위에 놓는다.

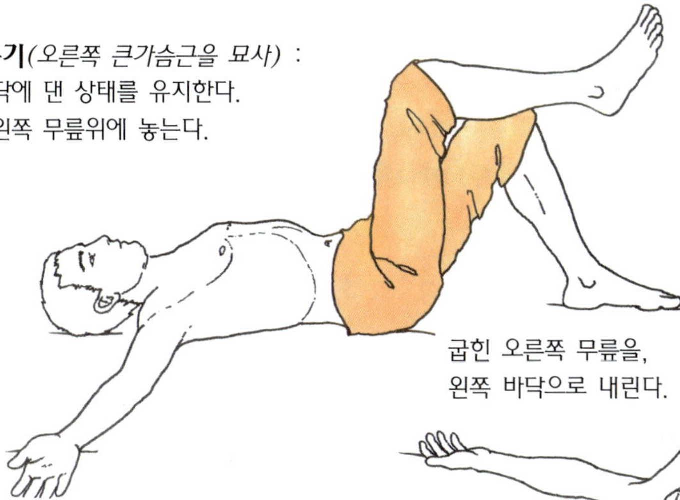

굽힌 오른쪽 무릎을,
왼쪽 바닥으로 내린다.

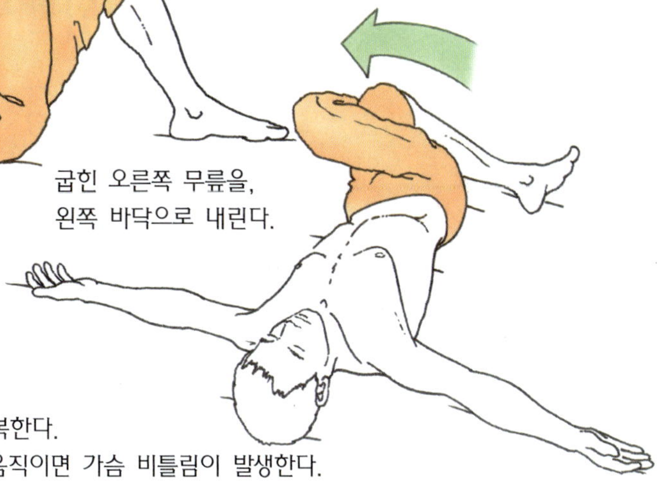

그런 다음 가운데로 돌아온다. 천천히 여러 번 반복한다.
매번, 다리를 움직이면 골반이 움직이고, 골반이 움직이면 가슴 비틀림이 발생한다.
오른쪽 어깨는 땅에서 떨어지는 경향이 있다. 이 움직임은 큰가슴근을 늘인다.
팔이 바닥에서 떨어지지 않도록 한다. 처음에는 어깨가 거의 움직이지 않도록 다리를 멀리 움직이지 않는다.
항상 어깨 앞이 긴장되지 않도록 하면서 점진적으로 움직임을 크게 한다.
여기서도 또한, 양방향으로 팔을 돌린다 : 안쪽돌림과 가쪽돌림.

서서 큰가슴근을 늘이기 *(오른쪽 큰가슴근을 묘사)* :
벽에 수직으로 서서,
오른쪽 어깨를 벽으로
향한다.
오른팔을 들어
뒤로 향하면서
오른손바닥을 벽에
댄다.

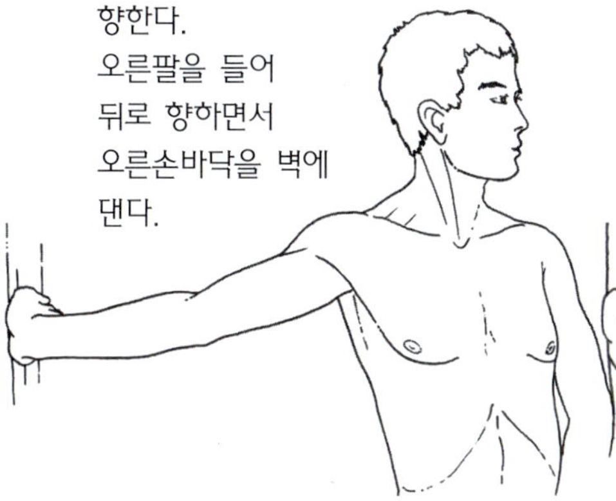

이 자세에서 큰가슴근이
늘어나는 것을 느낀다.
가슴을 왼쪽으로 돌리면
큰가슴근을 더 늘어날 수
있다.

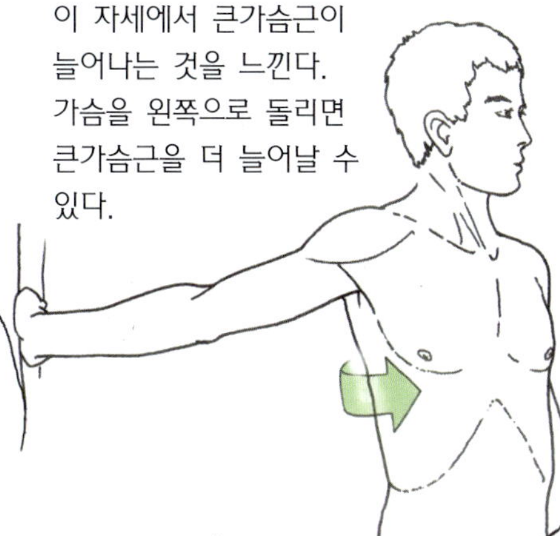

또한 머리를 왼쪽으로
돌릴 수도 있다.

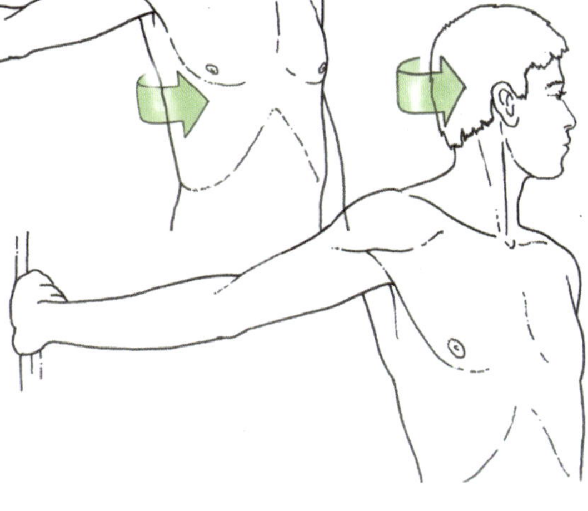

주의할 것. 이 두 가지 움직임은
큰가슴근을 분명하게 늘일 것이다 :
항상 편안함을 유지하고 어떠한
상황에서도 무리하게 움직여서는
않된다.

Cow Face Pose 또는 고무카사나 (Gomukhasana)에서 긴위팔세갈래근

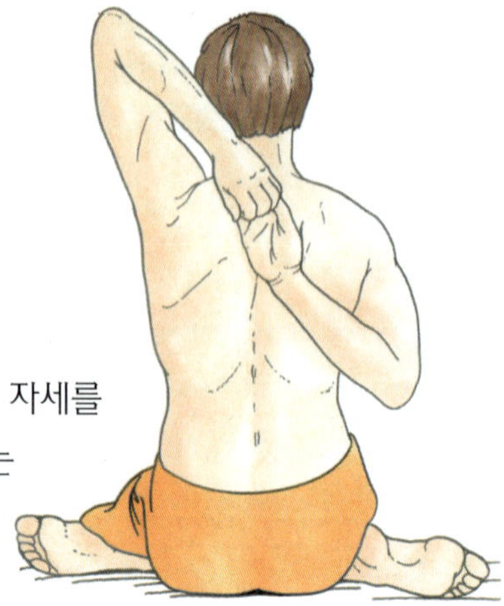

이 자세에서, 양팔은 어깨 높이에서 서로 반대방향으로 움직인다. 특히 양손을 등 뒤에서 서로 잡았을 때, 양팔 움직임 폭에 따라, 이 자세를 쉽게 행하거나 행할 수 없고, 또한 자세가 가져다주는 이점도 달라진다.

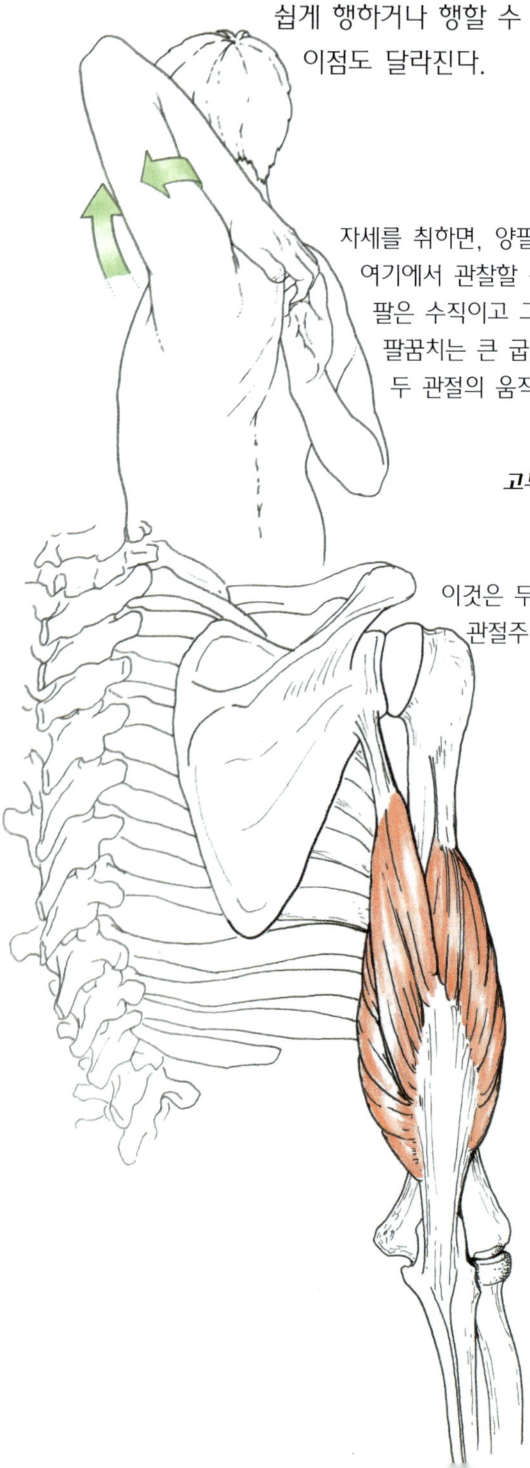

자세를 취하면, 양팔 중에서, 위에 위치한 팔을 여기에서 관찰할 것이다 :
팔은 수직이고 그리고 어깨 가쪽돌림 위치이다.
팔꿈치는 큰 굽힘 상태에 있다.
두 관절의 움직임 폭은 최대이다.

고무카사나(Gomukhasana)에서 어깨뼈는 ≪가쪽돌림≫이 된다 (apm1, 119쪽).
이것은 두 가지 원인에 기인한다 : 첫 번째는 관절주머니의 긴장에서 기인할 뿐만 아니라, 두 번째는 긴위팔세갈래근의 긴장에서 기인한다.

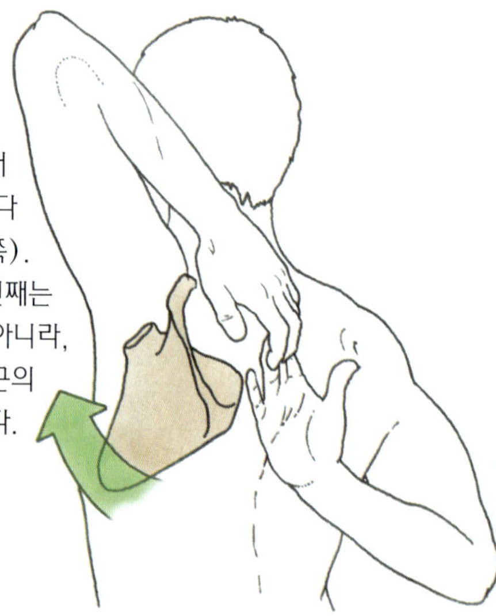

3개의 부위(3명의 ≪리더≫라고 부름)로 형성된, 이 두꺼운 근육은 팔 뒤쪽에서 일어나, 팔꿈치 끝의 뾰족한 뼈에 닿는다(apm1, 152쪽).
팔꿈치의 강한 굽힘은 이 근육을 늘인다.

그러나 ***고무카사나(Gomukhasana)***는
특히 *긴위팔세갈래근*이라고 불리는 세갈래근 중 하나를 늘인다.
사실, 팔꿈치 굽힘은 팔이 올라가는 것과 동시에 이루어진다.

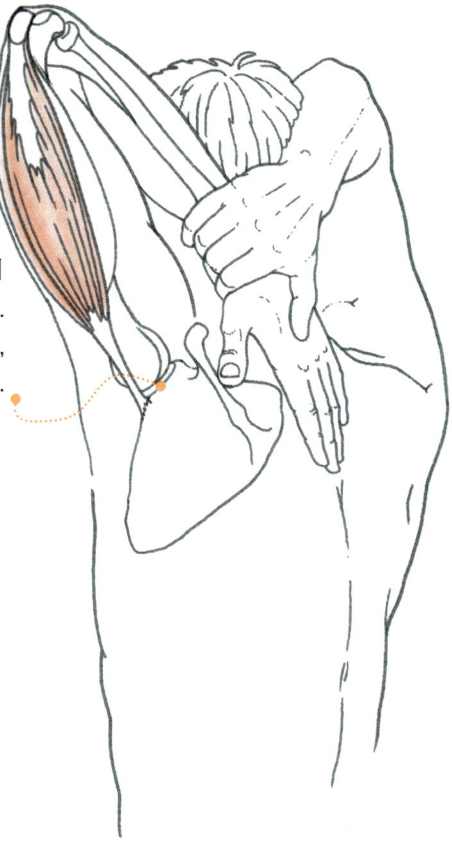

그런데, 이 긴위팔세갈래근이
어깨뼈까지 올라간다.
그리고 이 근육이 긴장할 때,
어깨뼈를 ≪가쪽돌림≫으로 견인한다.

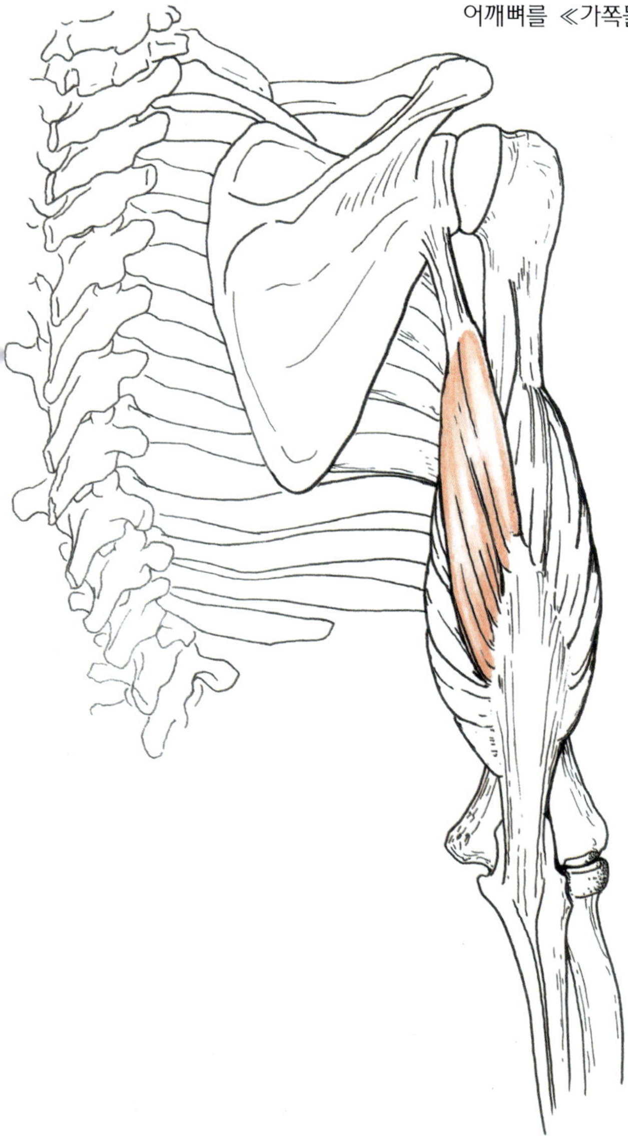

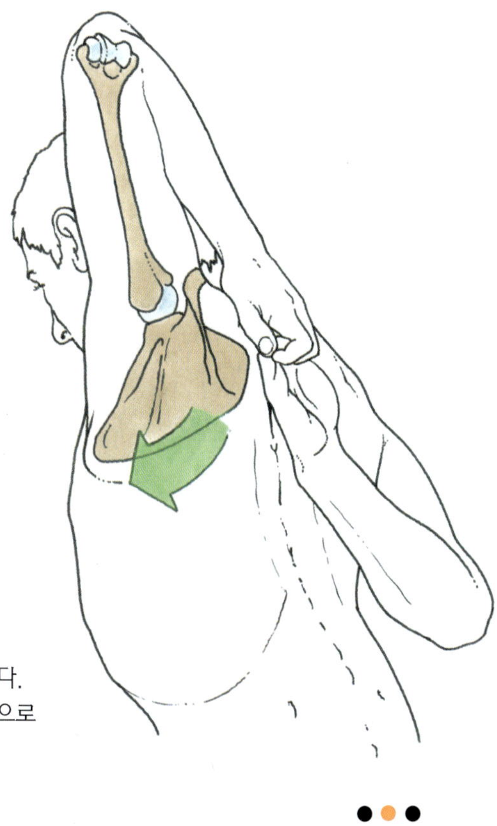

긴위팔세갈래근이 짧으면, 어깨는 움직임 폭이 부족하고,
가쪽돌림이 커진다. 따라서 팔 아래에서 돌출된 덩어리를 볼 수 있다.
이 덩어리는 어깨뼈이며, 거의 수평이 되고, 뾰족한 부위는 바깥쪽으로
그리고 앞쪽으로 향하게 된다. 또한 팔은 뒤로 잘 후퇴되지 않고
위팔뼈머리를 앞으로 미는 것을 볼 수 있다.

(계속하여) Cow Face Pose 또는 *고무카사나(Gomukhasana)*에서 긴위팔세갈래근

*고무카사나(Gomukhasana)*에서 긴위팔세갈래근을 늘이면서 위팔 움직임을 준비할 수 있다.

자세잡기 :
배를 바닥에 대고 누워 양팔을
머리 양쪽에 두고, 팔꿈치를 구부리고,
양손은 귀 가까이에 놓는다.

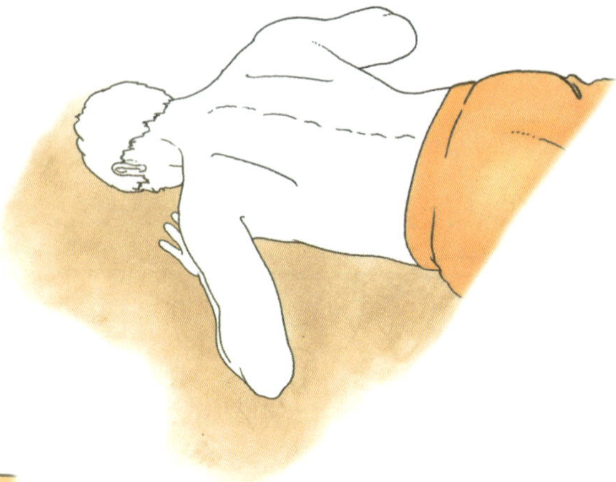

어깨뼈 안쪽돌림 찾기 :
손을 너무 많이 움직이지 않고 팔꿈치를
허리 쪽으로 민다 : 팔을 몸통에
더 가깝게 가져간다.

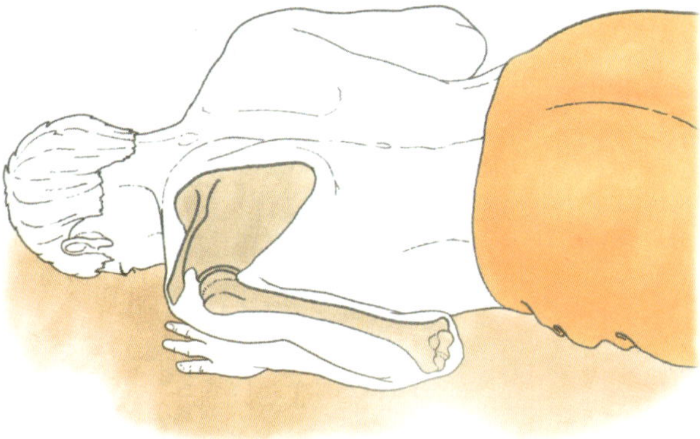

어깨뼈가 척주에 더 가까워 졌다는 것을 느낀다.
어깨뼈에서 안쪽돌림 일어났고,
안쪽돌림은 어깨뼈 아래각(inferior angle)이
등 중앙선을 향하여 움직이게 한다.

가쪽돌림 찾기 :
어깨뼈가 무엇을 하고 있는지 느끼기 위해
어깨뼈를 천천히 다시 벌린다 :
어깨뼈 아래각이 이제는 바깥쪽으로 향한다.
바로 가쪽돌림이다.

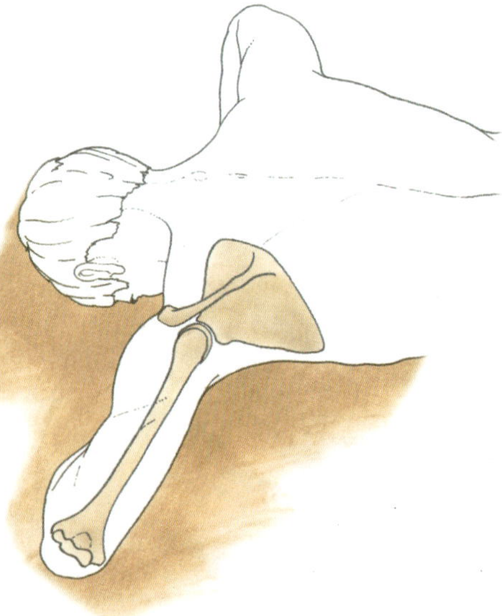

역동적인 설명 :
우선 팔의 움직임이 어깨뼈를 어떻게 당기는지를 잘 느끼기 위해 이 두 움직임을 여러 번 연습한다.
그런 다음 팔을 움직이지 않고 어깨뼈만으로 두 움직임을 행한다 : 이 움직임은 근육에 의해
역동적으로 행해진다.
역동적인 안쪽돌림 움직임을 여러 번 반복한다. 이 움직임은 다음 연습에서 필요할 것이다.

팔을 바닥에 편다 *(왼팔을 설명)* :
왼팔을 바닥에서 몸을 따라 머리 너머로 민다.

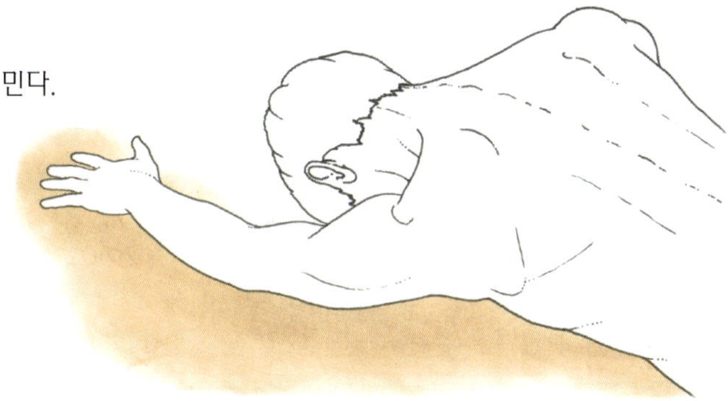

팔이 같은 방향을 가리키도록 손을 **바깥쪽으로 돌린다.** 이러한 움직임은 어깨뼈가 가쪽돌림이 되도록 한다.

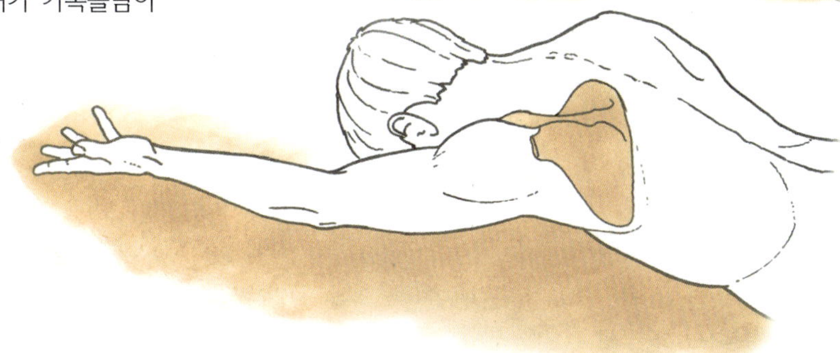

그런 다음 적극적으로 안쪽돌림을 실행한다 : 이것은 어깨 아래쪽부위를 늘인다.

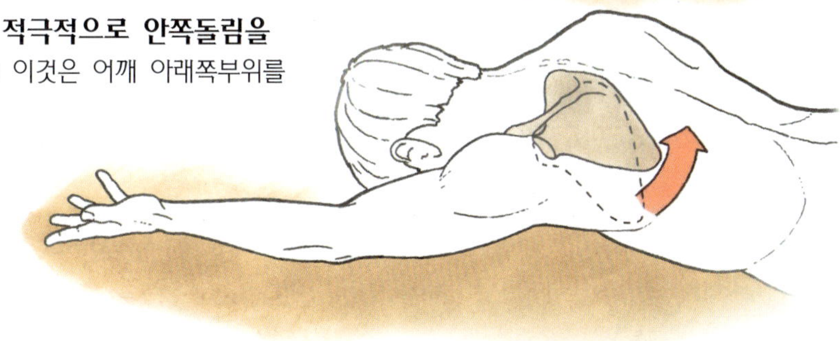

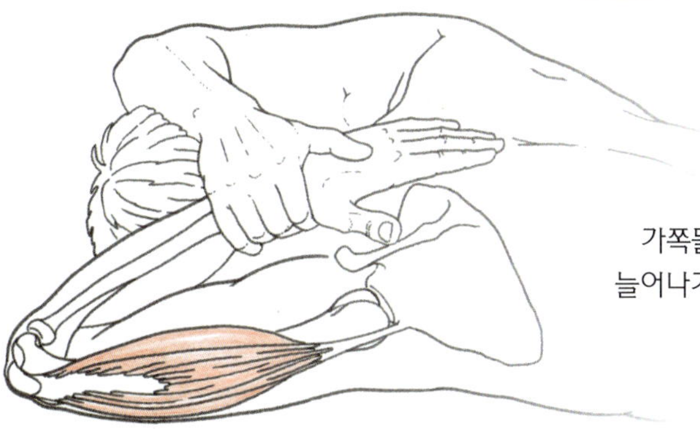

팔꿈치 굽힘을 찾기 :
팔꿈치를 굽힌다. 다른 쪽 손을 사용하여 이 굽힘을 부드럽게 유지하고/증가시킨다. 가쪽돌림이 더 강해지는 경향이 있다 : 긴위팔세갈래근이 늘어나기 때문이다. 그런 다음 어깨뼈가 안쪽돌림이 되도록 적극적으로 움직인다. 그 후 팔과 어깨를 움직인다.

고무카사나(Gomukhasana)를 실행하기 전에 이 움직임을 연속으로 여러 번 연습하여 어깨가 이 자세를 행할 수 있도록 준비한다.

다른 자세에서 같은 근육이 늘어나는 것을 발견할 수 있다 :
Dance Pose, Wheel Pose, Bow Pose.

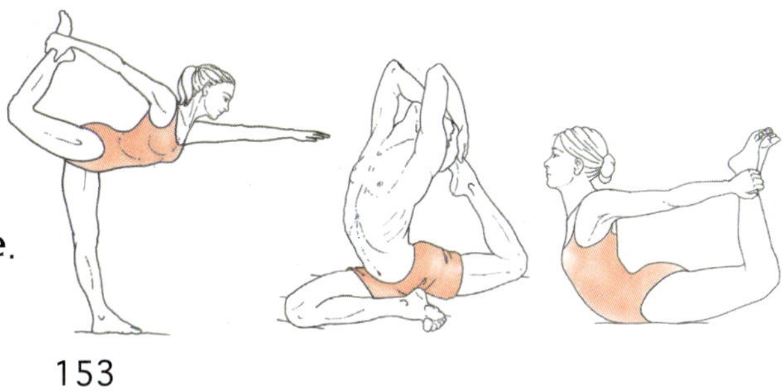

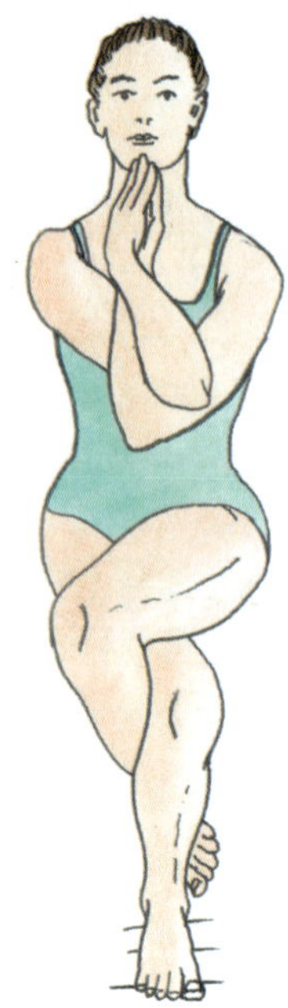

Eagle Pose 또는 *가루다사나(Garudasana)* 에서 긴마름근(long rhomboideus)

이 자세의 일부 변형자세는, 어깨 뒤가 강력하게 벌어지도록, 팔꿈치를 교차시킨다. 이 자세는, 호흡을 용이하게 하고, 목과 등위를 자유롭게 하기 위해, 어깨뼈 사이의 폭을 벌린다.

먼저 이 부위를 관찰할 것이다.

어깨뼈 움직임 :
이 뼈는 관절과 연결되지 않아, 등 뒤에서 다른 뼈와 붙어 있지 않다. 하지만 6개의 근육에 의해 척주와 가슴우리에 연결된다. 이 6개의 근육은, 팔과 손에 2가지 결정적인 역할인, 어깨뼈를 움직이거나 안정화시키는 보완 작용을 한다.

어깨뼈에서 척추에 이르는 긴마름근 :
그 중에서도 긴마름근(apm1, 86쪽)은 어깨뼈 안쪽면에서 목뼈와 등뼈까지 연결된다. 긴마름근은 어깨뼈를 올리면서 어깨뼈를 척주에 접근시킨다. 능동적인 끈처럼, 긴마름근은 어깨뼈를 뒤에서 고정하여 척주에서 벌어지지 않도록 한다.

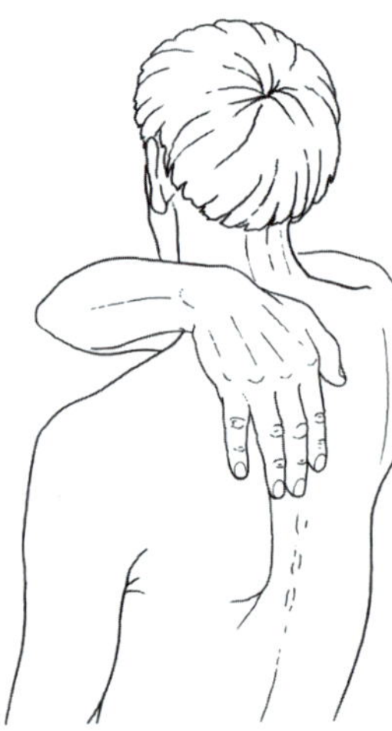

교차한 손이 반대쪽 어깨를 지나, 등 쪽으로 약간 내려가면 긴마름근의 위치를 확인할 수 있다.

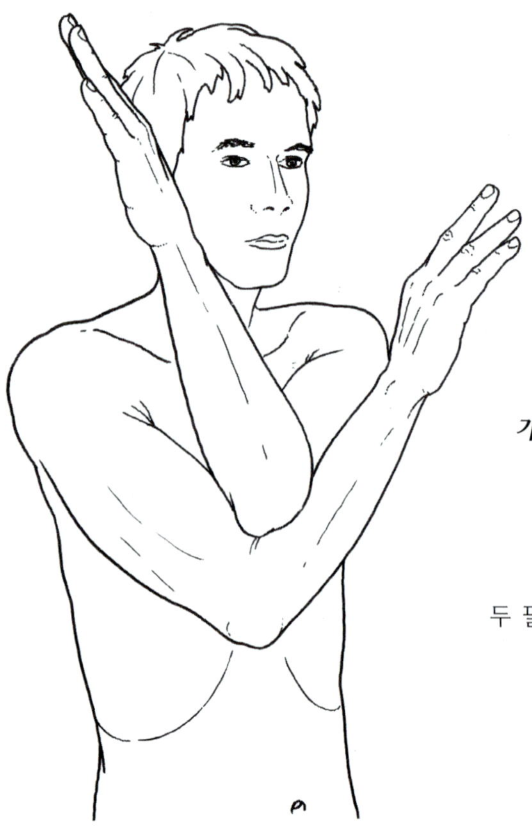

*가루다사나(Garudasana)*에서 팔을 관찰할 수 있다 : 양팔을 가슴 앞에서 교차하고, 한 팔은 팔꿈치를 굽혀 다른 팔 아래를 지나간다. 이 움직임으로 두 어깨뼈는 강하게 벌어진다(벌림).

두 팔의 위치는 이 첫 번째 움직임에서 요약될 수 있으며, 두 팔은 어깨 높이에서 안쪽돌림으로 서로 만난다.

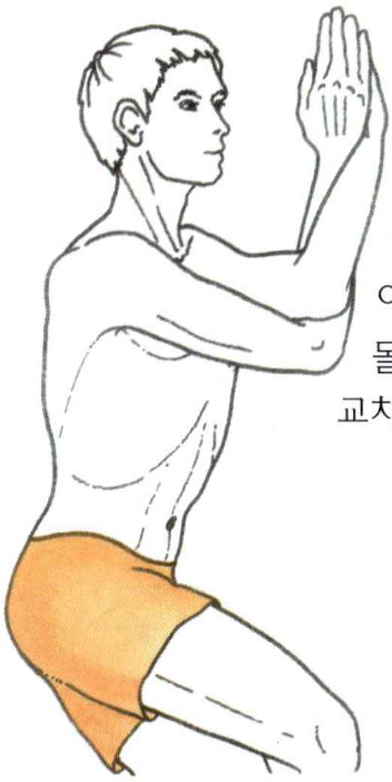

그러나 이 자세에서 다른 자세를 취할 수 있다 : 양손이 서로를 향해 가는데, 이 움직임으로 인해 팔은 가쪽돌림으로 돌아가며, 두 손의 손바닥 면이 서로 교차하여 자세는 ≪갇혀 진다≫.

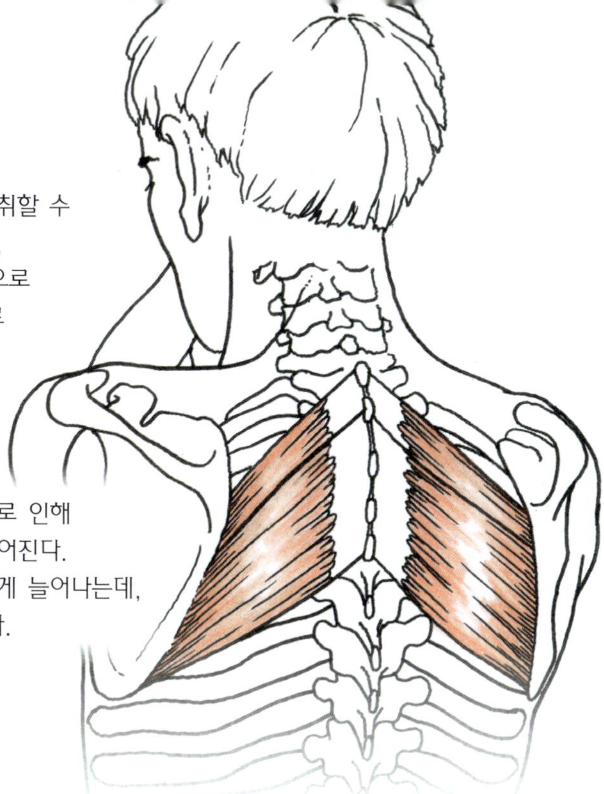

추가된 자세의 움직임으로 인해 두 어깨뼈는 더 많이 벌어진다. 따라서 긴마름근은 강하게 늘어나는데, 특히, 윗부위가 늘어난다.

이렇게 어깨뼈가 늘어나는 것은 ,
자세에 의해 나타나는 운동일 수 있는, 2 상황에서 유익하다.

후부 호흡 :

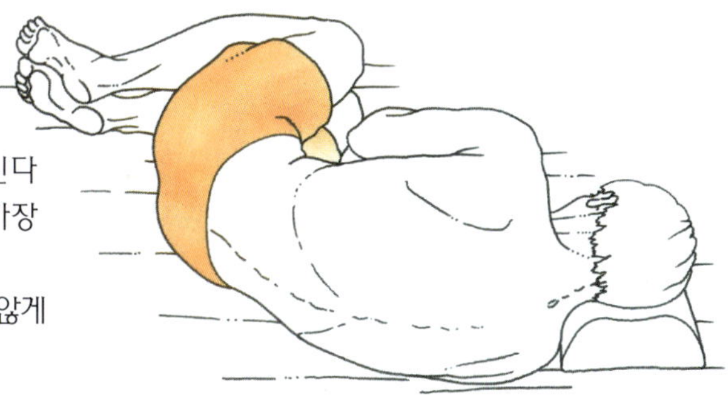

- 등 부위를 둥글게 하는데, 심지어는 어깨뼈 사이의 등 윗부위도 둥글게 한다.
- 공기를 이 후부 영역으로 보내는 것처럼 숨을 들이 마신다 (이것은 이미지이지만, 호흡움직임의 위치를 찾는 데 가장 자주 사용된다).
- 이 부위가 자유롭고 편안하도록 노력하면서, 무리하지 않게 몇 차례의 호흡을 반복한다.

목의 편안함 :

가루다사나(Garudasana) 의 연습 후에,
목 아랫부위의 유연성을 실험해 본다 :
양손을 머리 양쪽에 두고 손끝으로 조종하여 머리를 돌린다.

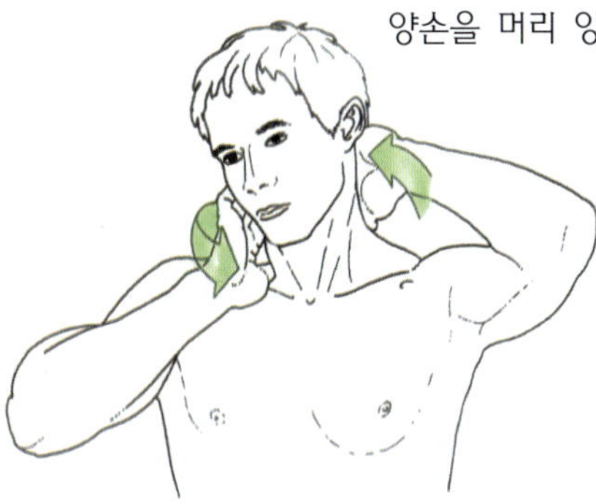

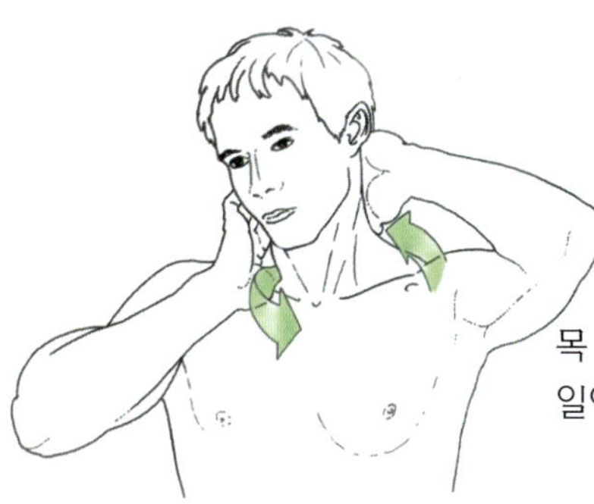

목 아래에서 움직임이 일어나도록 한다.

Shoulder Stand Pose 또는 사르방가사나 (Sarvangasana)에서 늘어난 가로막

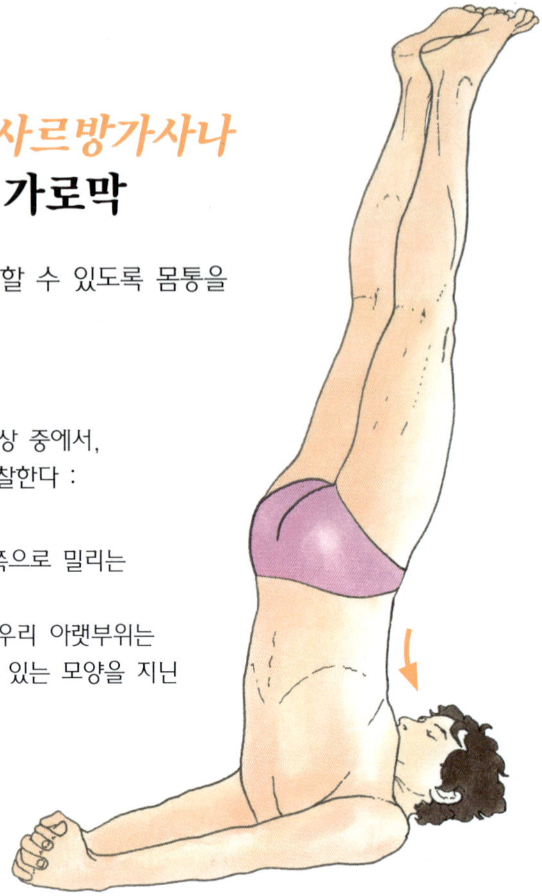

이 자세는, 다리를 말고 난 후, 어깨로 균형을 유지할 수 있도록 몸통을 수직으로 세운다.

이 자세에서, 골반과 가슴우리의 위치는 반대가 된다. 이 자세를 취하여 몸에서 나타나는 모든 현상 중에서, 특히 여기서 두 가지 현상을 관찰한다 :

- 복부내장 전체가 머리쪽으로 밀리는 경향이 있다.
- 그리고 동시에 가슴우리 아랫부위는 복부내장을 담을 수 있는 모양을 지닌 용기처럼 된다.

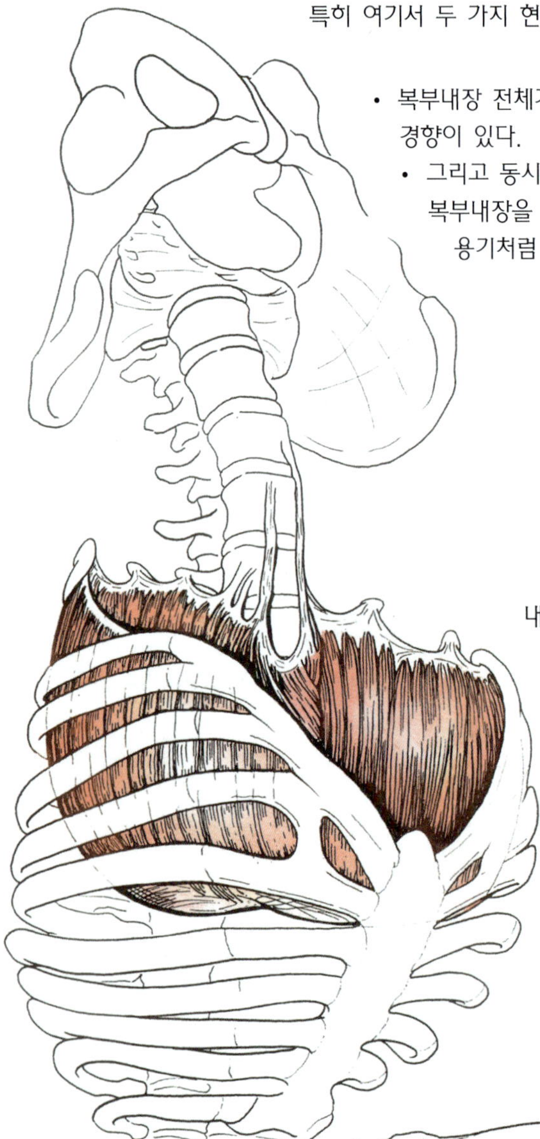

내장 덩어리의 무게는 실제로 가로막근육면(apm1, 94쪽)에 받쳐진다. 거꾸로 된 둥근 모양의 반구형 잔은 크면서 변형 가능한 그릇처럼 구성되어 유연하게 내장을 받친다.

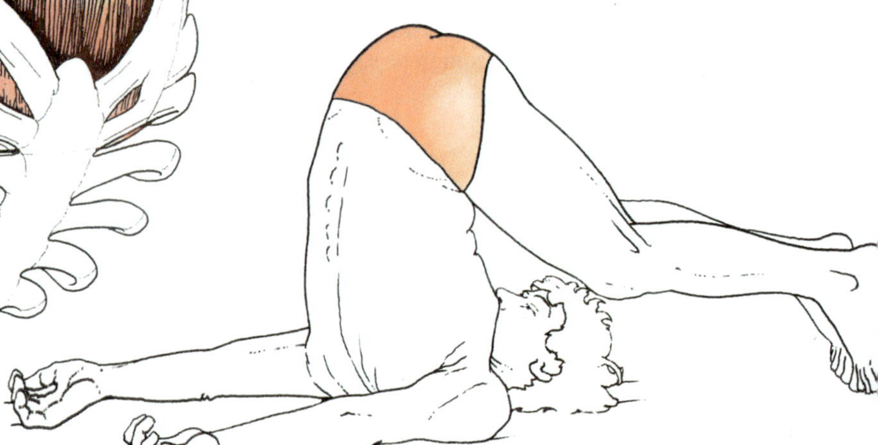

가로막은 약간 수축하면서 이러한 밀림에 반응한다.
그러나, 동시에, 내장무게는 가로막을 (적당히) 머리 쪽으로 민다 :
이 작용으로 인해 근육섬유가 늘어난다.

가로막근육은 수축 위치(흡기)와 이완 위치(호기) 사이에서
더 큰 움직임 폭을 갖는다. 따라서 가로막이 늘어나는 것은
호흡을 용이하도록 하기 때문에 유익하다.

이러한 작용은 대부분의 거꾸로 된
자세에서 발견된다.

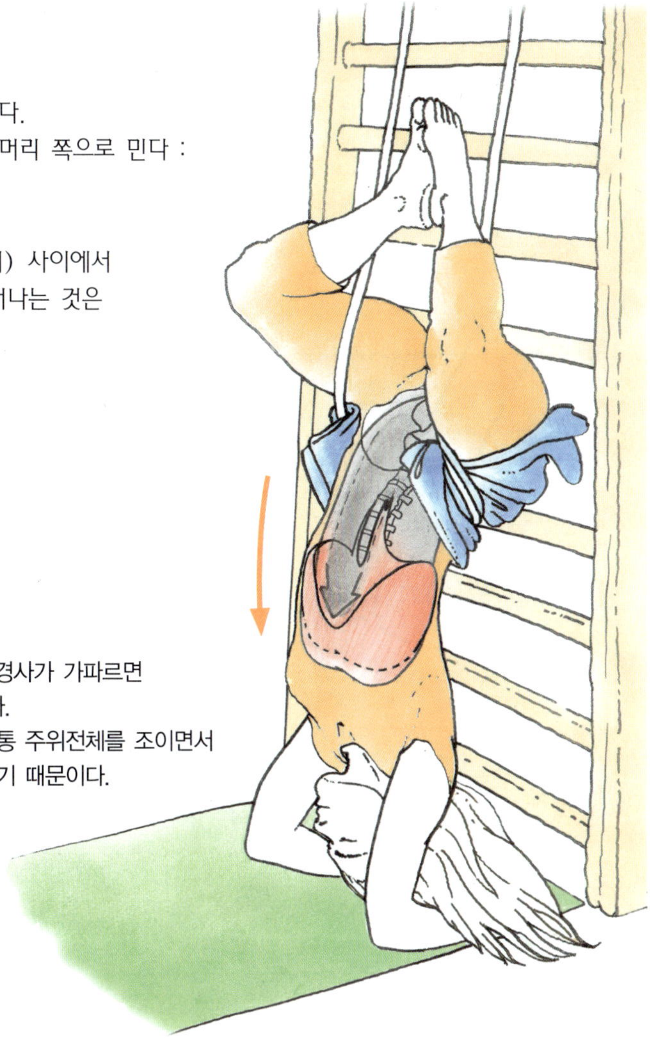

참고할 것 : 자세를 취할 때 기우는 경사가 가파르면
효과가 더 클 것으로 믿어서는 않된다.
왜냐하면 몸통을 유지하는 근육이 몸통 주위전체를 조이면서
수축하여 내장의 밀리는 것을 제어하기 때문이다.

반대로, 자세가 골반 아래의 지지대(골반 아래에 배치된 블록 또는 미끄럼틀 형태로
지지대를 형성하는 쿠션)에 의해 도움을 받는 경우 효과가 더 크다. 왜냐하면
몸통 부위에서, 국소 근육의 수축(다른 근육들 중에 배근)으로 자세를
≪유지≫할 필요가 없기 때문이다.
그리고 이 수축에 의해 내장이 밀리는 것이 방해받지
않기 때문이다.

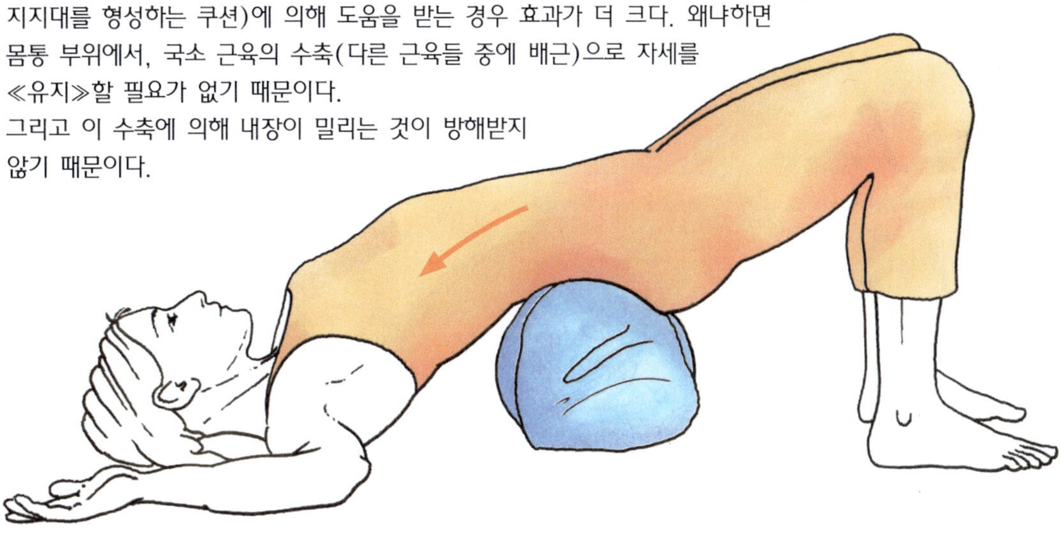

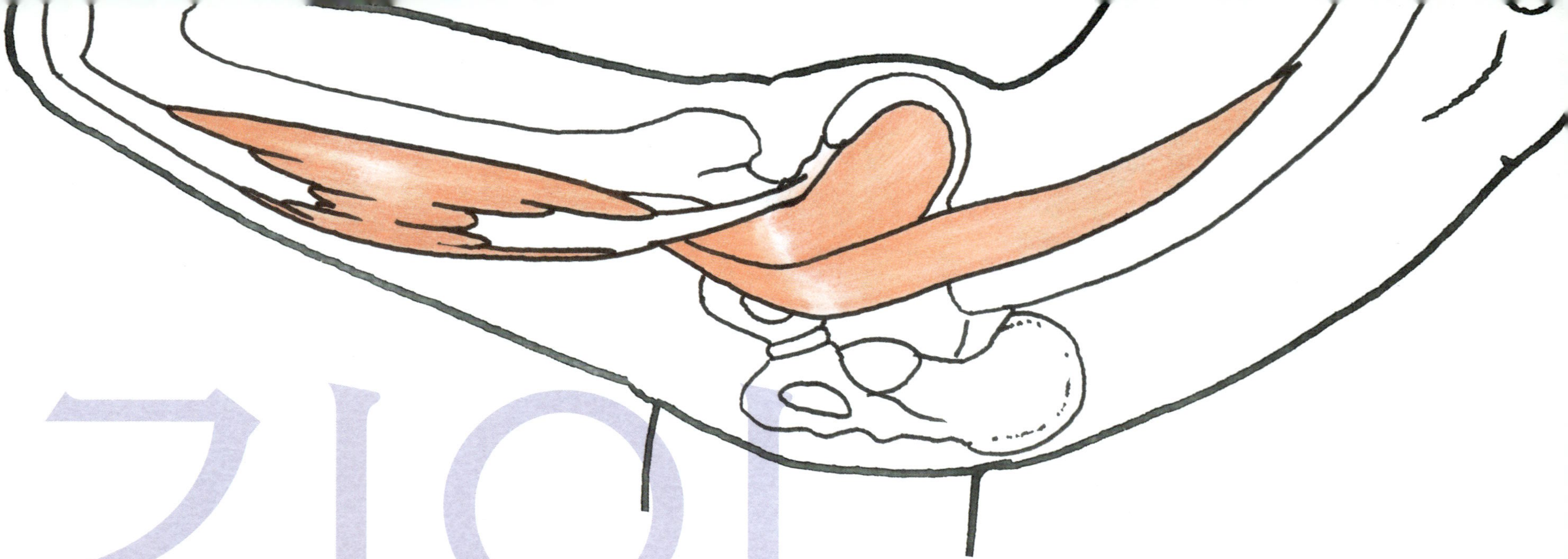

길이&힘

5

몇몇 자세에서 길이&힘

(Longueur & force dans certaines postures)

2장에서 힘(force)에 관해 살펴보았고, 4장에서는 근육유연성에 대해 살펴보았다.
이 장에서는 *다른 근육들의 힘이 실제로 작용할 수 있도록 미리 특정한 근육들의 길이를 요구하는* 자세를 다룰 것이다.

실제로 자세를 취하는데 필요로 하는 근육길이가 충분하면, 자세를 취할 수 있다.
≪자세의 건설자≫인 근육들이 작용한다.
그러나 자세를 취하는데 근육길이가 필요한 것보다 (아직) 너무 짧으면,
자세를 취할 수 없거나 취하는데 어려움이 있지만, 두 가지 가능한 관리 방법이 있다 :

- 또는 *근육이 짧음에도 불구하고 바른 형태로 자세를 취하려고* 노력한다. 따라서 너무 짧은 근육의 ≪경직성을 극복하려고≫ 근육을 작용시킨다. 연습은(약간은, 너무 짧은 옷으로 움직이고 싶은 것처럼) 근육이 움직이지 않는 것에 대한 싸움에 매달린다 :
- 또는 *근육변화를 추구하지 않고 자세를 근육의 딱딱함에 맞춘다. 주위에 인접한 관절의 움직임을 지나치게 요구한다.* 자세는 더 이상 같은 모양이 아니다.
  이러한 연습방법은 위험할 수 있다.

다음 쪽부터는 자세를 올바르게 취하기 위해서,
유연성을 반드시 필요로 하는 5가지 자세를 관찰할 것이다.

주의할 것 : 사람들마다 근육의 유연성(그리고 인대 유연성)이 다르다.
초보자는 몇몇 자세는 큰 문제없이 취할 수 있지만, 반면에 좀 더 어려운 자세를 취하는 것이 불가능하다는 것을 알게 될 것이다.
움직임에 작용하는 뼈-관절 사슬에서, 근육이 유연하지 않는 것을 보완하기 위해 관절의 폭을 과도하게 요구하는 경우가 있는데, 이러한 보완작용은 때로는 매우 위험하다.

5가지 주제의 그림 : 살펴볼 자세

Boat Pose 또는 *나바사나(Navasana)*에서 허리근(psoas)과 넙다리네갈래근(quadriceps)의 힘을 발휘하기 위한 뒤넙다리근의 유연성

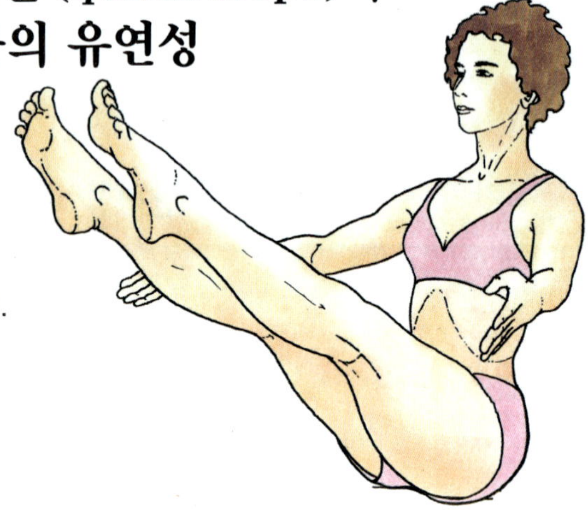

60쪽에서 살펴본 이 자세는 배 근육뿐만 아니라
등근육(골반을 고정하고 몸통을 바로 세우기 위해),
허리근(넙다리를 굽히기 위해),
넙다리네갈래근(무릎을 펴기 위해)의
강한 힘을 필요로 한다.

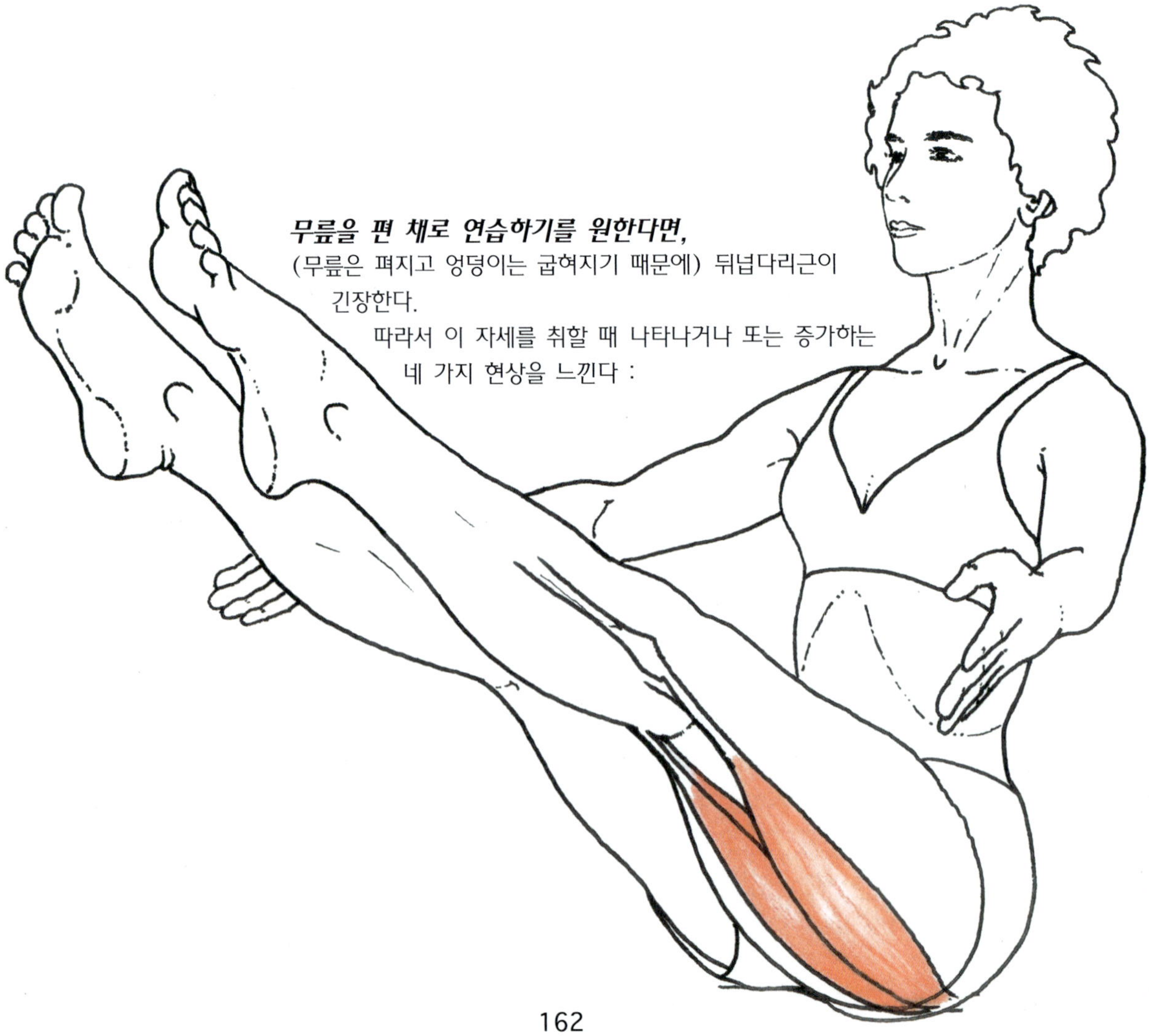

무릎을 편 채로 연습하기를 원한다면,
(무릎은 펴지고 엉덩이는 굽혀지기 때문에) 뒤넙다리근이 긴장한다.
따라서 이 자세를 취할 때 나타나거나 또는 증가하는 네 가지 현상을 느낀다 :

무릎을 편 상태를 유지하기가 어렵다 :
긴장된 뒤넙다리근은 굽힌 무릎에서 정강뼈와
종아리뼈를 당긴다.
따라서 넙다리네갈래근은 정강뼈를 들고 동시에
넙다리 뒤쪽 긴장을 극복하기 위해 수축한다.

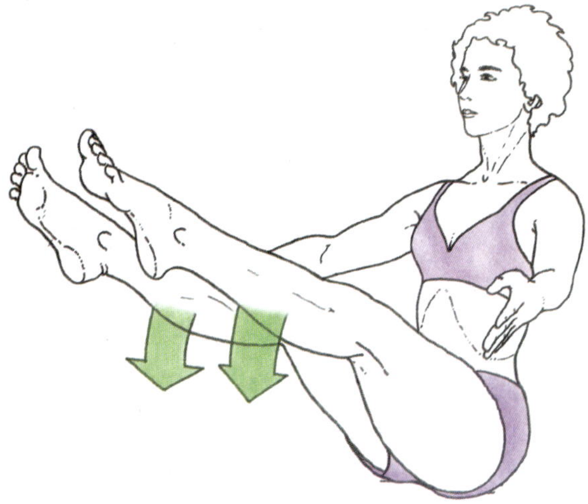

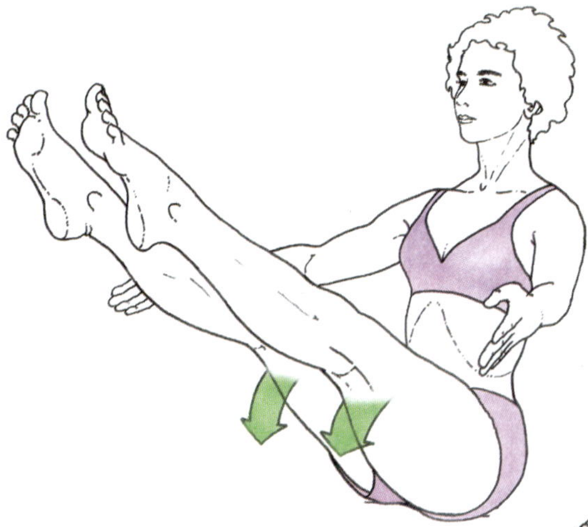

**넙다리를 굽히기 위해
더 많은 힘이 필요하다 :**
뒤넙다리근은 넙다리를 바닥으로 이끈다.
따라서 허리근과 엉덩근은 넙다리와
하지 전체를 들기 위해 수축하지만,
또한 넙다리 뒤쪽에서 발생하는 긴장을
극복하기 위해서도 수축한다.

골반은 후경으로 누워지는 경향이 있다 :
골반은 같은 뒤넙다리근에 의해 당겨진다.
그러므로 또는 골반이 궁둥뼈에서 중립자세로
균형을 유지하기 위해 등근이 수축하거나,
또는 엉덩이 굽힘근이 수축해야 한다.
이것은 배근(abdominals)의 수축 강도를
증가시킨다.

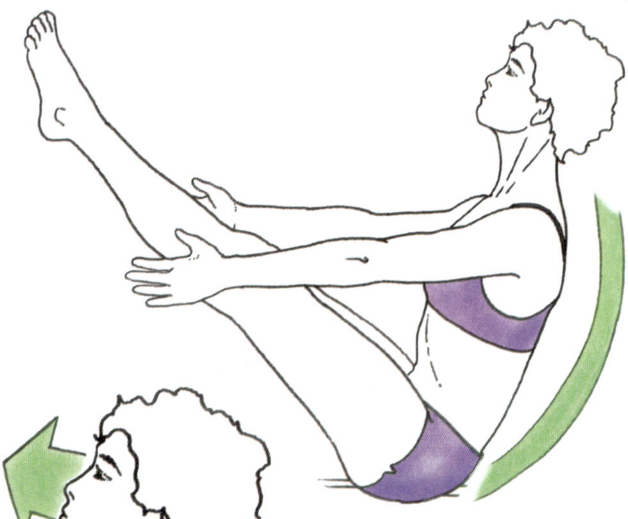

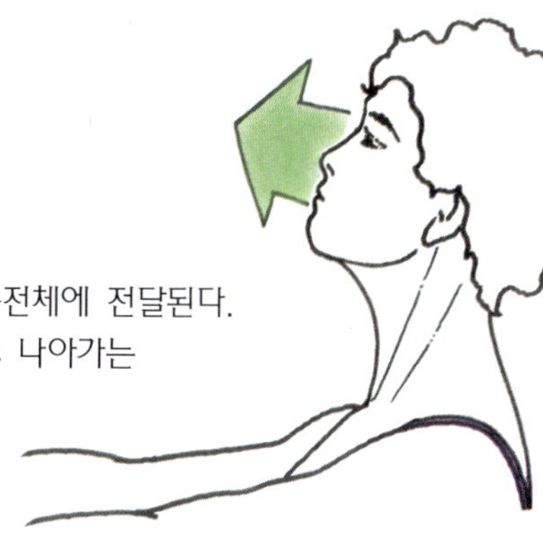

머리위치가 벗어나다 :
골반후경은 굽는 경향이 있는 몸통전체에 전달된다.
이를 보완하기 위해 머리가 앞으로 나아가는
경향이 있다.

뒤넙다리근의 길이가 충분하지 않은 경우, 무릎을 편 이 자세를 유지하는 근육에 과도한 힘을 요구한다.
그러므로 무릎을 편 ***나르바사나(Navasana)***를 연습하기 전에 뒤넙다리근을 늘이는 것이 좋다.

Locust Pose 또는 *살라바사나(Salabhasana)*에서 어깨세모근의 힘을 발휘하기 위한 가슴근의 유연성

64쪽에서 살펴보았던 몸을 따라 팔을 뻗은 이 자세는 몸통의 폄근육(등을 곧게 펴기 위해)과 목의 폄근육(머리를 들기 위해)의 근력을 많이 필요로 한다.

이 자세를 머리 앞으로 팔을 올려 연습하면, 큰가슴근(위팔뼈의 후방돌진(retropulsion)에 의해)을 긴장시킨다. 따라서 증가하는 두 가지 현상을 느낀다 :

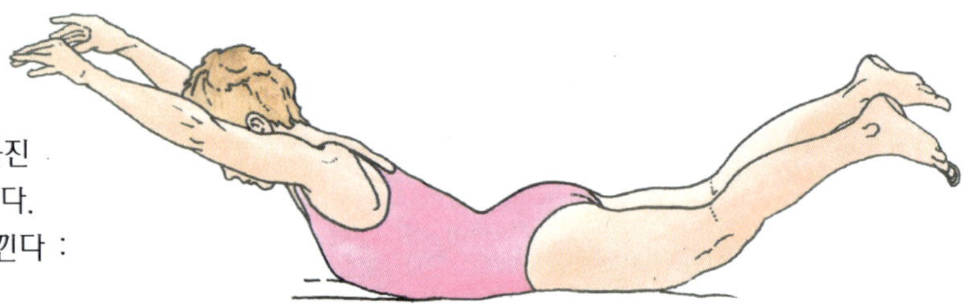

가슴을 들어 올리려면 훨씬 더 큰 근력을 필요로 한다 : 큰가슴근은 빗장뼈와 팔을 바닥으로 당겨 내리려고 한다. 그러므로 등 근육이 더 강하게 수축해야 한다.

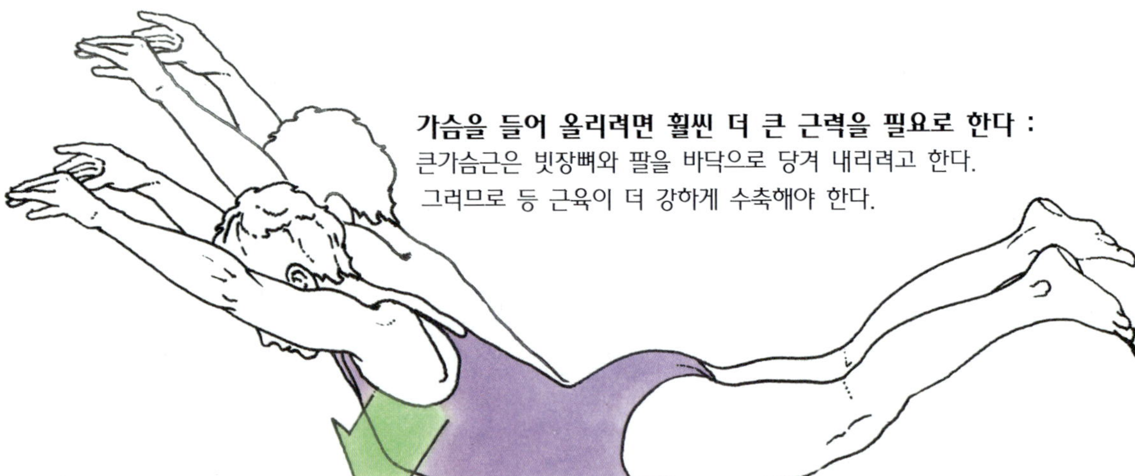

같은 이유로, **머리를 들어 올리려면 훨씬 더 많은 근력이 필요하다.** (위)등세모근의 근력이 더 많은 작용한다.

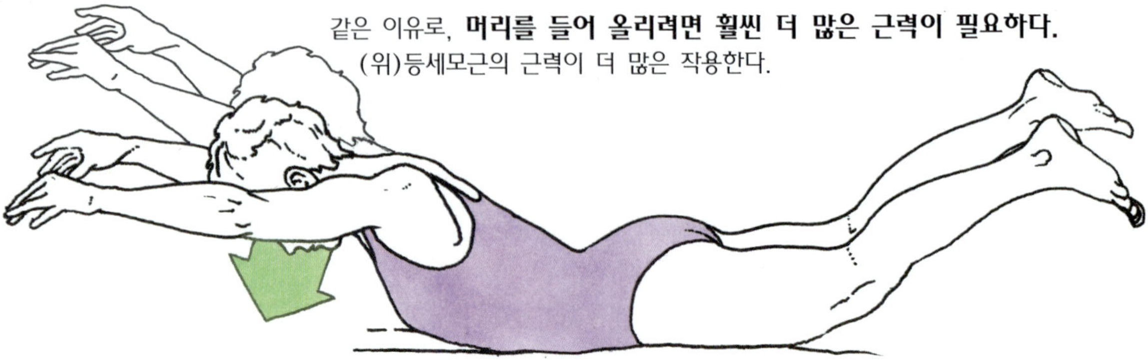

팔을 높이 올리기 위해 : (뒤)어깨세모근과 등세모근이 수축한다.
그러나 앞쪽에서 큰가슴근과 작은가슴근이 짧으면, 어깨세모근과 등세모근은 더 강하게 수축한다.
이 경우, 어깨세모근과 등세모근은 동시에 팔을 위로 올리고 그리고 가슴근의 긴장을 극복하기 위해 수축한다.

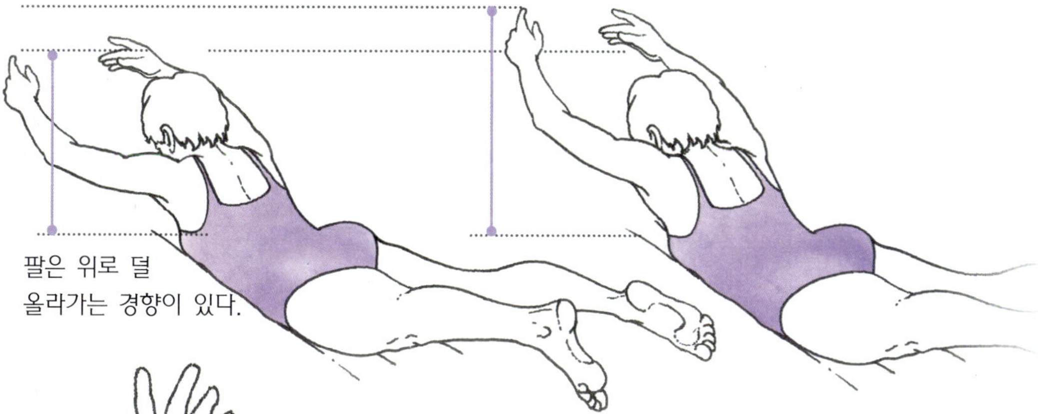

이러한 작용으로 인해 자세를 연습하는 것이 고통스러울 수 있다.

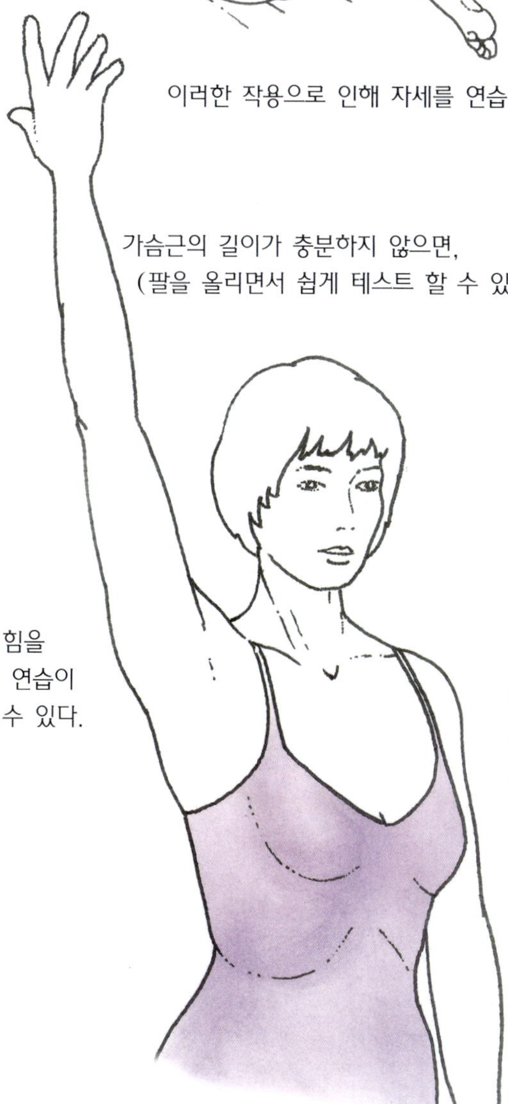

가슴근의 길이가 충분하지 않으면,
(팔을 올리면서 쉽게 테스트 할 수 있다),

팔 근육의
불균형적인 힘을
요구하므로, 연습이
고통스러울 수 있다.

팔을 편 ***살라바사나(Salabhasana)***를
수련하기 전에, (때로는 여러 가지 움직임으로)
가슴근을 늘여야 한다(144-148쪽 참고).

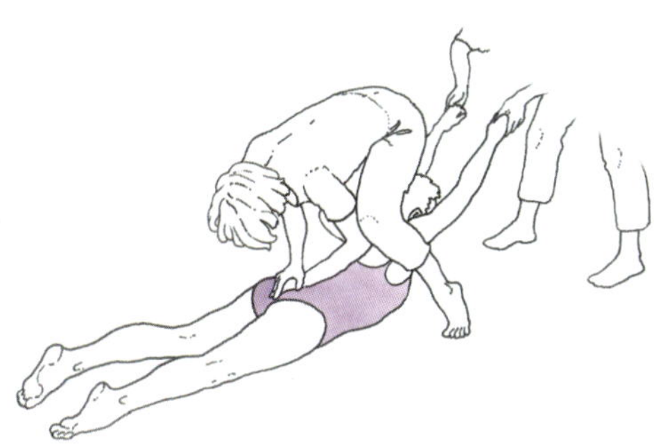

상황 분석

Lord of the Dance Pose 또는 *나타라자사나(Natarajasana)* 에서 어깨, 몸통, 엉덩이의 유연성

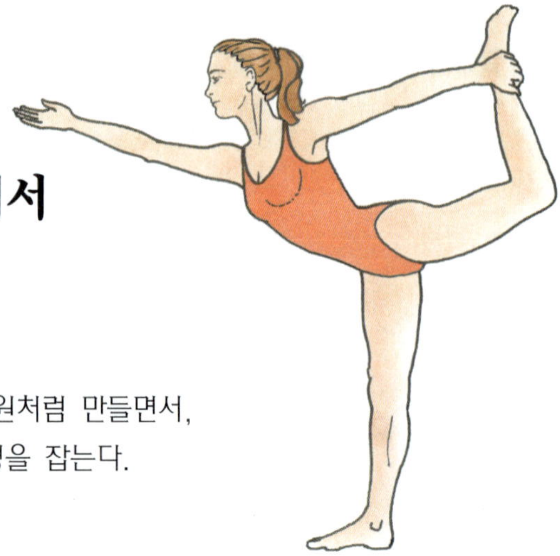

이 자세는, 굽힌 팔, 펴진 몸통과 무릎을 굽힌 다리를 원처럼 만들면서, 자신의 몸 뒤에서 다리를 한 손으로 잡고, 한 발로 균형을 잡는다. 가슴과 몸통 전체가 다소 앞으로 기울어진다.

Danse Pose를 취하기 위해 몇몇 근육의 유연성이 커야 한다 :

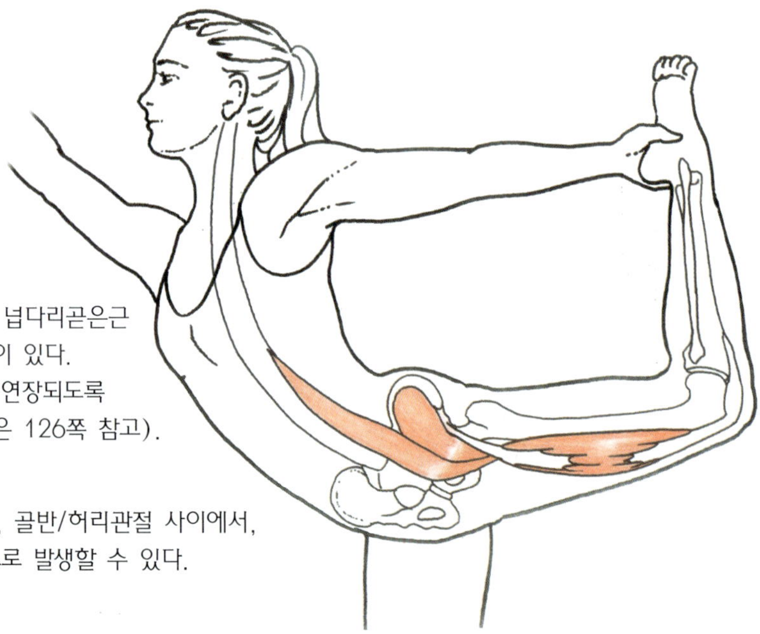

엉덩이의 앞면에서 관절은 크게 늘어나야 한다.

엉덩이 앞면에서 관절이 크게 늘어나는 것은, 충분히 길어야 하는 엉덩이 앞쪽 인대와 관련이 있다. 이것은 또한 동시에 엉덩이 폄과 무릎 굽힘에서 늘어나는 (130쪽에서 넙다리곧은근 늘이기를 참고) 넙다리곧은근과 관련이 있다. 그러나 또한 엉덩이 폄이 허리부위로 연장되도록 하는 허리근과도 관련이 있다(허리근은 126쪽 참고).

이 3가지 요소가 충분히 길지 않으면, 골반/허리관절 사이에서, 폄은 허리뼈 아랫부위에서만 지배적으로 발생할 수 있다.

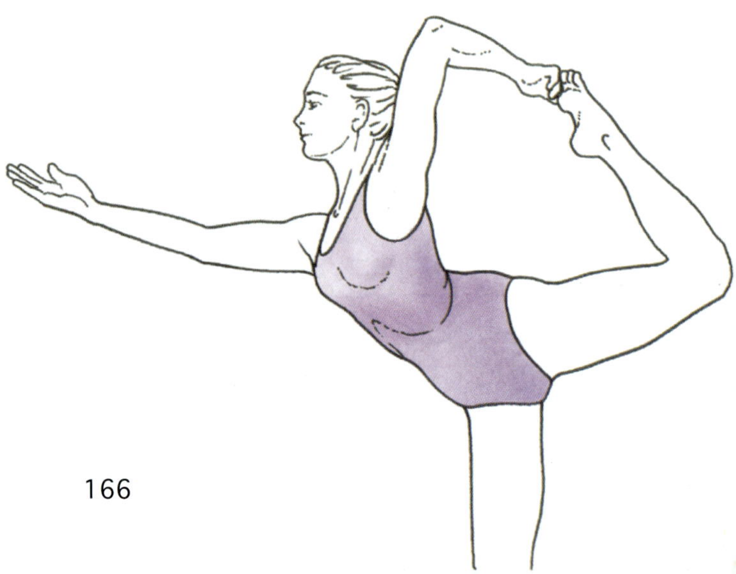

어깨의 앞면은 팔을 뒤로 멀리 보내야 한다.

근육 단계에서 이것은 변형자세에 따라 변한다 :

- 팔이 어깨 위를 지나 발을 잡는 경우에는 특히 작은가슴근에서 더 큰 움직임 폭이 필요하다(144쪽 작은가슴근 늘이기 참고).

- 팔이 어깨 아래를 지나 뒤로 가면, 큰가슴근에서 큰 움직임 폭이 필요하다(148쪽 큰가슴근 늘이기 참고).

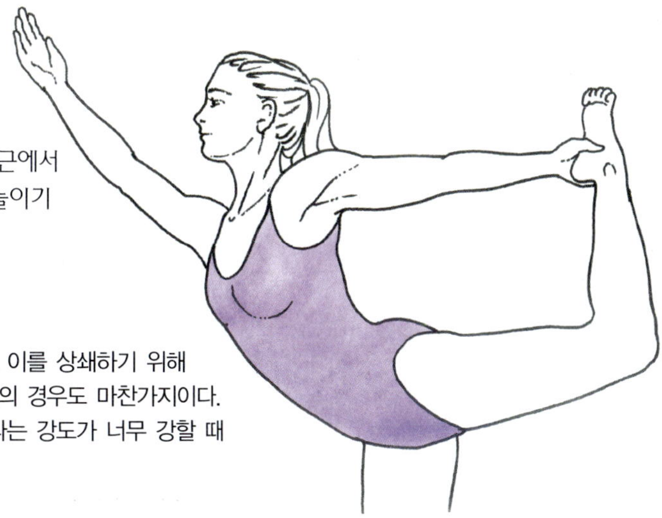

자세는 연결되어 있다 :
이는 엉덩이 움직임 폭이 부족하고, 이를 상쇄하기 위해 어깨 폭이 지나치게 커지거나, 반대의 경우도 마찬가지이다. 그러나 이 두 관절 사이에서, 늘어나는 강도가 너무 강할 때 엉덩이보다 어깨가 더 위험하다.

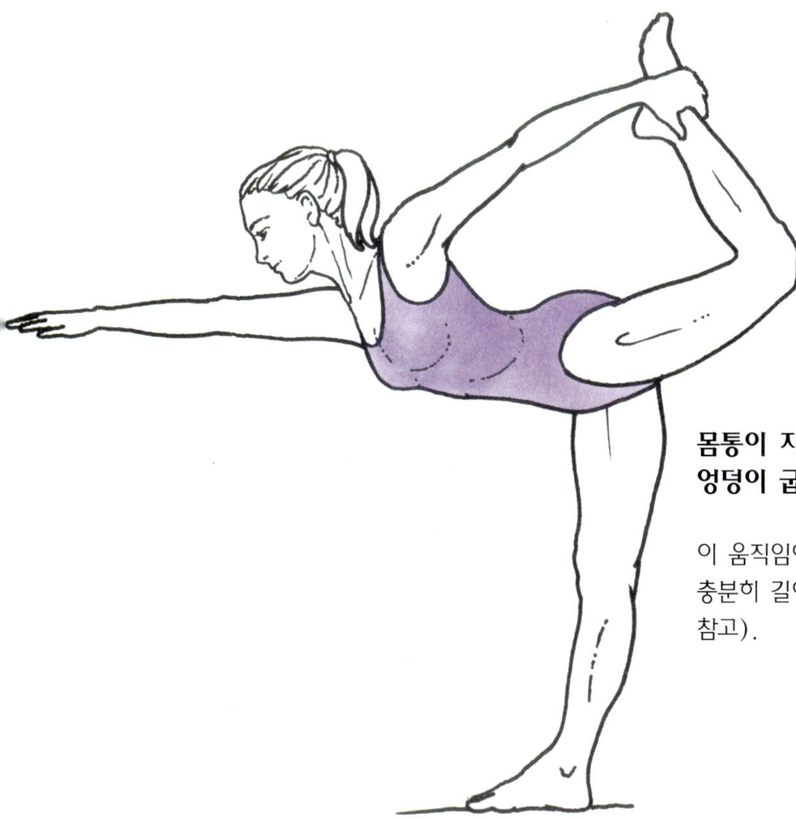

몸통이 지지다리 앞으로 기울어지면 엉덩이 굽힘이 많이 발생한다.

이 움직임이 이루어지기 위해서는 뒤넙다리근이 충분히 길어야만 한다(112쪽 뒤넙다리근 늘이기 참고).

위로 올라간 엉덩이 앞의 폭, 어깨의 폭 그리고 뒤엉덩이의 폭이 충분하지 않은 경우, 원을 만들 수 없고 지지다리로 ≪서는 것은≫ 불가능하다. 이것은 뒷근육의 과도한 힘이 필요하기 때문에 자세를 잡는 것은 고통스러울 수 있다.

나타라자사나(Natarajasana)를 행하기 전에, 이 자세에 필요한 근육을 늘이는 것이 좋다.

Warrior III Pose 또는 *비라바드라사나(Virabhadrasana III)*에서 어깨, 앞뒤 엉덩이의 유연성

이 자세는, 상반신을 두 팔과 함께 바닥과 수평이 되도록 앞으로 기울이고, 한쪽 다리도 수평이 되도록 뒤로 향해 드는데, 편 한쪽 다리로 몸의 균형을 잡는다.

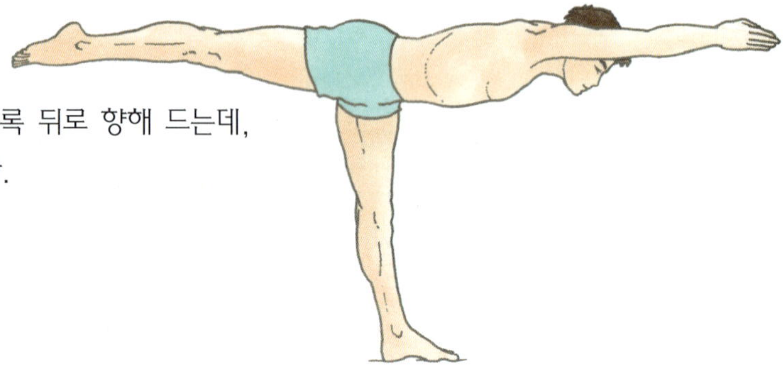

이 자세를 실행하기 위해 여러 근육들이 유연해야 하고 또한 이 근육들이 강하게 수축해야 한다 :

넙다리 뒷부위와 다리 뒷부위는 골반이 앞으로 90° 기울어지도록 해야 한다.
뒤넙다리근이 충분히 길어야 한다.
뒤넙다리근이 너무 짧으면 무릎을 펼 수 없다 : 따라서 지지 다리는 굽힘 상태에 놓인다.

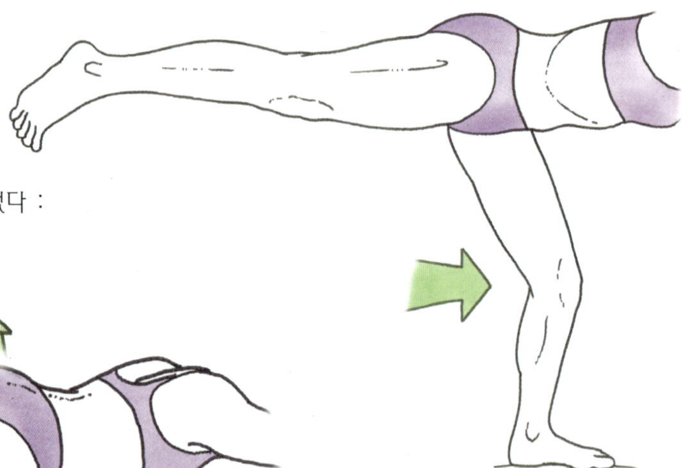

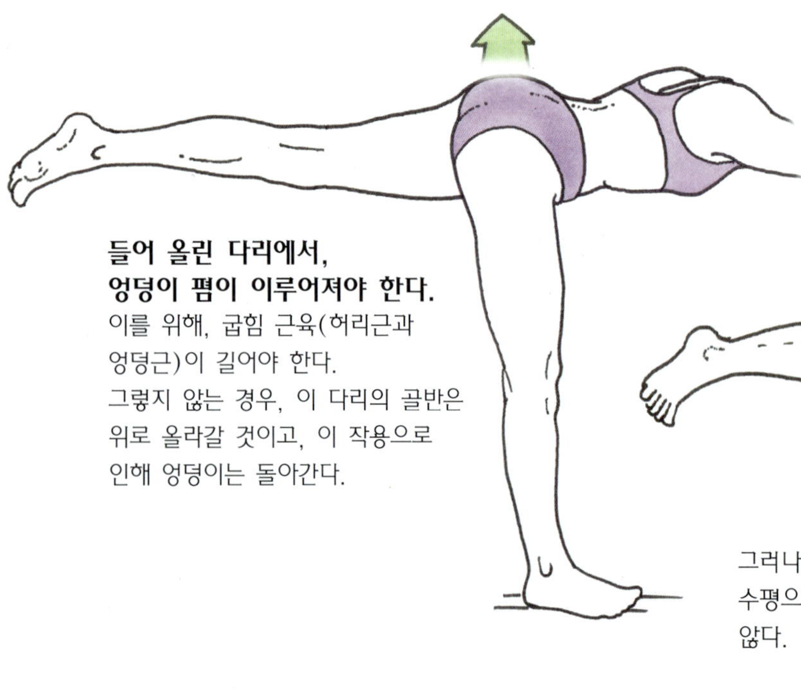

들어 올린 다리에서, 엉덩이 폄이 이루어져야 한다.
이를 위해, 굽힘 근육(허리근과 엉덩근)이 길어야 한다.
그렇지 않는 경우, 이 다리의 골반은 위로 올라갈 것이고, 이 작용으로 인해 엉덩이는 돌아간다.

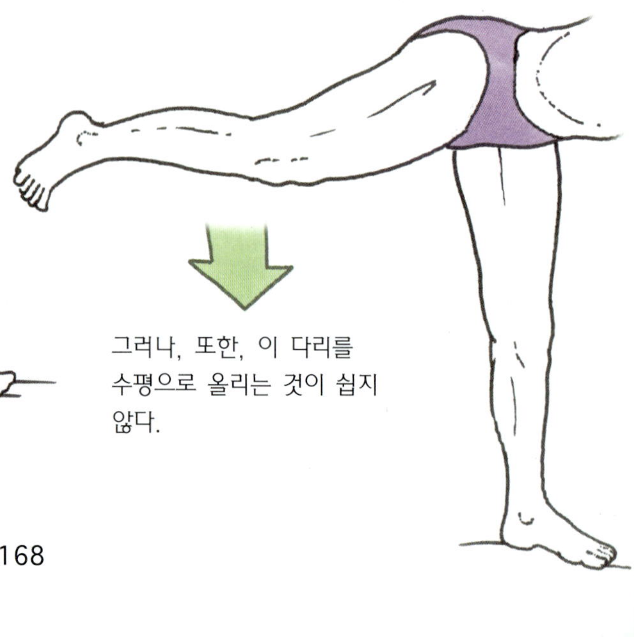

그러나, 또한, 이 다리를 수평으로 올리는 것이 쉽지 않다.

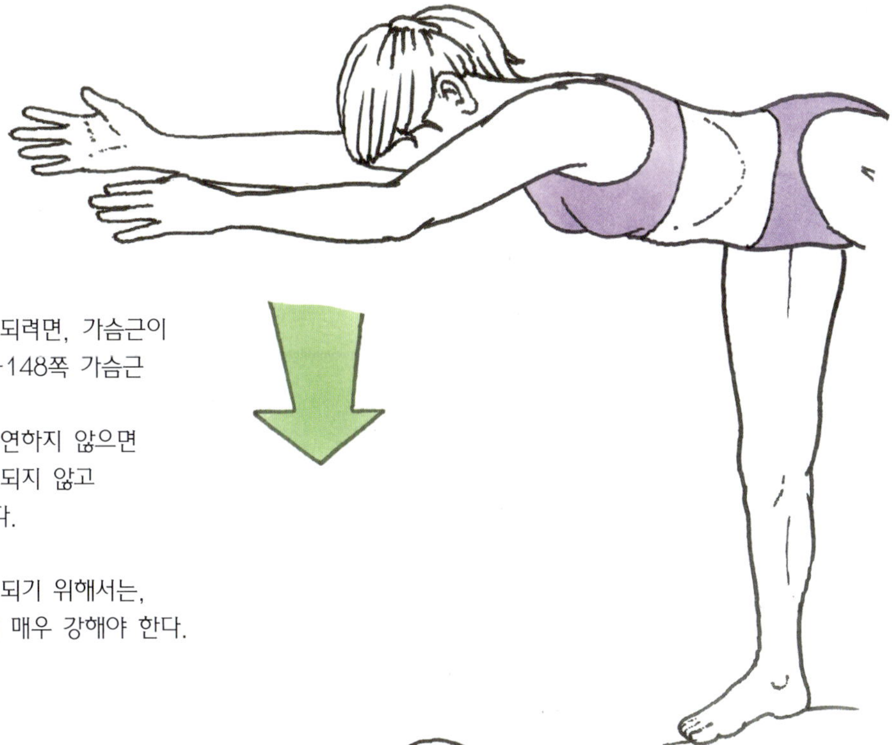

팔이 몸통과 수평이 되려면, 가슴근이 유연해야 한다(144-148쪽 가슴근 늘이기 참고).
만약 이 근육들이 유연하지 않으면 팔이 몸통과 수평이 되지 않고 아래로 떨어지게 된다.

팔과 몸통이 수평이 되기 위해서는, 뒤어깨세모근의 힘이 매우 강해야 한다.

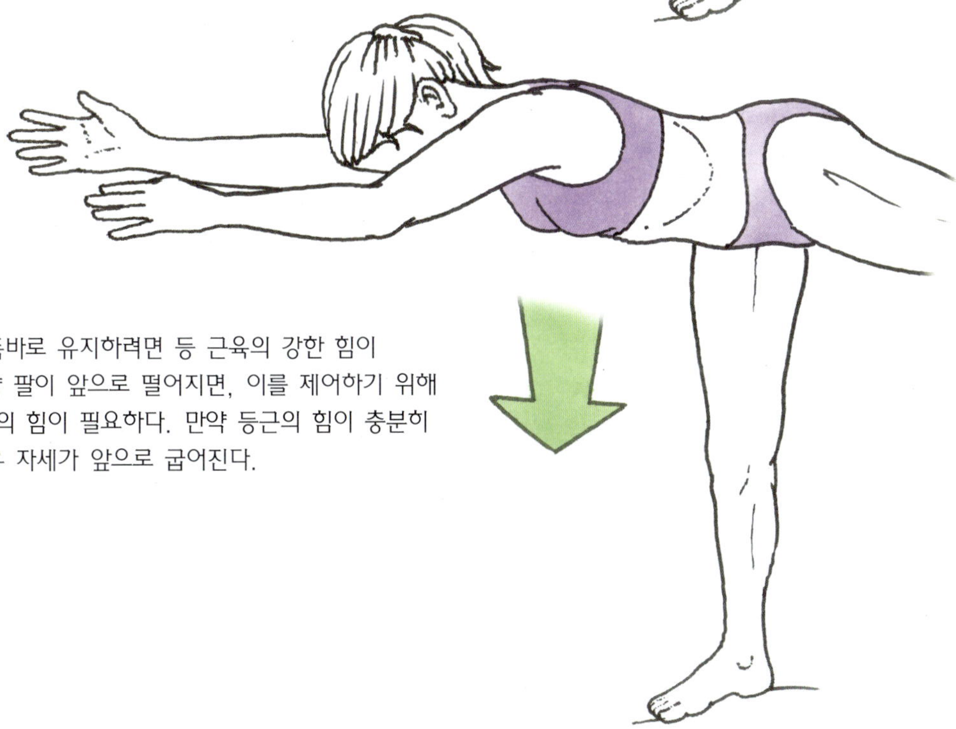

몸통과 머리를 똑바로 유지하려면 등 근육의 강한 힘이 필요하지만, 만약 팔이 앞으로 떨어지면, 이를 제어하기 위해 더 많은 등 근육의 힘이 필요하다. 만약 등근의 힘이 충분히 강하지 않는 경우 자세가 앞으로 굽어진다.

위로 올린 엉덩이 앞쪽 폭, 어깨 폭과 지지 엉덩이 뒤쪽 폭이 충분하지 않은 경우,
이 자세를 실행하기 위해서는, 유연하지 않는 부위에 저항하기 위해 과도한 힘이 필요한데,
따라서 자세를 수평으로 정렬시키는 것이 어렵거나 심지어는 고통스럽다.
Warrior III Pose 또는 ***비라바드라사나(Virabhadrasana III)***를 행하기 전에
필요한 근육들의 유연성을 발달시키는 것이 중요하다.

Wheel Pose 또는 *차크라사나(Chakrasana)*에서 힘을 발휘하기 위한 어깨, 엉덩이, 넓다리의 유연성

이 자세는 상지와 하지의 힘으로
바닥에서 몸통을 들어 올린다.

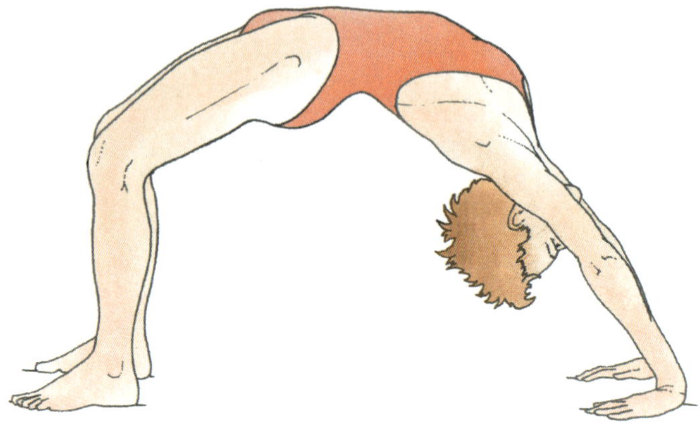

골반을 들어 올리는 **Half-Wheel Pose**로 시작한 다음,
손을 밀어 가슴우리와 머리를 들어 올린다.

카펫을 밀기 위해 손목과 발목을 고정하는 것과는 별개로,
이 자세는 무릎을 펴는 근육(넙다리네갈래근)과 팔꿈치를 펴는
근육(위팔세갈래근)을 동원하고, 특히 엉덩이를 펴는 근육(볼기근)과
팔을 후방으로 미는 근육(뒤어깨세모근, 어깨뼈고정근 :
마름근(rhomboid), 톱니근(serratus))를 동원한다.

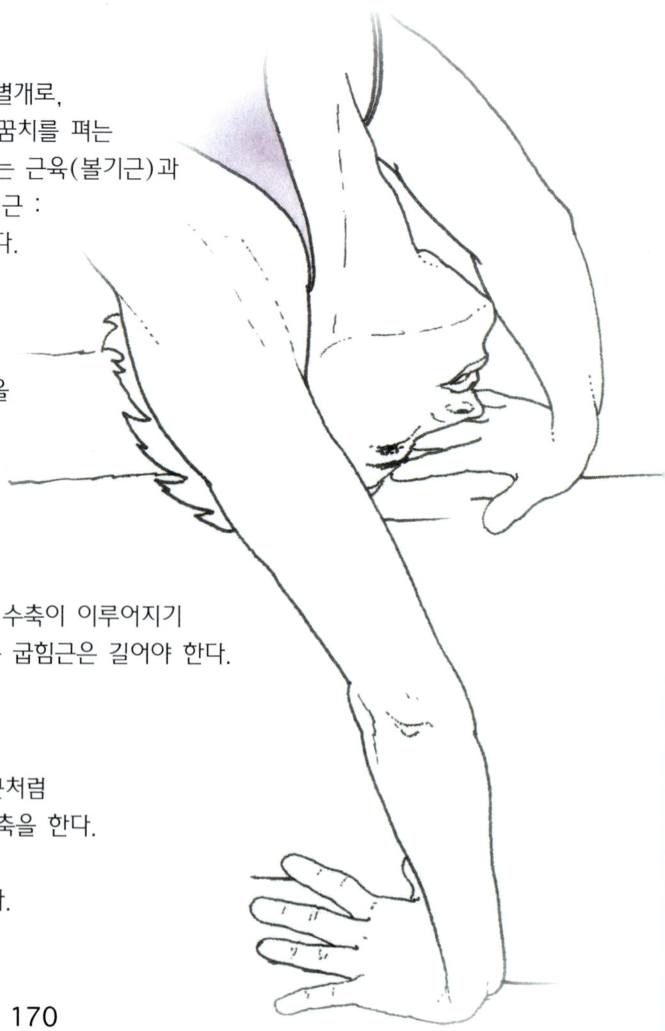

몇몇 근육들은 완벽한 가쪽
진행(external race) 수축을
한다 : 손목 굽힘근.

이 가쪽 진행 수축이 이루어지기
위해서는 손목 굽힘근은 길어야 한다.

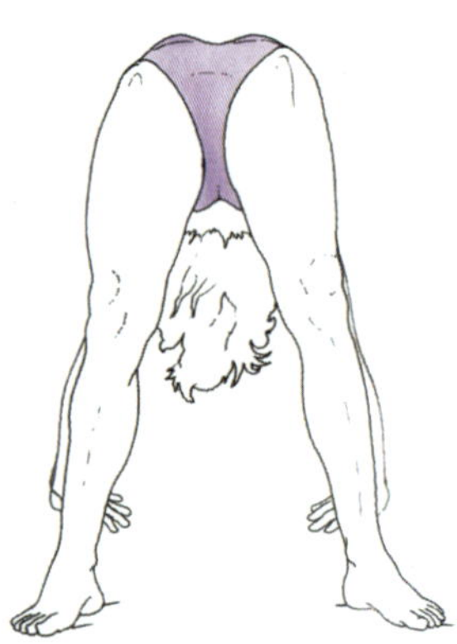

몇몇 근육들은 볼기근처럼
완벽한 안쪽 진행 수축을 한다.
이를 위해서는
길항근이 길어야 한다.

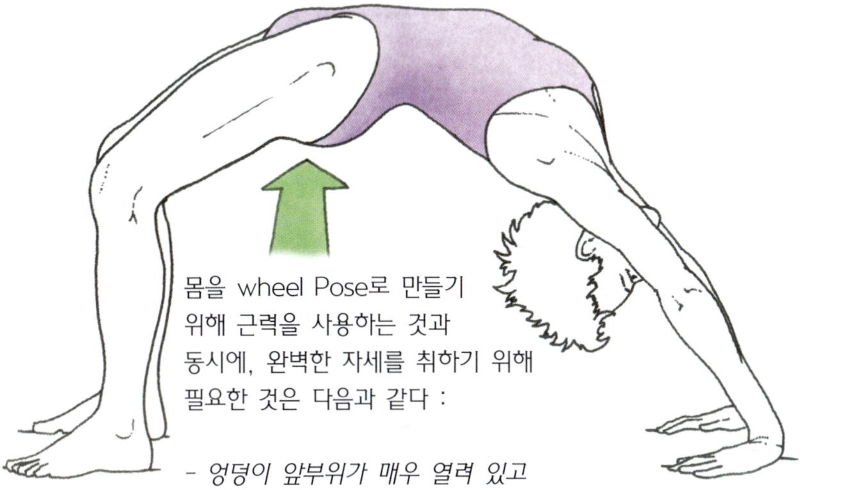

몸을 wheel Pose로 만들기 위해 근력을 사용하는 것과 동시에, 완벽한 자세를 취하기 위해 필요한 것은 다음과 같다 :

- *엉덩이 앞부위가 매우 열려 있고 (엉덩이 앞쪽인대, 엉덩이 굽힘근 - 다관절 넙다리곧은근),* 특히 발에 단단히 기대어 자세를 실행하고 싶다면 더욱 그렇다.

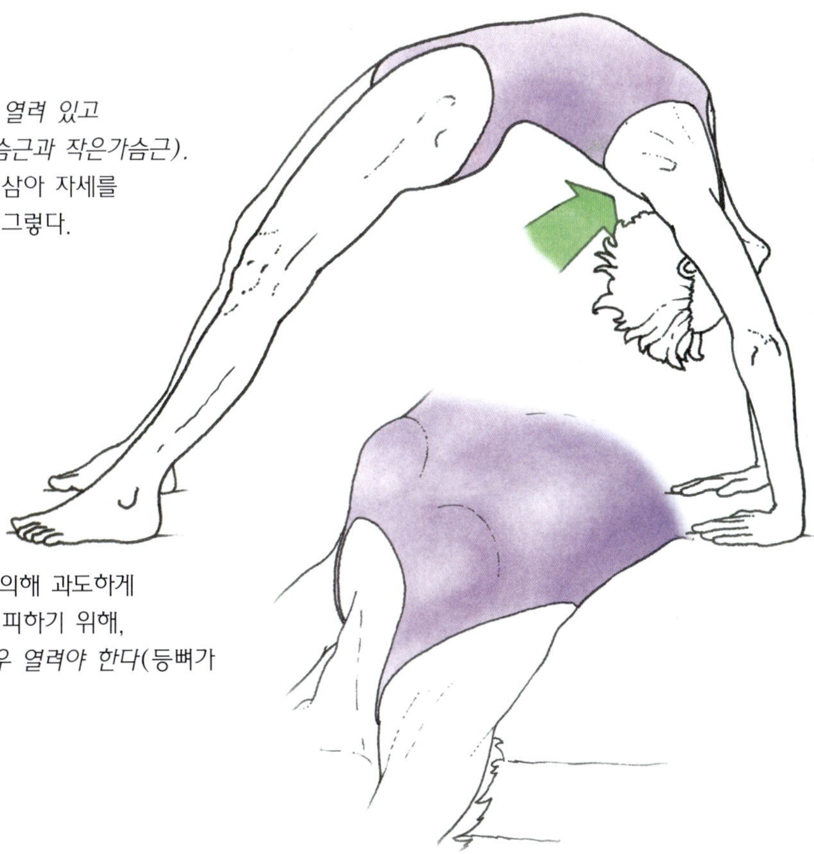

- *어깨 앞부위가 매우 열려 있고 (어깨 앞쪽인대, 큰가슴근과 작은가슴근).* 특히 손으로 지지대를 삼아 자세를 실행하고 싶다면 특히 그렇다.

- 허리뼈 5번 경첩에 의해 과도하게 만곡이 발생하는 것을 피하기 위해, *가슴우리 앞부위는 매우 열려야 한다*(등뼈가 펴지는 폭).

이러한 부위가 유연하지 않은 경우, 근력은 몸 앞쪽에서, 이 자세를 행하는데 방해하는 요인과 싸우기 위해 대부분 소모된다.
그러므로 ***차크라사나(Chakrasana)***를 행하기 전에 요구되는 근육들의 유연성을 습득하기 위해서는 오랜 기간 동안 수련해야 한다.

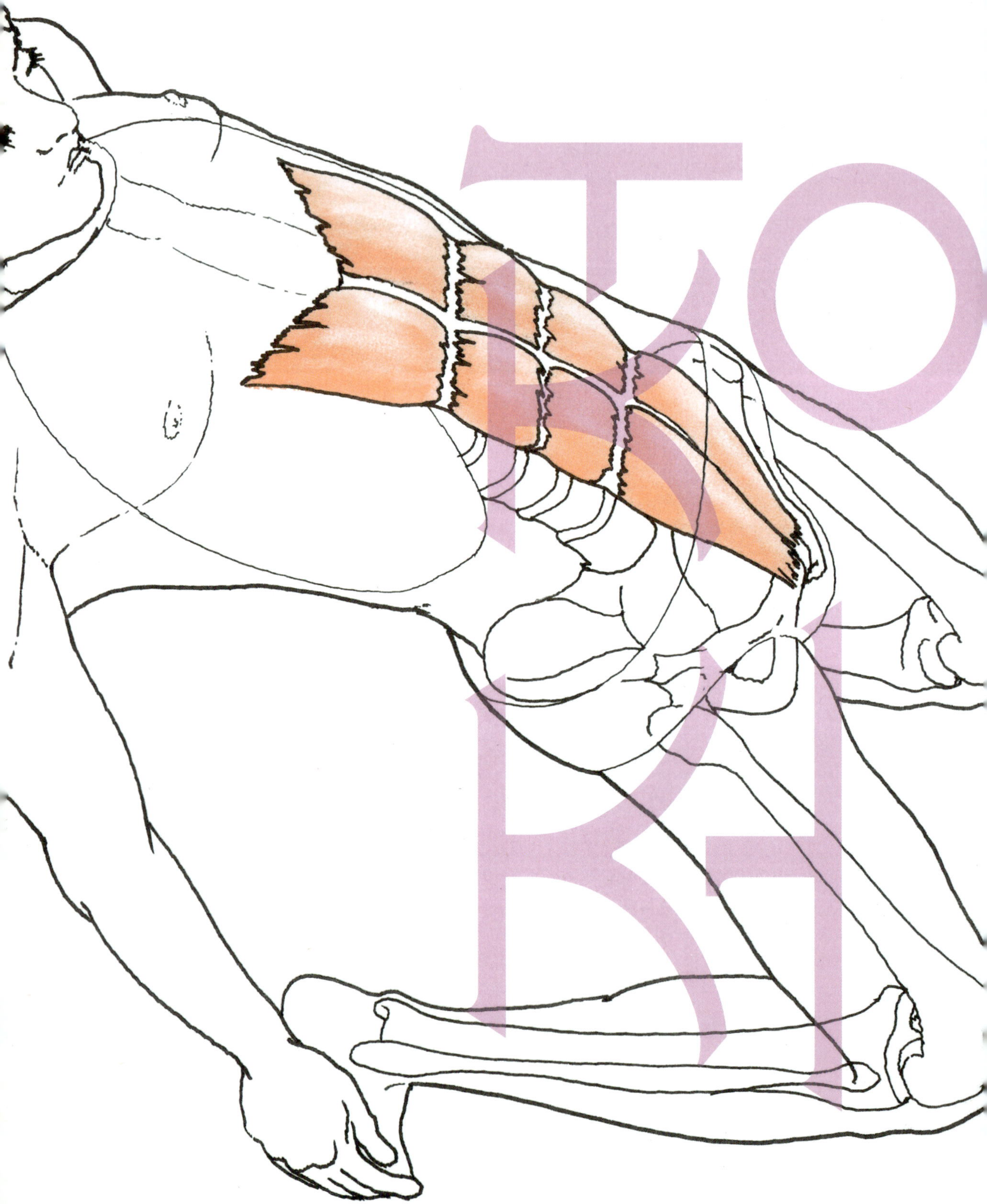

6

자세에서 근육조정

(La coordination des muscles dans les postures)

요가의 전형적인 특징 중 하나는 자세를 *유지하는 것이다.*
자세를 유지하는 동안, 수련인은 자신의 호흡과 생각 등등에 세심한 주의를 기울일 수 있다. 그러나 또한 이 상황은 *몸의 각 부분의 위치를 조정할* 충분한 시간이 있다.
이러한 조정은 작은 움직임의 한 형태이다.

각 관절에서*, 일상생활의 ≪기술정보≫처럼, 기억의 흔적을 남기는 근육은 뼈의 방향을 정하는데 적극적인 조정역할을 한다.
이러한 방식으로 뼈와 관절의 배치에 대한 세세한 사항은 점점 더 정제되고 또한 점점 더 완벽해진다. 이것은 순수한 힘과는 다른 역할을 하는데, 이 역할은 필요한 수축을 조절하는 —지나치지도, 너무 적지도 않는— 역할이며, 또한 이 힘의 강도와 결합하는 근육의 공동작용을 하는 역할이다.
이러한 방식은 상황에 따라 다른 기능을 수행할 수 있다 : 관절이나 신경 보호, 뼈 방향 설정, 몸 일부를 지지, 때로는 몸 일부를 공중에 매달리게 하고…

* 관절은 필요한 움직임 폭을 가지고 있음에 따라.

다음 쪽부터는 정확하게 움직임이 이루어질 수 있도록, 움직임을 ≪조절≫하는 근육수축의 근본적인 역할에 관한 9가지 상황을 설명한다.

9가지 주제의 그림 : 살펴볼 8가지 자세

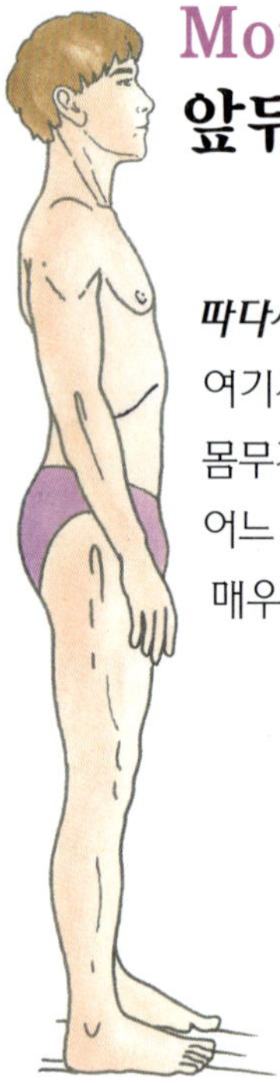

Mountain Pose 또는 *따다사나(Tadasana)*에서 앞뒤로 근육의 균형을 잡다

*따다사나(Tadasana)*는 서있는 모든 자세의 출발자세와 같다.
여기서 서서, 자세를 취하기 전의 순간을 관찰할 것인데, 이때 앞/뒤로 몸을 흔들면서 몸무게를 어떻게 발에 분산시키는 방법을 관찰할 것이다.
어느 정도를 제외하고, 자세의 느낌은, 다소 경직되거나 또는 다소 이완되거나 하여, 매우 다르다.

몸을 흔들다 :
단지 *발목에서부터* 몸을 흔들려고 노력하고,
나머지 부위는 가능한 한 똑바른 자세를 유지한다

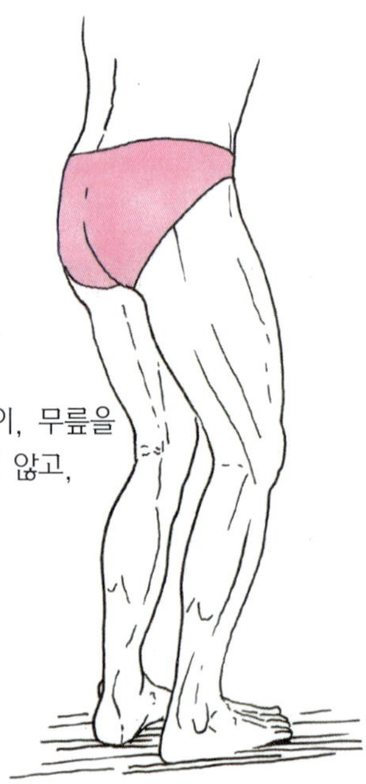

(엉덩이, 무릎을 굽히지 않고,

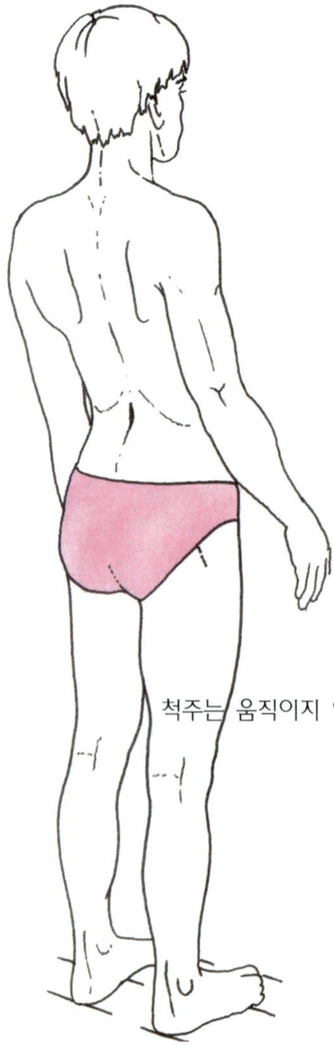

척주는 움직이지 않고).

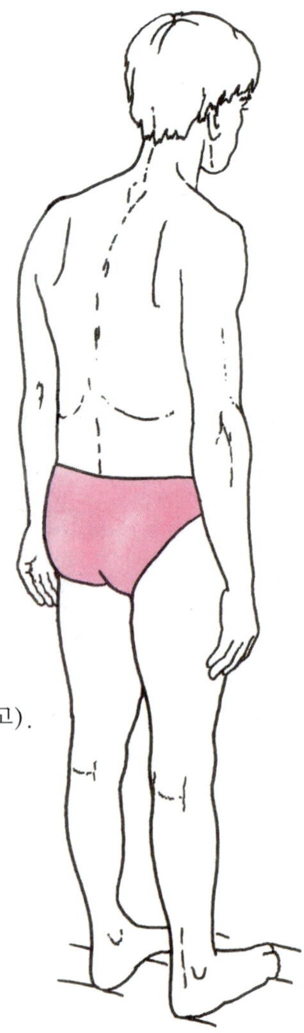

이 흔들림을 두 단계에서 관찰하다 :

- 체중이 발에 어떻게 분산되는지,
  발은 어떻게 반응하는지,

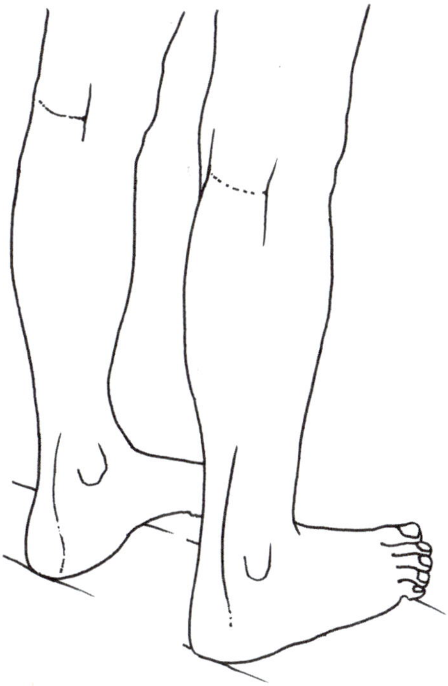

- 균형을 잡는 근육을
  동원하면서 몸이
  어떻게 반응하는지.

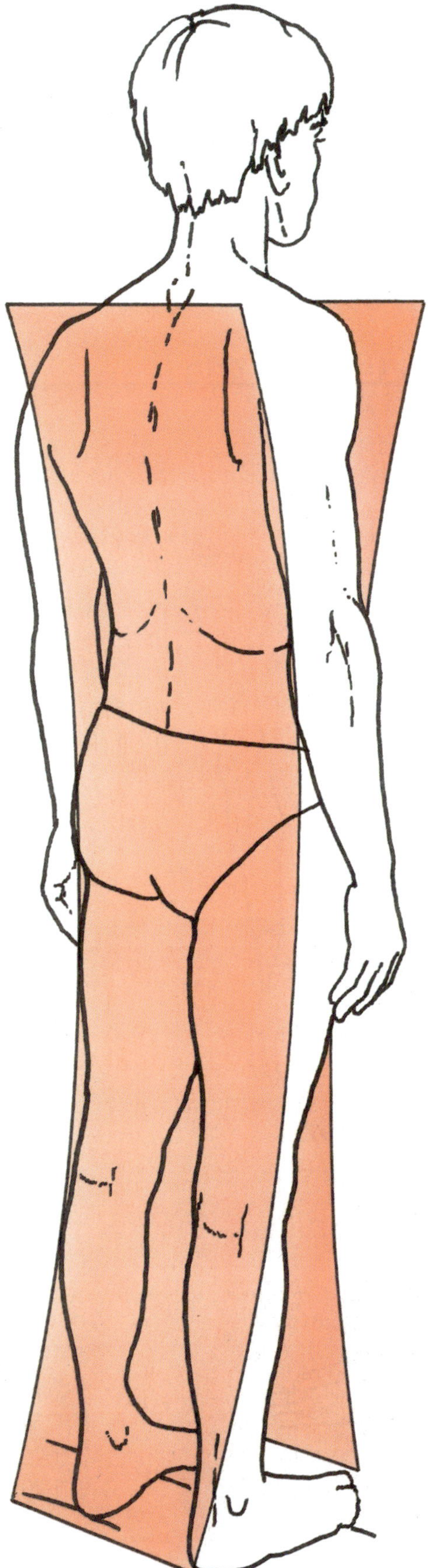

(계속하여) Mountain Pose 또는 *따다사나(Tadasana)*에서 앞뒤로 근육의 균형을 잡다

먼저 몸을 크게 흔드는 연습을 한다.
균형을 유지할 수 있는 한, 몸을 크게 흔든다. 천천히 움직이고, 흔들림이 최대가 되었을 때 몇 초 동안 정지한다.

앞쪽에서 균형의 ≪한계≫ :
앞으로 멀리 흔든다.

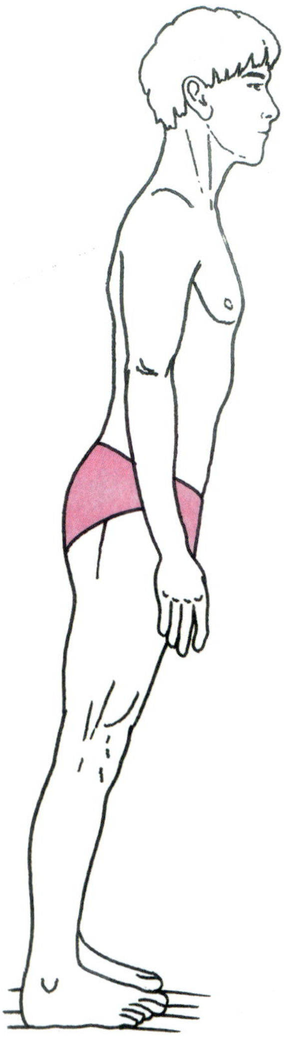

몸 전체가 앞으로 넘어질 수 있는 한계에 다다른다.
몸 뒷면 전체 근육이 수축하면서 균형을 다시 잡는다 : 종아리근, 넙다리 뒤에서(뒤넙다리근), 볼기근, 등근 심지어는 목근에서.
기울어지는 정도에 따라 근육수축의 강도가 달라진다.

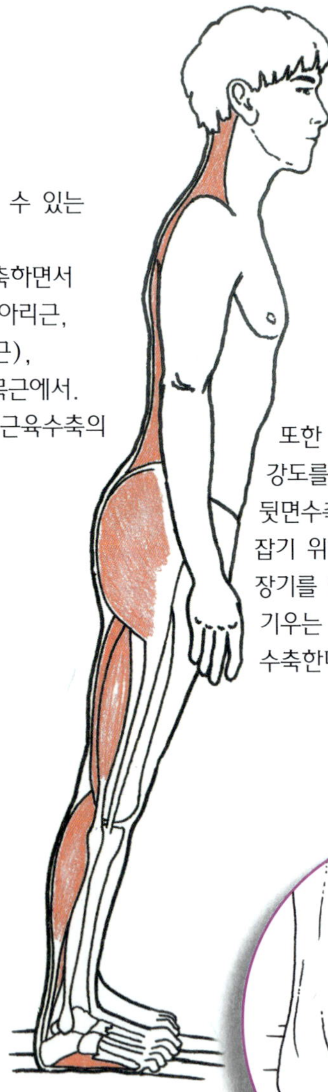

또한 배 앞쪽에서 근육수축의 강도를 느낀다.
뒷면수축과 달리, 균형을 다시 잡기 위해 수축하는 것이 아니라 장기를 담고 있는 배가 앞으로 기우는 것을 제어하기 위해 수축한다.

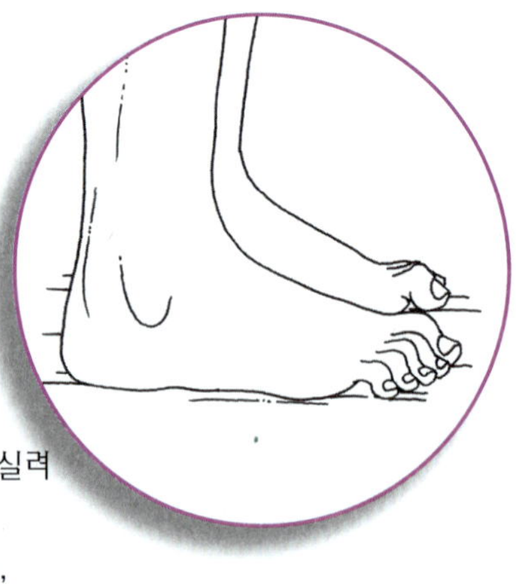

발의 단계에서는, *발뒤꿈치에 몸무게가 거의 실리지 않고* 발 앞쪽에 몸무게가 실려 몸의 균형을 잡으려고 한다.
발가락이 마치 바닥을 ≪긁는 것처럼≫, 발가락이 바닥을 ≪움켜지는≫ 경향이 있다.

발바닥이 매우 수축한다.

다시 제자리로 돌아온다. 두 번째 단계를 시작하기 전에, 몸을 앞뒤로 흔들기 전의 강도를 감지하기 위해, 더 빠르게 여러 번 몸을 흔든다.

뒤쪽에서 균형의 ≪한계≫ :
(허리를 ≪구부리지≫ 않고)
가능한 뒤로 멀리 흔든다. 균형을 잡을 수 있는 한계에 빠르게 도달한다 :
뒤에서는, 균형이 무너지기 때문에 더 이상 발로 밀 수 없다.

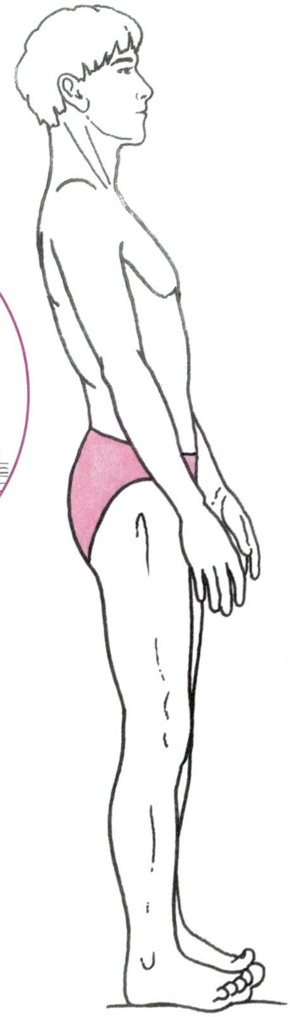

발의 단계에서, 몸무게가 *발뒤꿈치*에 실리는 것을 느끼고, 심지어는 발뒤꿈치 뒤쪽에 몸무게가 실리는 것을 느낀다. 발 앞쪽에는 몸무게가 실리지 않는다.
발가락이 강력하게 들려지는 경향이 있다.
바로 발등 부위가 수축한다 :
힘줄이 발끝까지 튀어 나온다.

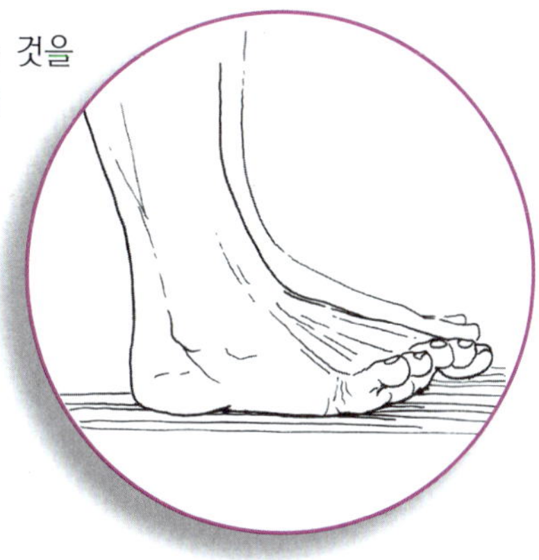

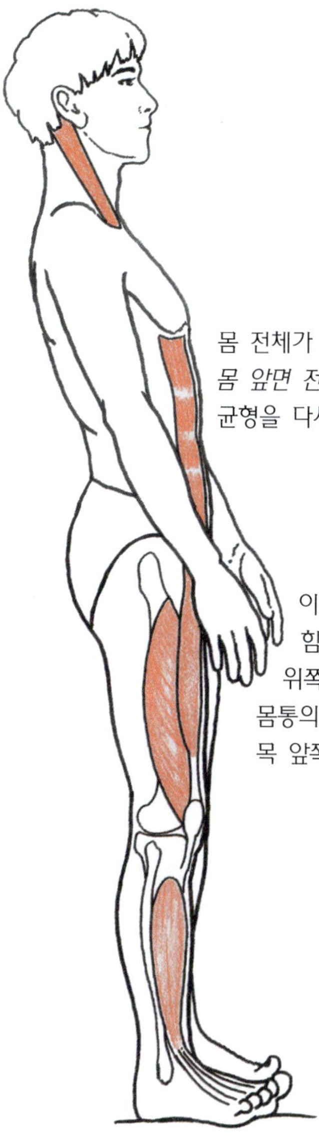

몸 전체가 뒤로 넘어질 수 있는 한계에 다다른다.
몸 앞면 전체 근육을 수축하면서
균형을 다시 잡는다 :

이 근육들은, 넙다리(넙다리네갈래근) 앞쪽에서, 발등 위로 튀어 나온 힘줄에 해당하는 근육이다.
위쪽에서는, 배근은 내장을 담기 위해서 뿐만 아니라 뒤로 젖혀지는 몸통의 골격을 유지하기 위해 최대한으로 수축한다. 이 극한의 균형을 유지하면, 목 앞쪽에 위치한 근육이 수축하는 것 까지도 느낄 수 있다.

(계속하여) Mountain Pose 또는 *따다사나(Tadasana)*에서 앞뒤로 근육의 균형을 잡다

이전의 두 흔들림은 극단적인 흔들림이었다. 이 움직임에 따라 수축하는 근육을 느끼기 위한 실험이었다.
이 움직임은 ***따다사나(Tadasana)***를 유지하기에는 적합하지 않다.
제시하는 여러 가지 실험들 중에서, 완화된 두 가지 실험을 경험해 본다.

약간의 흔들림에 의해, 우선 중립 자세로 되돌아온다.

뒤로 편안한 균형 :
체중의 3/4을 발뒤꿈치에, (발가락으로 누르지 않고)
체중의 1/4을 전족부에 실는다.

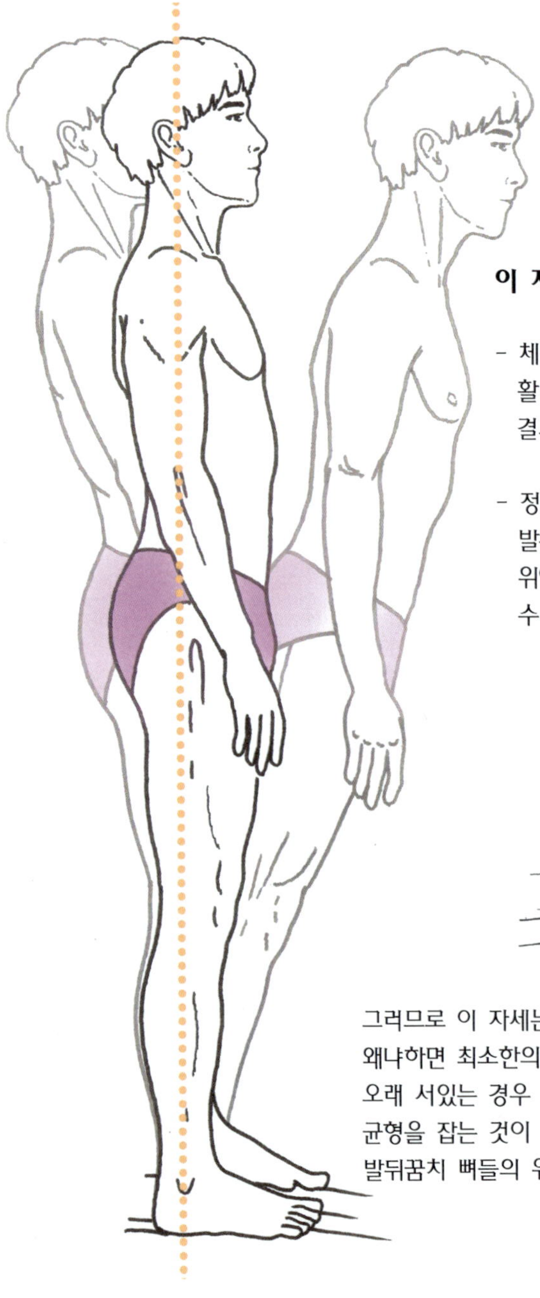

이 자세는 근육을 어느 정도 이완시킨다 :

- 체중이 발뒤꿈치 덩어리 뼈들에 도달하기 때문에, 활(arch)에 체중이 강하게 실리지 않는다.
  결과 : 이 활을 지탱하는 근육은 (약간)이완된다 ;

- 정강뼈와 발이 수직이 된다.
  발은 최소한의 수축으로 균형을 잡는다.
  위에서, 넙다리뼈는 정강뼈와 수직이 될 수 있다.

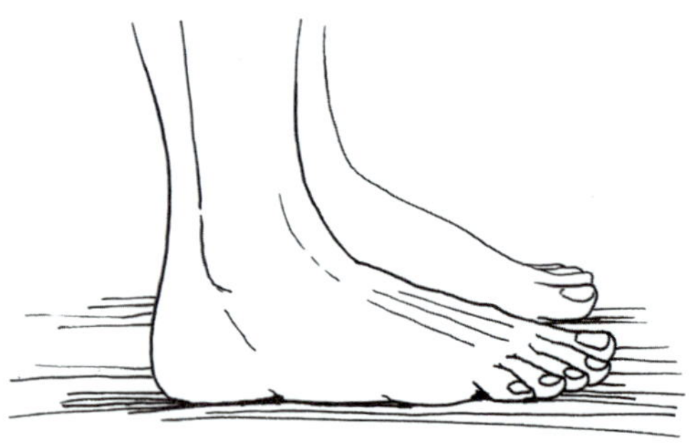

그러므로 이 자세는 근육의 관점에서 볼 때 매우 ≪경제적인≫ 자세이다.
왜냐하면 최소한의 근육수축으로 ≪골격에 의해> 균형을 잡기 때문이다.
오래 서있는 경우 휴식을 취할 수 있는 유익한 자세이다.
균형을 잡는 것이 중요하다 : 뒤로 넘어질 수 있기 때문에
발뒤꿈치 뼈들의 위치를 정밀하게 조정해야 한다.

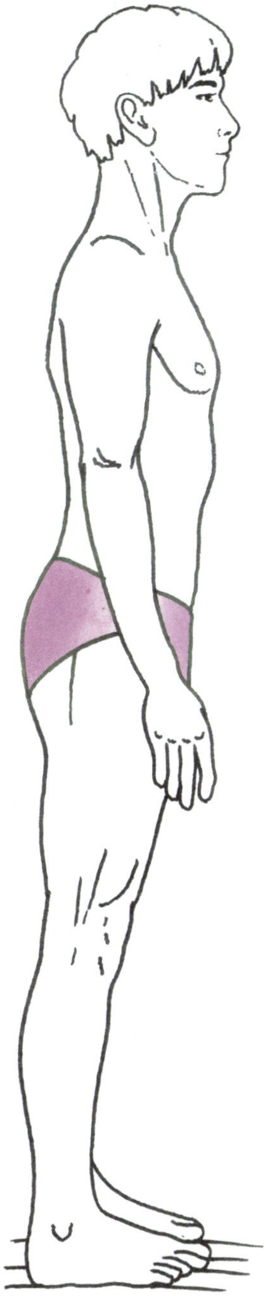

앞쪽에서 편안한 균형 :
체중을 발뒤꿈치에 50%, 전족부에 50%를 둔다.

여기서, 근육수축은 다음과 같은 이유로 더 중요하다 :

- 활(arch)에 체중이 ≪실린다≫ :
  활을 지탱하는 근육은 활을 유지하기 수축한다 ;

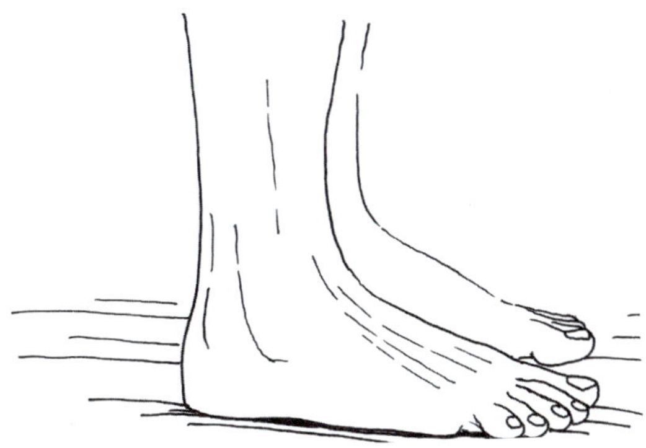

- 정강뼈는 발에 비해 더 이상 수직이 아니지만 발에 비해서 약간 기운다.
  세갈래근은 균형을 다시 찾기 위해 수축한다.
  따라서 이 자세는 "근육"을 더 많이 동원한다.
  균형을 유지하는 것은 더 쉽다 : 약간 앞으로 또는 뒤로 움직일 수 있고,
  뒤쪽근육은 단지 약간만 수축한다.
  이것은 휴식 자세가 아니라 근육수축이 완화된 상태로 유지되는
  자세이다.

따다사나(Tadasana) 자세에서, 몸 흔들림을 몇 도 정도 변경하면서, 세 번째 자세에서 네 번째 자세로 바꿀 수 있거나, 또는 네 번째 자세에서 세 번째 자세로 바꿀 수 있다. 자세를 변경하면 매우 다른 감각을 느낄 수 있다. 수련 내용에 따라, 정교하고, 근육이 거의 이완된 ≪골격의≫ 균형으로 유지되는 자세를 택하거나, 또는 ≪근육의≫ 더 강한 수축작용으로 균형이 유지되는 자세를 선택할 수 있다.

이러한 근육 작용을 발견하는 다른 자세 :
서 있는 모든 다른 자세 : **Tree Pose, Eagle Pose, Dance Pose……**

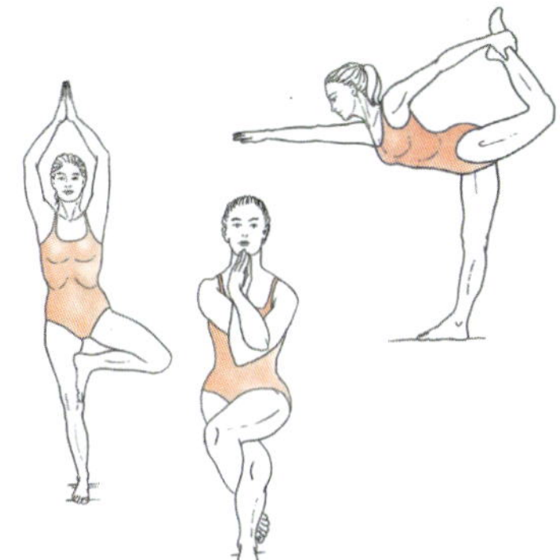

Torsion Pose 또는 마리챠사나(Marychiasana)에서 움직임을 분산시키기 위해 뭇갈래근(다열근, multifidus)을 수축한다

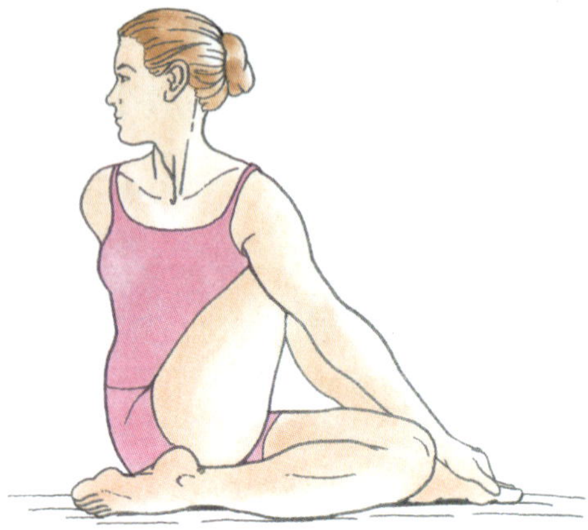

이 자세는 많은 변형자세가 있다.
여기서 우선 척주돌림 움직임이 척주전체에서 가능하지 않다는 것을 확인하면서, 척주돌림(비틀림)이 발생하는 자세를 관찰할 것이다.

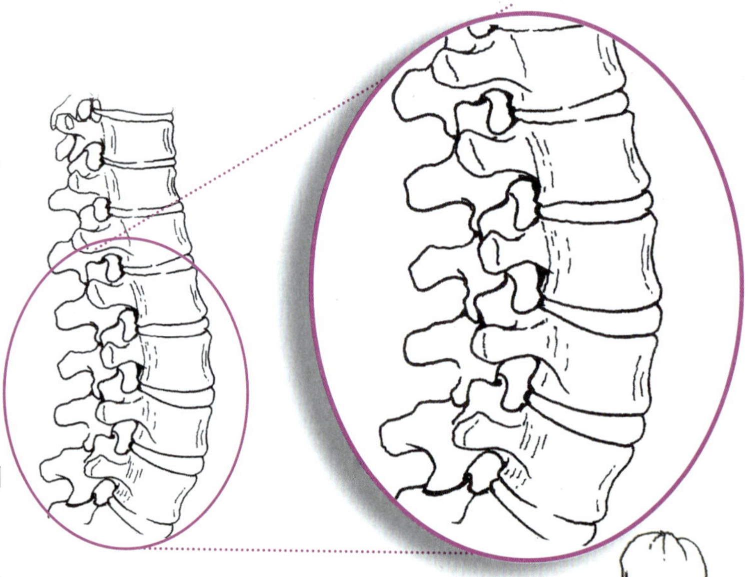

허리뼈 부위에서 비틀림이 발생하지 않는다.
몸통을 아래에서 위로 볼 수 있다.
허리 부위에 위치한 첫 번째 척추들은 허리뼈이다.

허리뼈 뒷면의 모양은 허리뼈관절이 실린더통과 같이 수직으로 맞물린다.
이 배열은 굽힘/폄/기울기를 할 수 있도록 허용하지만, 돌림을 방지하는 뼈대를 형성한다.

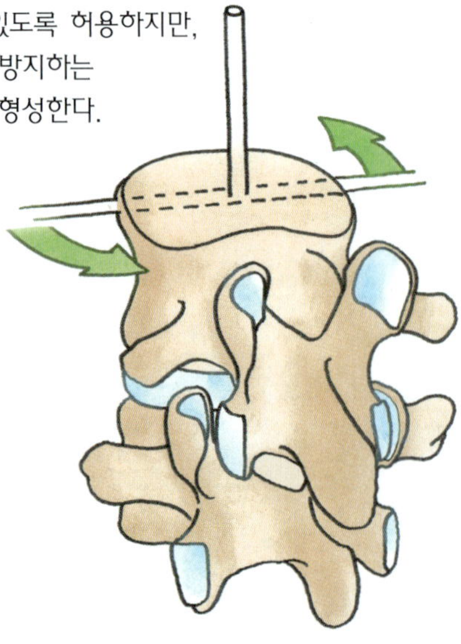

티셔츠를 입고 몸통을 비틀면 이 부위에서 티셔츠가 나선형의 주름이 진 것 같은 모양을 하더라도, 비틀림 움직임은 허리뼈 단계에서 거의 존재하지 않는다.

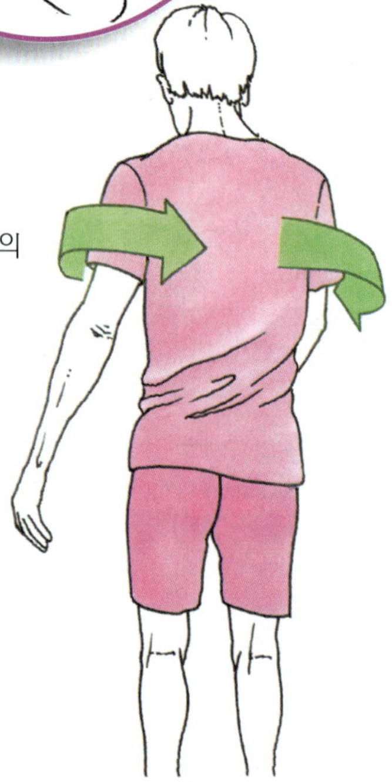

비틀림은 등뼈에서, 특히 아래등뼈, 매우 쉽게 발생한다 :

바로 위에서 척추부위(등뼈 —또는 흉추)를 보면,
척추 뒤에서는 관절 모양이 변한 것을 본다 : 척추면은 비틀림이 일어나는 것을 전혀 방해하지 않고, 그리고 심지어는 반대로, 척추사이원반 주위로 돌아가도록 만들어진 것처럼, 비틀림이 용이하도록 형성되어 있다,

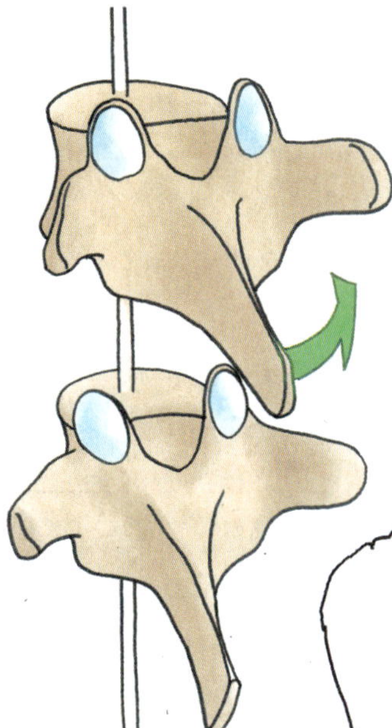

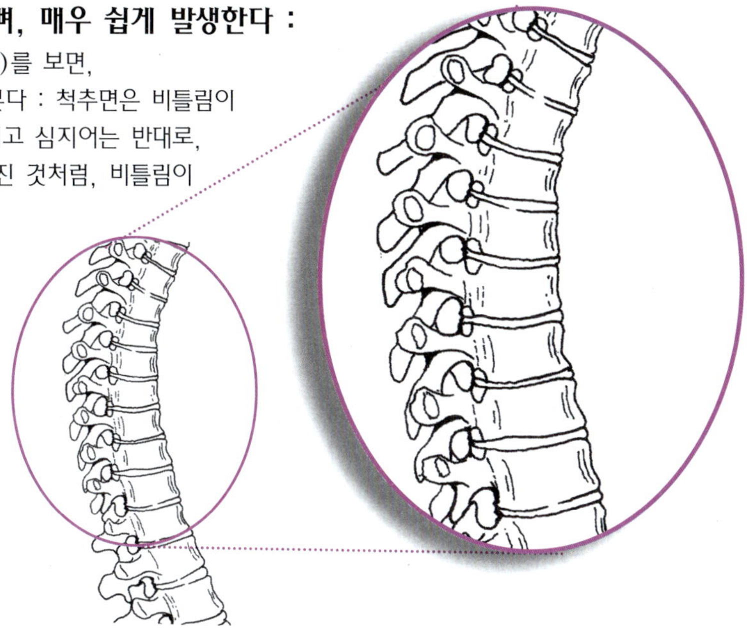

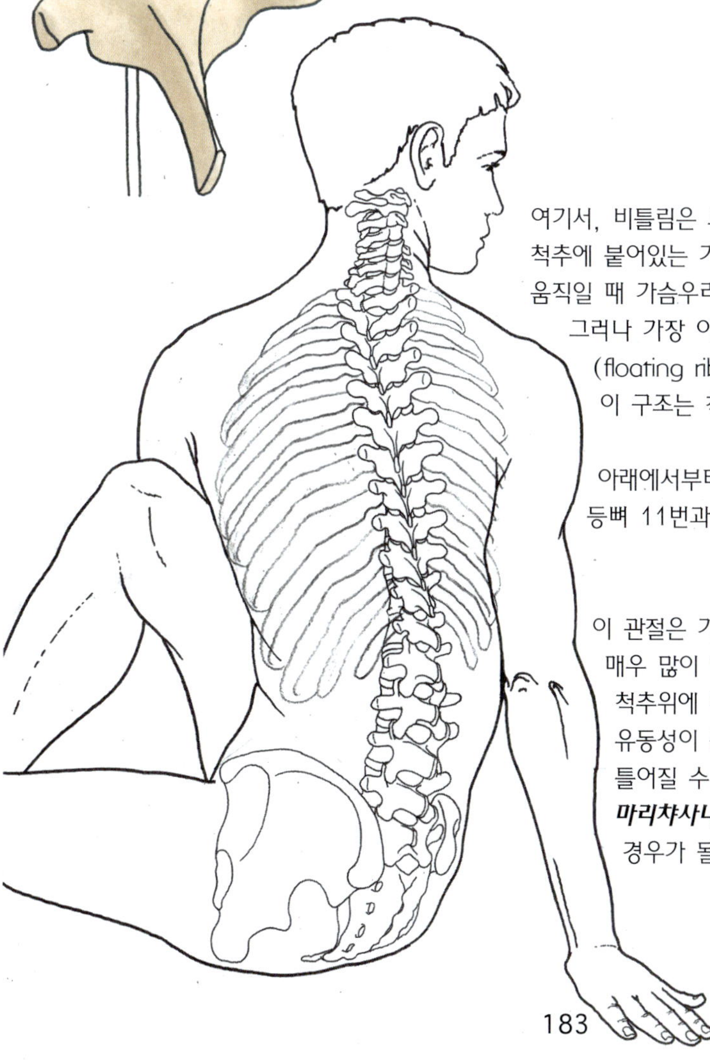

여기서, 비틀림은 크게 발생한다. 비틀림을 제한하는 것은 척추에 붙어있는 가슴우리 때문인데, 왜냐하면 척추를 움직일 때 가슴우리를 움직여야 하기 때문이다.

그러나 가장 아래에 위치한 두 개의 ≪부유≫ 갈비뼈 (floating rib)는 복장뼈와 연결되어 있지 않다 : 이 구조는 척추의 유동성을 용이하게 한다.

아래에서부터 비틀림이 발생하는 첫 번째 장소는 등뼈 11번과 등뼈 12번 사이의 관절이다.

이 관절은 가슴우리 아래에 있다. 여기서, 비틀림이 매우 많이 발생하는 척추는 비틀림이 없는 척추위에 위치한다. 강제로 비틀기를 하면, 유동성이 높은 척추는 너무 지나치게 틀어질 수 있는 위험이 있는데, ***마리챠사나(Marychiasana)***에서 이와 같은 경우가 될 수 있다.

(계속하여) Torsion Pose 또는 *마리챠사나(Marychiasana)*에서 움직임을 분산시키기 위해 뭇갈래근을 수축한다

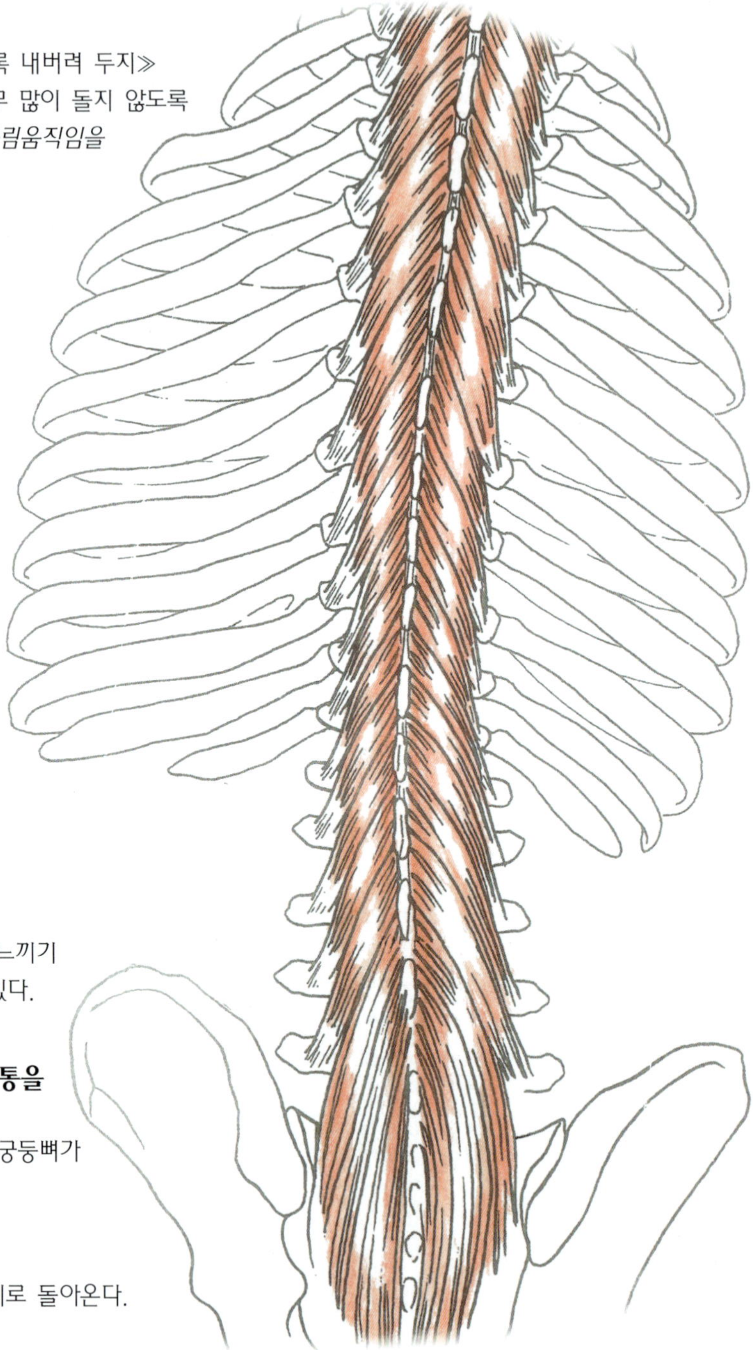

따라서 등뼈 11번이 ≪돌아가도록 내버려 두지≫ 않는 것이 중요하고, 11번이 너무 많이 돌지 않도록 하는 것도 중요하다. 심지어는 *돌림움직임을 제어하는 것*이 적합하다.

이러한 돌림방지는 주로 몸통이 돌아가는 방향과 *반대 방향으로 돌아가게 하는 근육작용*에 의해 이루어지며, 그 중, 척주에 가장 가깝게 위치한 *뭇갈래근(다열근 (multifidus)* 또는 가로돌기 *가시근육(횡돌극근 (transversospinalis) (apm1, 78쪽)이라 불리는* 등 깊은 근육 작용에 의해 이루어진다.

이 근육들의 수축작용을 실제로 느끼기 위해, 3가지 연습을 실행할 수 있다.

척주의 깊은 근육에서부터 몸통을 돌리다 :
의자 가장자리에 앉아서, 2개의 궁둥뼈가 의자를 누르는 것을 느낀다.
몸통을 따라 팔을 떨어트린다.

몸통을 돌리고 난 후 다시 원위치로 돌아온다.
여러 번 반복한다.

팔, 어깨 또는 갈비뼈에서부터, 다양한 방법으로 비틀기가 어떻게 시작되는지를 찾는다.

그런 다음 *이 비틀림은 스스로 돌아가는 척주에서 나올 수 있다는 것을* 느낀다 :
이 비틀림을 발생시키는 근육은 척추 뒤쪽에 위치한 깊은 근육이다.

돌림을 멈추다 :
움직임을 다시 시작하고 분명하게 움직임을 멈춘다 : 몸통 양쪽에서 *척주를 고정시키기 위해* 동일한 근육이 작용한다.

허리뼈 3번을 찾은 다음 등뼈 11번을 찾는다 :
손을 ≪엉덩이≫, 즉 엉덩뼈능선에 올려놓는다.
양쪽 엄지손가락을 서로 댄다. 또한 허리뼈 3번이라고 부르는 세 번째 허리뼈에 엄지손가락이 위치한다.

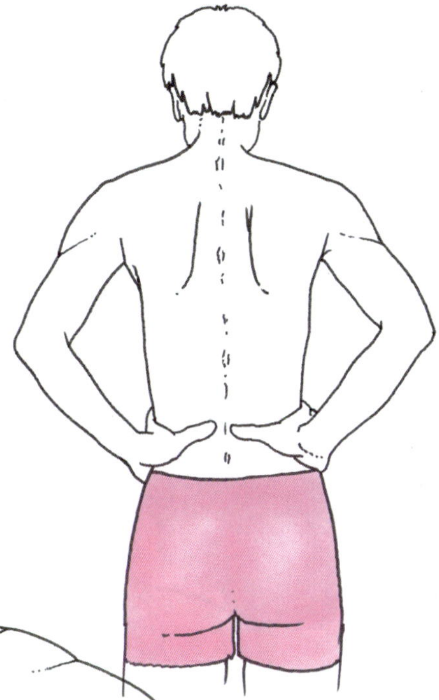

그런 다음 손이 위로 향하도록 방향을 바꾼다.
허리뼈-등뼈 경첩 부위인, 등뼈 12번/허리뼈 1번까지 손이 올라간다.
등뼈 11번을 찾으려면 단지 1cm만 올라가면 된다.

바로 이 부위를 움직일 것이다.

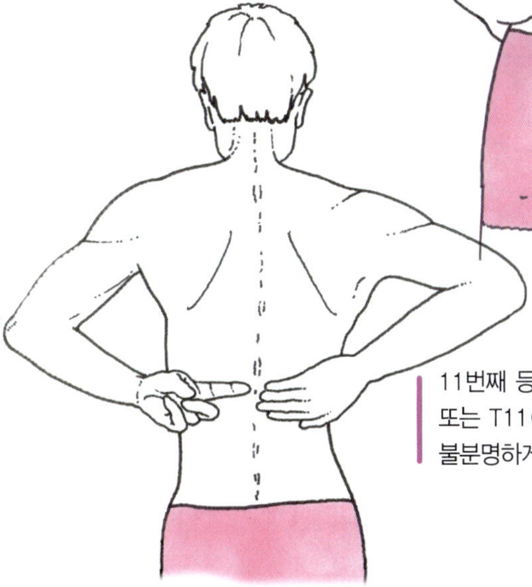

11번째 등뼈를 D11(등 N°11) 또는 T11(흉부 N°11)이라고 불분명하게 부른다.

이 부위의 움직임을 제어하다 :
등뼈 11번 부위의 위치를 파악하기 위하여, 손으로 이 부위를 강하게 몇 번 문지른다. 그런 다음 조금 전에 문지른 부위에서부터 돌림이 시작되도록 하면서 위에서 설명한 돌림을 행한다.
다시, 이 부위(국부적인 정적 수축)를 문지르면서 움직임을 명확하게 멈춘다.
호흡을 계속하면서 이 부위의 고정을 유지할 수 있다는 것을 느낀다.

수동적 비틀림에서 적극적으로 이 부위가 돌아가지 않도록 제어하다 :
의자를 돌려 옆으로 앉아서 의자 등판이 오른쪽 팔에서 10cm 떨어지도록 한다.
왼쪽 팔이 몸통을 가로질러 왼손으로 의자 등판을 잡는다.

몸을 당기면서 몸통을 오른쪽으로 돌린다 : 비틀림은 더 이상 능동적이지 않고 수동적이다.

원 위치로 돌아온다. 움직임을 천천히 크게 하면서
- 위에서 설명한 것처럼 - 마치 *갈비뼈 아래 척주를 고정하는 것처럼*, 등뼈 11번에서 비틀기를 멈추도록 노력한다. 이 움직임은 익숙하지 않기 때문에 다시 비틀기 연습을 하는 것을 주저해서는 안된다.

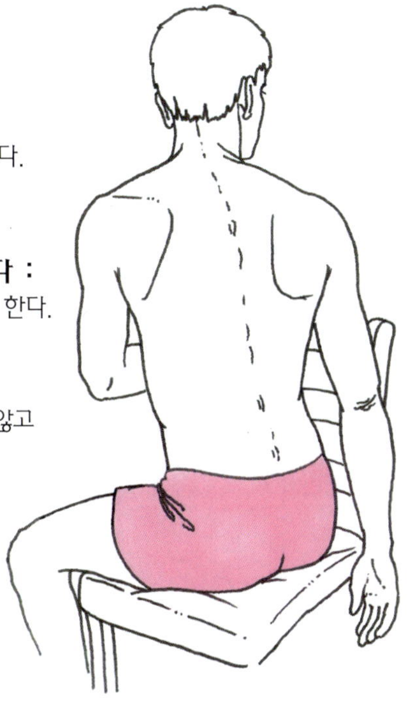

Warrior I Pose 또는 *비라바드라사나 I(Virabhadrasana I)* 에서 넙다리네갈래근과 큰볼기근을 조정한다

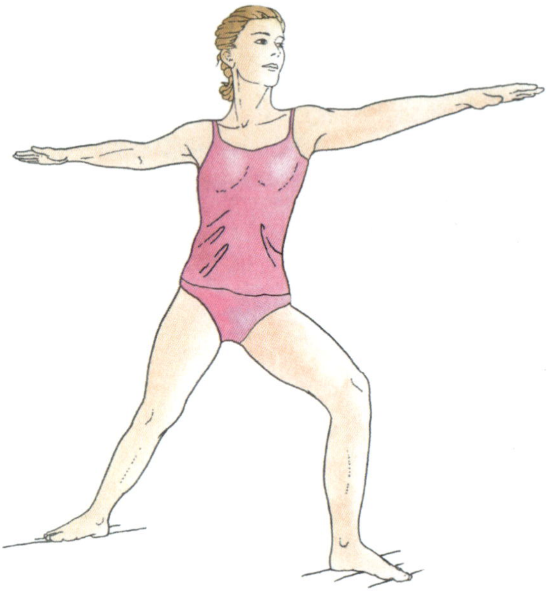

이 자세는 무엇보다도 무릎을 굽힌 다리에 체중이 실려야 한다.
몸통, 머리 및 팔 무게의 대부분을 이 다리가 받치고 있고, 따라서 이 자세를 유지하고 더 이상 무릎이 구부려지지 않도록 무릎을 ≪고정≫시켜야 한다.

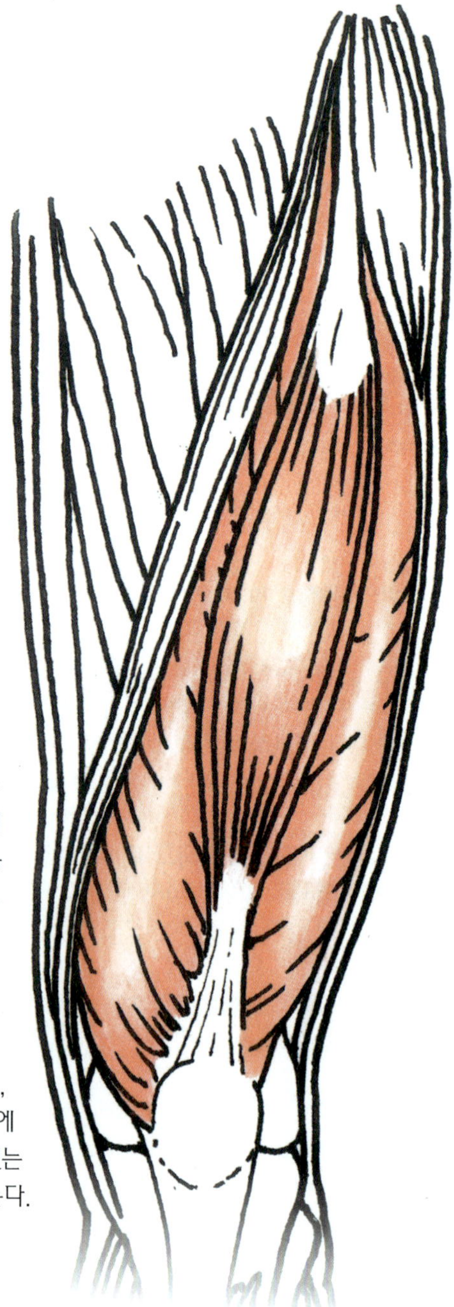

이 자세는 넙다리 앞을 따라 내려온 네 부위로 구성된, 몸에서 가장 큰 근육인 *넙다리네갈래근*(apm1, 242쪽)을 동원하고

그리고 네갈래근은 넙다리 아래에서 공통 힘줄에 닿는다.

이 큰 힘줄은 무릎을 지나고 그리고, 무릎을 꿇고 앉아있을 때 바닥에 닿는다고 느끼는 것을 잘 감지할 수 있는 혹(bump)에서, 위 정강뼈에 닿는다.

굽힘/폄 움직임을 행할 때, 무릎에 연결된 힘줄은 상당한 마찰과 압박을 받는다. 그래서 이 힘줄은 무릎뼈(patella)로 강화된다. 따라서 힘줄에 무릎뼈가 ≪끼워진≫ 것처럼, 이 근육의 작용은 무릎뼈와 분리될 수 없다.

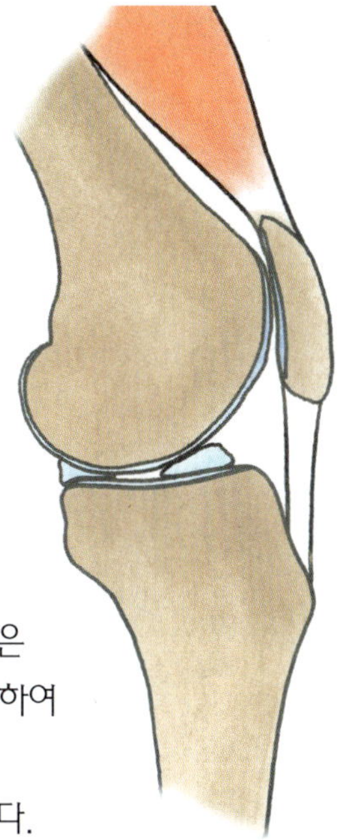

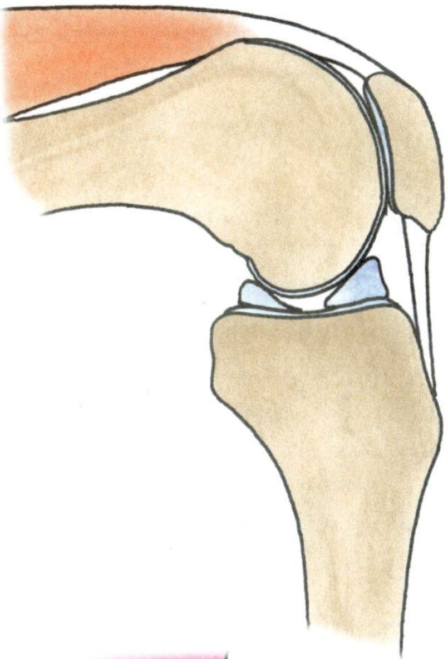

연골로 덮인 이 작은 뼈의 깊은 면은 또한 연골로 덮인 넙다리뼈에 대항하여 미끄러진다.
연골은 힘줄 대신에 압박을 지탱한다.

그리고 압박이 골고루 배분되어 균형을 이루기 위해서는, 움직임이 발생하는 중에는 무릎뼈가 무릎 중간에 위치하는 것이 중요하다.

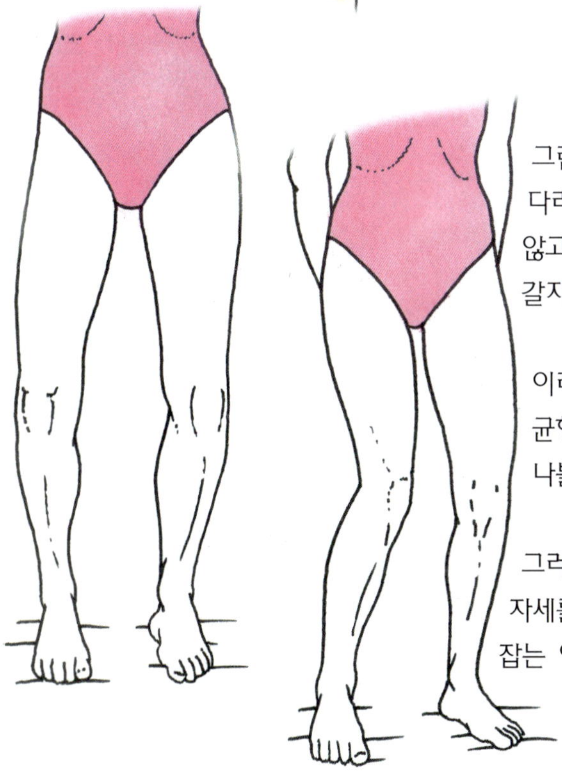

그런데 구부린 다리로 바닥을 누를 때 다리뼈들이 서로 서로 정확하게 정렬되지 않고, 엉덩이와 발목 사이에서 무릎은 약간 갈지자 처럼 놓인다.

이러한 정렬은 발 안쪽과 발 가쪽 지지 사이에서 균형을 유지하기 위해 올바르게 발을 놓는 것에 나쁠 뿐만 아니라 또한 무릎뼈에도 나쁘다.

그러므로 ***비라바드라사나 I(Virabhadrasana I)*** 자세를 취하기 전에 이 정렬을 바르게 잡는 연습을 하는 것이 유리하다.

(계속하여)

Warrior I Pose 또는 *비라바드라사나 I (Virabhadrasana I)* 에서 넙다리네갈래근과 큰볼기근을 조정한다

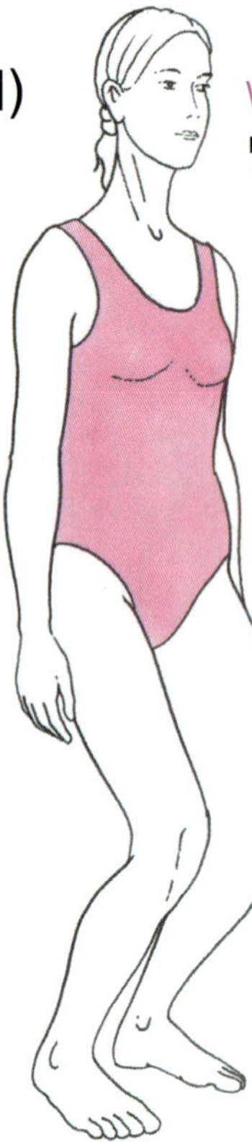

양 무릎을 굽히는 간단한 운동으로 연습하다 :
먼저 양발이 11자 모양으로 되도록 선다.

발뒤꿈치가 바닥에서 들려지기 시작하는 것을 느낄 때까지 다리를 조금만 구부린다.

다리를 너무 많이 구부리지 않는다.
각 무릎을 본다 : 무릎이 발 위에 비해 어떤 위치에 있는가?

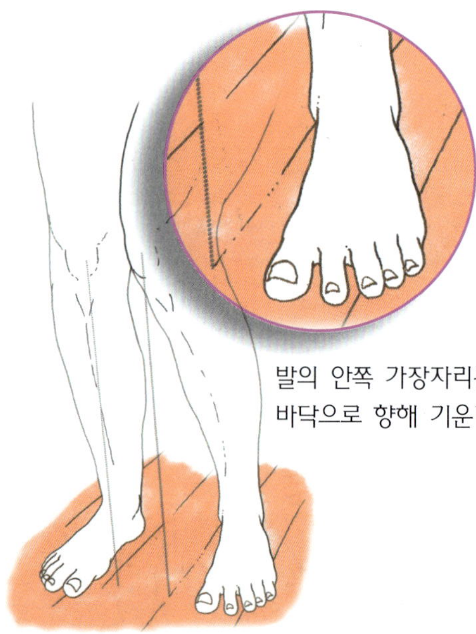

발의 안쪽 가장자리는 바닥으로 향해 기운다.

무릎이 발 안쪽 위에 위치한다.
무릎뼈의 중심위치가 잘못되어, 무릎뼈는 바깥쪽으로 밀려 나온다. 매우 조금 밀려나왔지만, 넙다리네갈래근의 가쪽근육을 동원하기에는 충분하고, 가쪽에서 압박이 더 강하다.
이것은 이 부위에서 불필요하게 연골을 자극한다.

다시 균형을 잡는다 :
이렇게 무릎이 발 안쪽으로 기울어지는 경향을 교정하려면, 먼저 과도하게 교정하고 그리고 무릎을 발 바깥쪽 위에 두도록 노력한다.

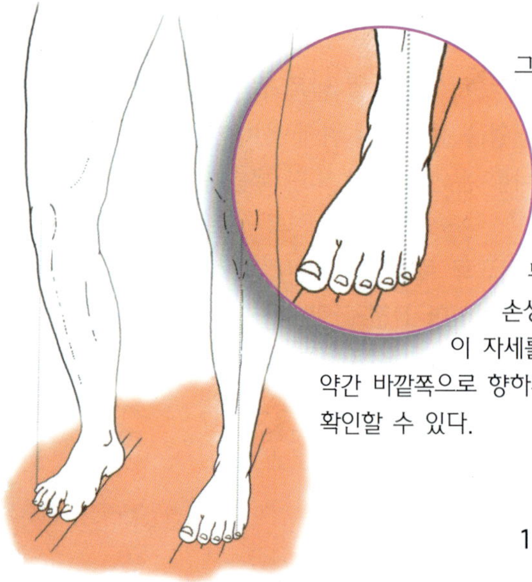

그러나 아직까지 발의 위치가 올바르지 않다 : 바로 발의 바깥쪽 가장자리가 바닥으로 향하고 발의 안쪽이 바닥에 대이지 않아 바닥을 누르지 않는다.

무릎뼈는 무릎 안쪽으로 밀려난다(이전의 경우보다 손상이 적음).
이 자세를 교정하기 위해, 볼기근의 작용으로 넙다리와 무릎을 약간 바깥쪽으로 향하게 할 수 있다 : 엉덩이 뒤에서 큰볼기근의 수축을 확인할 수 있다.

무릎을 발에 수직으로 놓다 : 이제 두 번째 발가락 위를 조준한다 :
여기서 *발의 세로축(longitudinal axis)*이 통과한다.

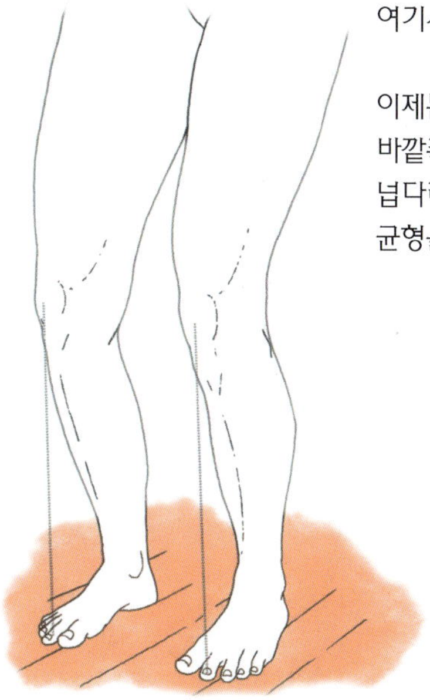

이제는 무릎뼈가 중심에 있다 : 무릎뼈가
바깥쪽으로 또는 안쪽으로 밀려나지 않는다.
넙다리네갈래근은 안쪽근육과 가쪽근육 사이에서
균형을 잡으면서 수축한다.

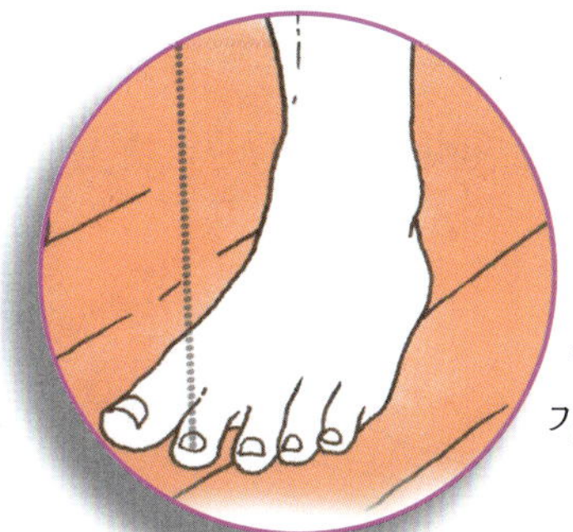

발의 위치가 적절하다 :
발의 안쪽지지와 발의
가쪽지지가 배분된다.

여기서도 또한 큰볼기근에 의해 이 작용이 행해진다.
그러나 큰볼기근의 수축이 덜 강해진 것을 느낄 수 있다.

따라서 큰볼기근의 수축 정도는 다리뼈를 잘 정렬할 수 있는 넙다리뼈의 방향을
조정한다(다른 근육의 협응에 의해서도 조정은 가능하지만 여기서는 설명하지 않는다).

그런 다음 (***비라바드라사나 I(Virabhadrasana I)***의 앞발처럼)
발을 바깥쪽으로 조금 돌려 V자 모양을 만든다.
이 자세는 가쪽돌림을 발생시키는 엉덩이에서 기인한다.

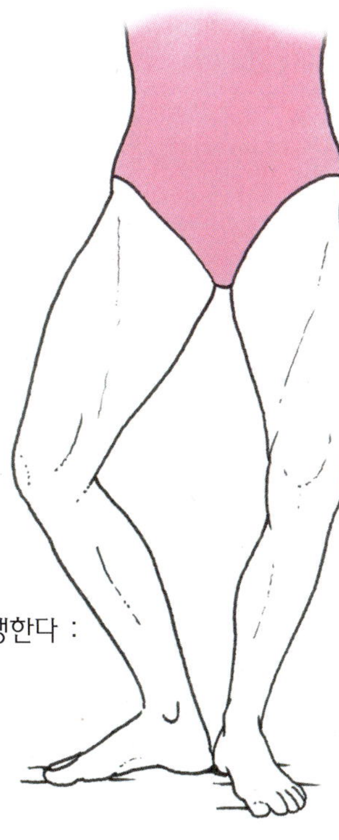

주의할 것 : 양발을 가지런히 놓은 자세는
가쪽돌림을 할 때 종종 균형을 잃는다.
이 새로운 위치에서, 무릎이 안쪽으로 또는,
지나치게 교정되어 가쪽으로 향해서도 안 되며,
무릎이 수직으로 두 번째 발가락 위에 있어야 한다.
큰볼기근의 조절된 작용을 알 수 있다.

마지막으로, 다리정렬을 ***(비라바드라사나 I(Virabhadrasana I)***에서 실행한다 :
이제는 다리정렬을 한쪽 다리, 즉 구부린 다리에서 한다.

Warrior I과 II Pose 또는 *비라바드라사나 I과 II (Virabhadrasana I과 II)*에서 넙다리네갈래근의 작용을 조정하고 무릎뼈를 보호한다

이 자세는, *비라바드라사나 I과 II* 중 어느 쪽이든, 양발로 자세를 잡는다. 양발 중 어느 발이 몸무게를 받치느냐에 따라 큰 차이가 있을 수 있다. 여기서 다시, 넙다리네갈래근이 작용하는 각도에 따라, *굽힌 다리*의 무릎뼈를 관찰할 것이다.

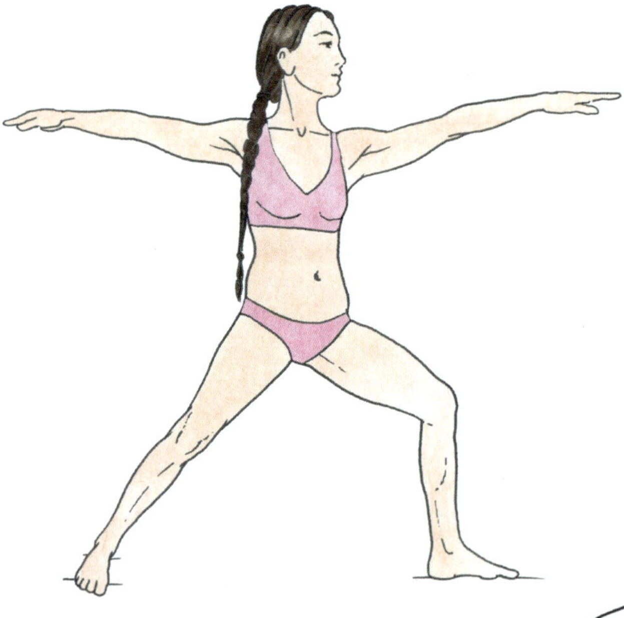

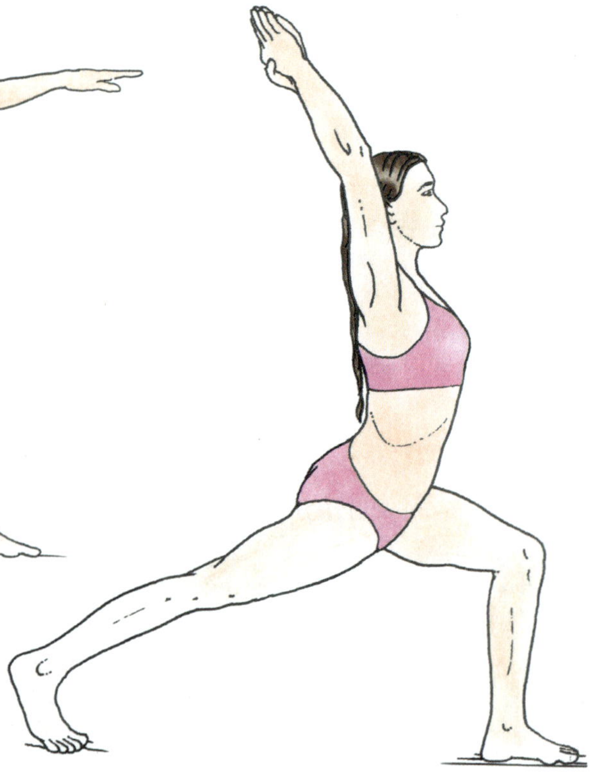

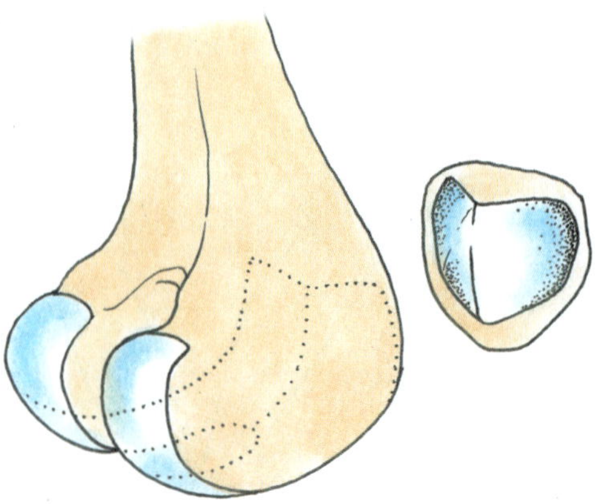

무릎뼈, 작은 뼈 :
여기에 무릎뼈는 힘줄이 직접 마찰하지 않도록 보강재와 같다는 것을 환기한다. 그 대가로, 이 작은 뼈가, 때때로 *넙다리네갈래근의 수축과 연관된, 마찰을 하고* (몸에서 가장 강한 것 중 하나인) *상당한 압박*을 받는다는 것이다.

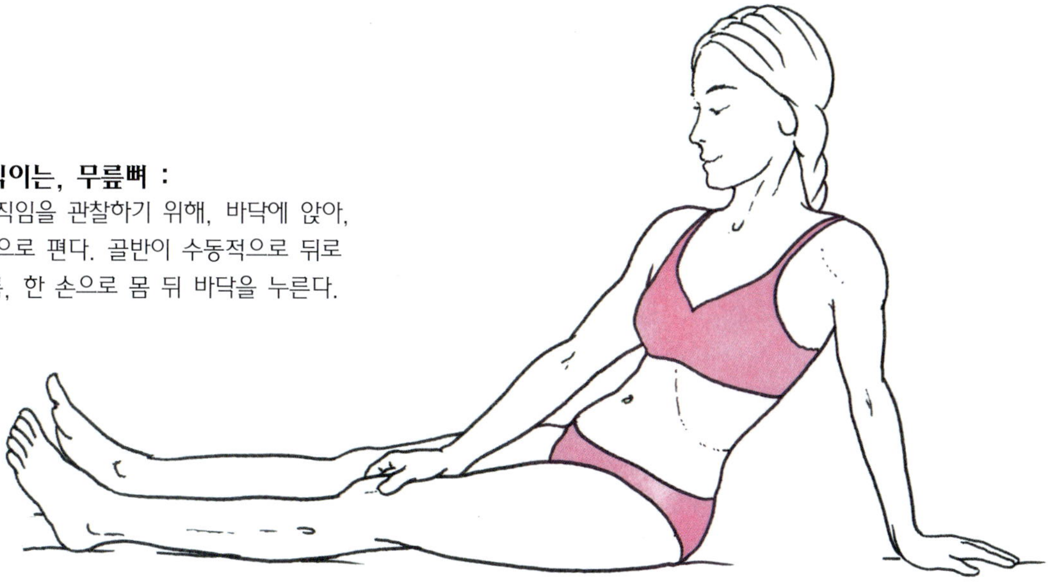

때로는 움직이는, 무릎뼈 :
무릎뼈의 움직임을 관찰하기 위해, 바닥에 앉아, 무릎을 앞쪽으로 편다. 골반이 수동적으로 뒤로 기울어지도록, 한 손으로 몸 뒤 바닥을 누른다.

다른 한 손을 무릎 위에 놓고, 무릎뼈를 무릎의 바깥쪽이나 안쪽으로 천천히 미끄러지도록 하면서 움직인다.
무릎뼈의 최소한의 움직임을 통해 무릎뼈가 조금 자유롭게 움직인다는 것을 알 수 있다. 왜냐하면 넙다리네갈래근은 이 순간에 이완되기 때문이다.

따라서 무릎뼈는 자유롭고, 특히 *압박을 받지 않은* 상태이다.

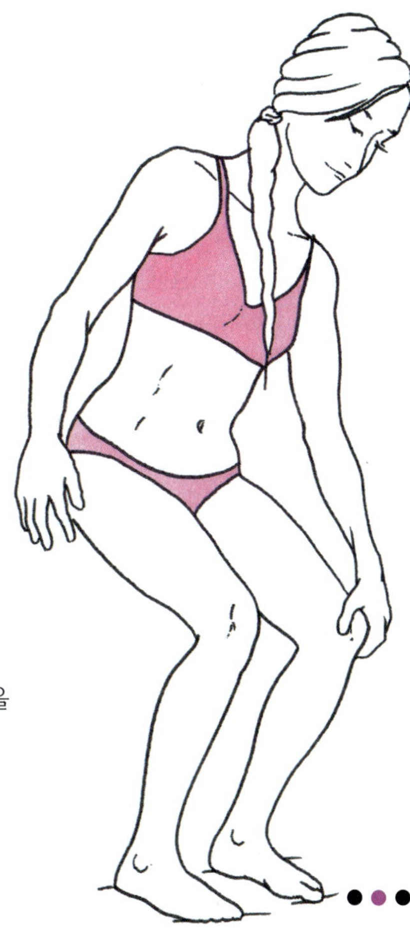

무릎뼈, 때로는 큰 압박을 받는 부위 :
서서, 무릎을 조금 구부린다. 무릎에 손을 대면 무릎뼈를 더 이상 미끄러지듯 움직일 수 없다. 최소한의 움직임도 억제된다.
이 자세에서, 무릎을 안정시키기 위해 넙다리네갈래근이 수축하기 때문에 무릎뼈는 더 이상 자유롭게 움직일 수 없다.

중요 : 무릎뼈는 넙다리뼈에 강하게 눌려 상당한 압박을 받을 수 있다.

무릎뼈에는 두꺼운 연골이 있기 때문에 대부분의 사람들은 이 압박을 잘 견딜 수 있다. 그러나 무릎이 약한 경우에는 문제가 발생한다 :
따라서 체계적인 방법으로 자세를 잡아 무릎뼈에 압박이 부과되는 것을 줄이는 것이 좋다.

(계속하여) Warrior I과 II Pose 또는 *비라바드라사나 I과 II(Virabhadrasana I과 II)*에서 넙다리네갈래근의 작용을 조정하고 무릎뼈를 보호한다

비라바드라사나 I (Virabhadrasana I)
에서 직각으로 구부린 다리 :
여기서 이 자세를 수련할 때 항상
제시되는 지시 사항을 찾을 수 있다 :
즉, *직각보다 더 무릎을 구부리지 않는 것이다.*

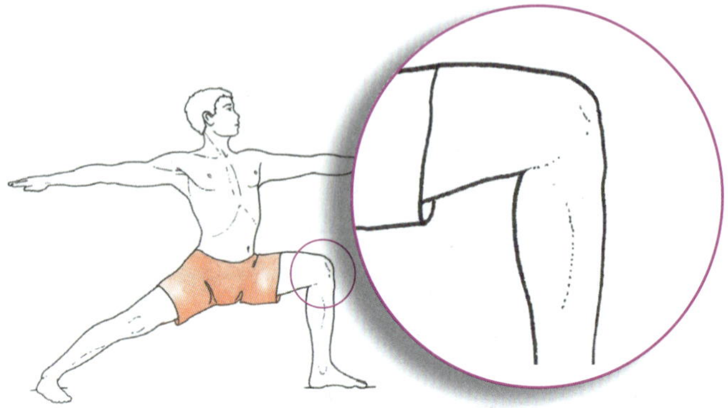

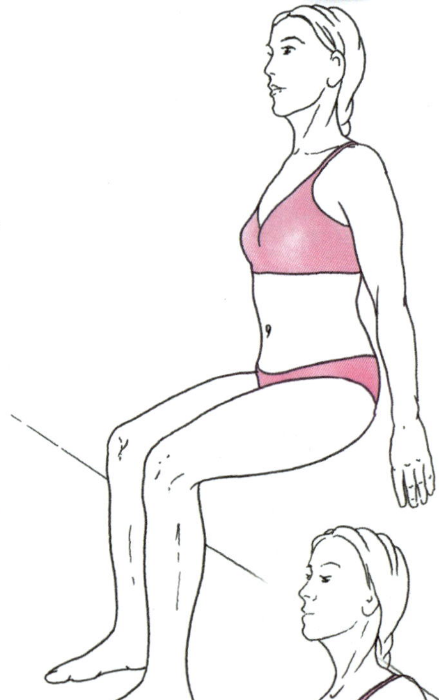

무릎뼈 압박과 관련된 이 지시 사항에는 3가지 이유가 있다.
2중 연습을 통해, 그 이유를 이해할 수 있다.

벽에 기대어 무릎을 90° 구부린다.
정강뼈는 수직이다.
몇 분 정도 자세를 유지한다 : 넙다리 앞 전체부위에서
넙다리네갈래근이 수축하는 것을 느낄 것이다.
넙다리네갈래근은 무릎이 더 굽는 것을 막는다.
넙다리네갈래근은 수직정강뼈(vertical tibia)에 작용하는데,
이것은 균형 잡힌 말뚝과 같이,
정강뼈는 자연스럽게 안정적으로 된다.

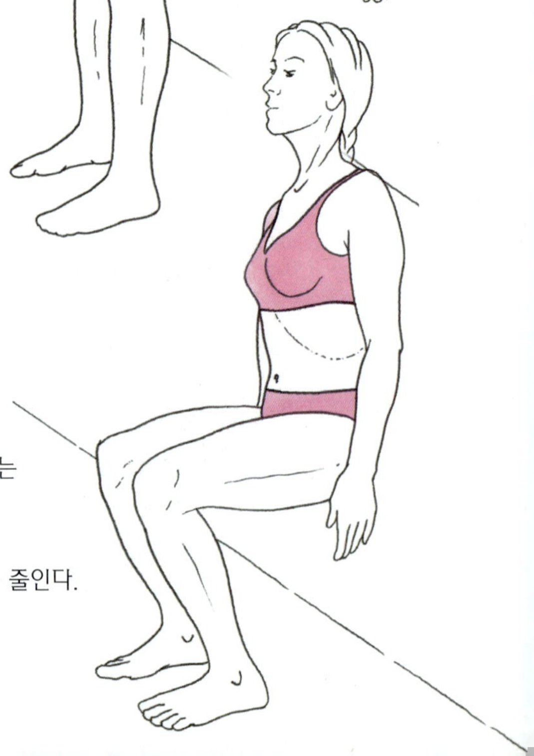

발을 벽에 조금 더 가까이 가져간다.
무릎은 90°이상 굽어진다.
정강뼈는 더 이상 수직이 아니다.

항상 넙다리네갈래근이 동원된다. 그러나 넙다리네갈래근은,
위에서 본 작용과 함께, 자연스럽게 앞으로 넘어지는 경향이 있는
정강뼈를 세워야 하는 작용을 더 해야 한다.
수축이 더 강해졌고…… 무릎뼈에도 압박이 더 가해진다.
따라서 수직으로 정강뼈를 놓는 것은 무릎뼈에 부과되는 압박을 줄인다.

직각을 초과하다 : 더 많은 긴장.

구부린 다리로 지지하는데 있어 직각을 선호하는 또 다른 이유가 있다.
이것은 무릎을 더 많이 구부릴수록, 직각에 비해 더 넙다리네갈래근이 더 *늘어난다*.

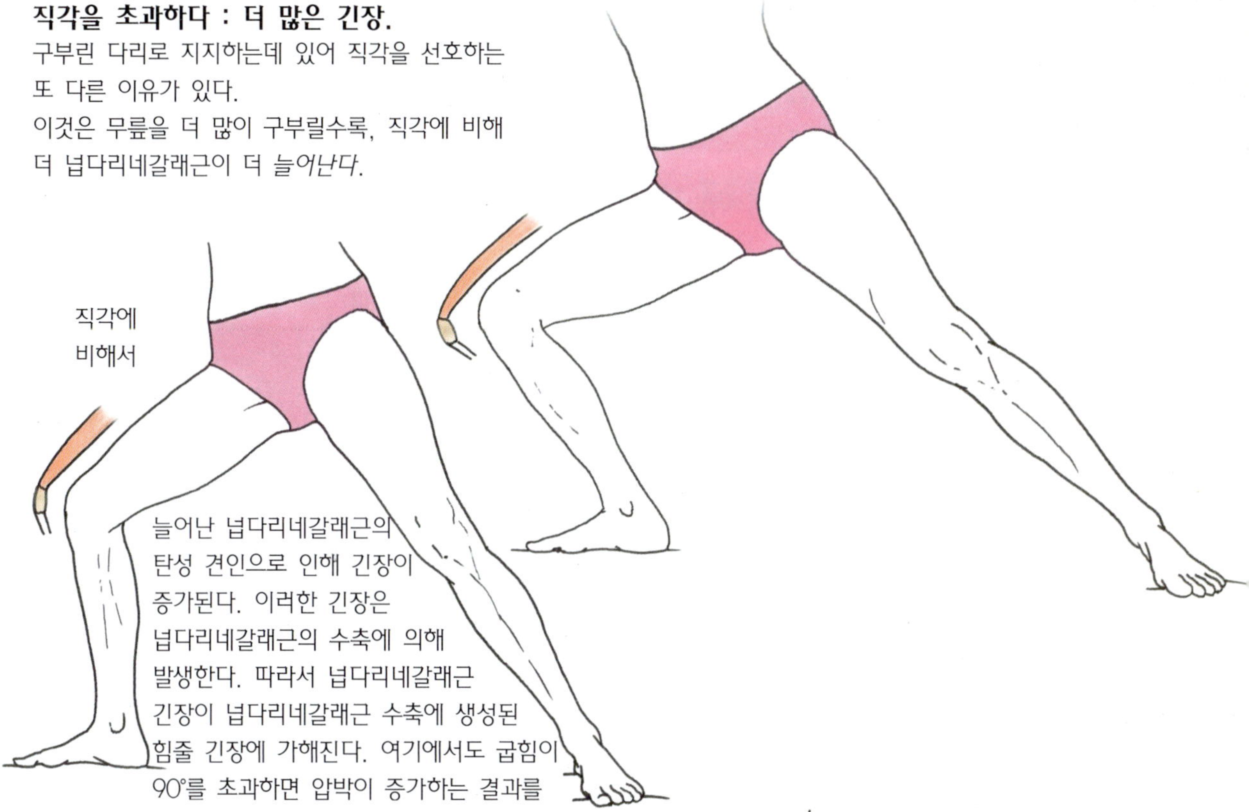

늘어난 넙다리네갈래근의 탄성 견인으로 인해 긴장이 증가된다. 이러한 긴장은 넙다리네갈래근의 수축에 의해 발생한다. 따라서 넙다리네갈래근 긴장이 넙다리네갈래근 수축에 생성된 힘줄 긴장에 가해진다. 여기에서도 굽힘이 90°를 초과하면 압박이 증가하는 결과를 낳는다.

구부러진 다리의 부담을 줄이기 위해 양쪽 발로 지지한다 :

왜, 때로는 직각 이상으로 다리를 구부리는가?
이것은 몸통 무게를 구부린 다리에 너무 많이 실거나, 또는 오히려 다른 다리(무릎을 편 다리)에 무게를 충분히 실지 않을 때 발생한다.

이것은 이 자세를 연습하는 초기에 자연적으로 발생한다. 그러나 이 경우, 무릎에서, 거의 항상, 굽힘이 증가하는 경향이 있다.

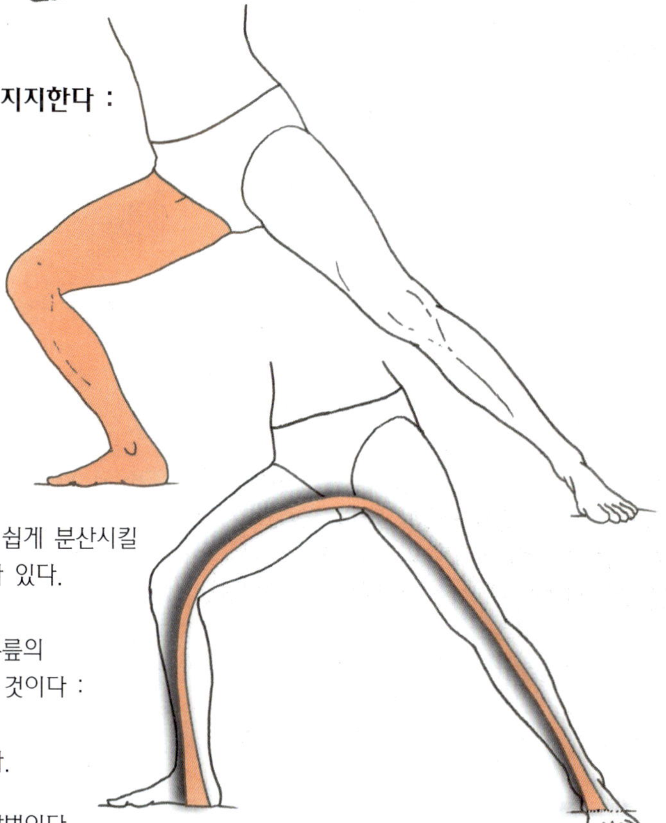

그러므로 두 발로 지지하는 것이 적절하다.

이를 위해서, 양다리를 구부리기 전에 두 발의 지지를 쉽게 분산시킬 수 있는 다리의 간격이 어느 정도인가를 살펴볼 필요가 있다.
이것은 개인에 따라 다르다.
다리의 간격이 적절할 때, 굽힌 다리의 기능은 주로 무릎의 굽힘을 유지하는 것보다 다른 다리로 무게를 전달하는 것이다 : 몸통의 무게를 편 다리 쪽으로 밀어낸다.
그런 다음 양쪽 다리의 시너지를 사용하는 힘을 만든다.

이는 무릎뼈에 최소한의 압박을 가하는 가장 확실한 방법이다.

Eagle Pose 또는 *가루다사나(Garudasana)* 그리고 Tree Pose 또는 *브릭샤사나(Vrikshasana)*에서 발목 가쪽 근육을 통해 발뒤꿈치의 균형을 잡다

*발꿈치뼈(calcaneus)*라고 불리는 발뒤꿈치뼈는 중요한 부위이다. 때로는 발목 아래에서 발꿈치뼈를 가쪽으로 ≪조정하는≫ 방법을 아는 것이 중요하다. 때로는 반대로, 특히 ***가루다사나(Garudasana)***와 ***브릭샤사나(Vrikshasana)***의 사례처럼, 서있는 아사나(asanas)의 균형을 조정하기 위해 발꿈치뼈 가쪽이 안정되어야 한다.

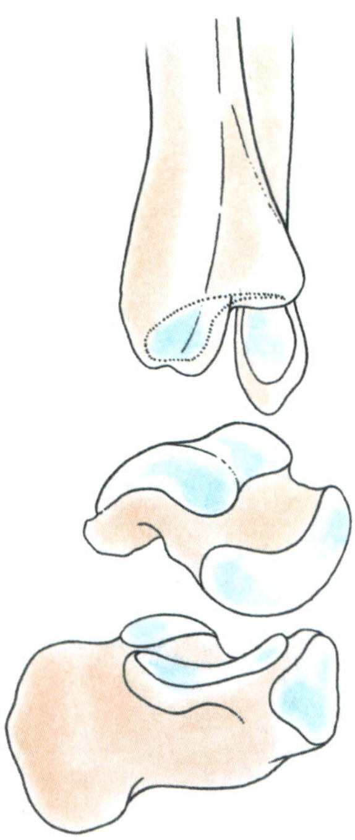

발꿈치뼈 모양 : 발에서 가장 큰 뼈이며, 우연히 큰 것이 아니다 : 서있는 자세에서, 거의 모든 체중이 발꿈치뼈에 실린다. (앞뒤가 길고 작은 상자처럼) 6면이 있는 직육면체의 모양을 하고 있다. 6면 중 한 면(안쪽)이 땅에 닿는다. 발꿈치뼈의 가쪽면과 뒷면을 만지고 볼 수 있다.

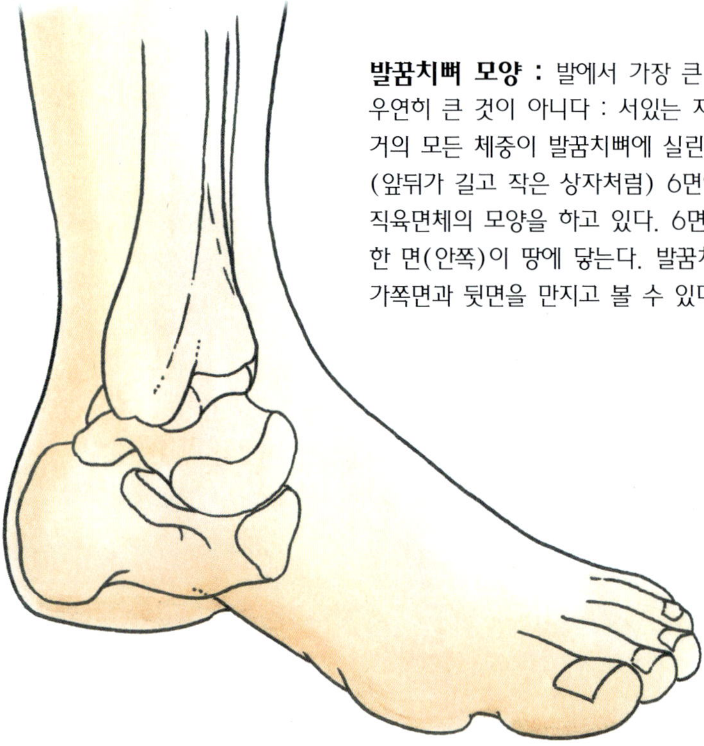

바닥을 지지하고 있는 발뒤꿈치를 뒤에서 관찰 : 가장 단순한 것은 다른 사람을 보는 것이다. 그러나 경우에 따라서는 거울을 통해 자신의 뒤를 볼 수 있다. 양쪽 발로 서서. 발뒤꿈치의 모양을 본다.

뒤에서 본 발꿈치뼈는 모양은 다소 직각의 타원형과 비슷하다. 타원형의 바닥은 약간 편평하며, 바닥에 닿는다. 타원형의 꼭대기는, 세갈래근에 의해 종아리에서 연결되는, *아킬레스힘줄*에 의해 연장된다. 이 전체는 모래시계처럼 보인다 (다음 쪽에서 그림 참고).

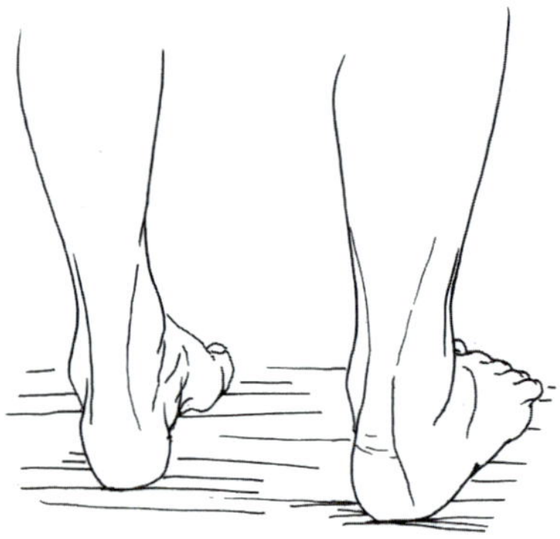

가능한 두 가지 자세를 시도한다 :
발꿈치뼈가 조금 안쪽으로 ≪눕는≫ 것처럼 기울어 질 수 있다.
이를 *엎침(pronation)* 발꿈치뼈라 부른다.

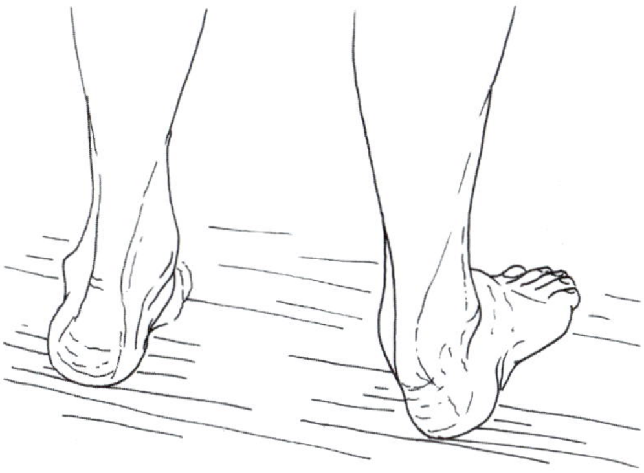

발꿈치뼈가 조금 가쪽으로 ≪눕는≫것처럼 기울어 질 수 있다. 이를 *뒤침(supination)* 발꿈치뼈라 부른다.

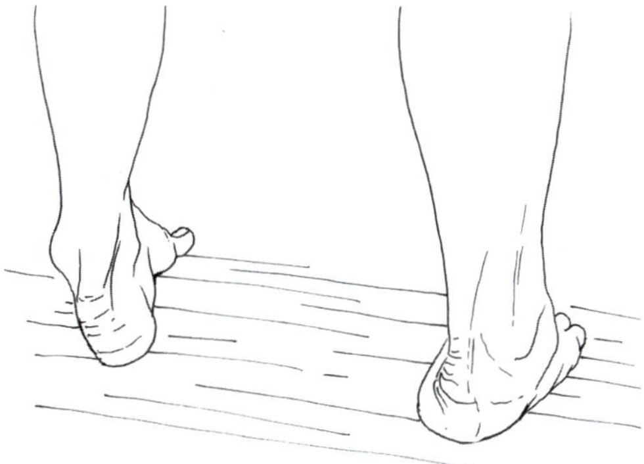

두 경우 모두, 아킬레스힘줄은 발꿈치뼈의 연장이 아니지만, 발꿈치뼈의 각을 형성한다. 위의 2 자세에서 발뒤꿈치가 정상위치에서 벗어난 것처럼 보인다. 이것은, 앞쪽으로, 발의 나머지 부위에 영향을 미칠 뿐만 아니라 발꿈치뼈 위에 위치한 뼈들에도 영향을 미친다.

≪발뒤꿈치의 중앙≫ : 중앙에 위치하고, 중앙에서 벗어나고, 다시 중앙으로 돌아온다 :
마치 스케이트를 신고 스케이트 날을 수직으로 세우려고 하는 것처럼, 이제는 발을 발뒤꿈치 중앙에 놓기 위해 균형을 잡는다.

이것을 느끼기 위해서는, 연필을 발 중앙을 따라 발밑에 놓고 연필이 발 중앙에 닿는 느낌을 인지한다.
그 후 발에 ≪무게를 실는다≫ : 발 중앙에 대한 느낌과 기억을 잘 유지하면서 어느 정도 완전히 몸무게를 발에 옮긴다.

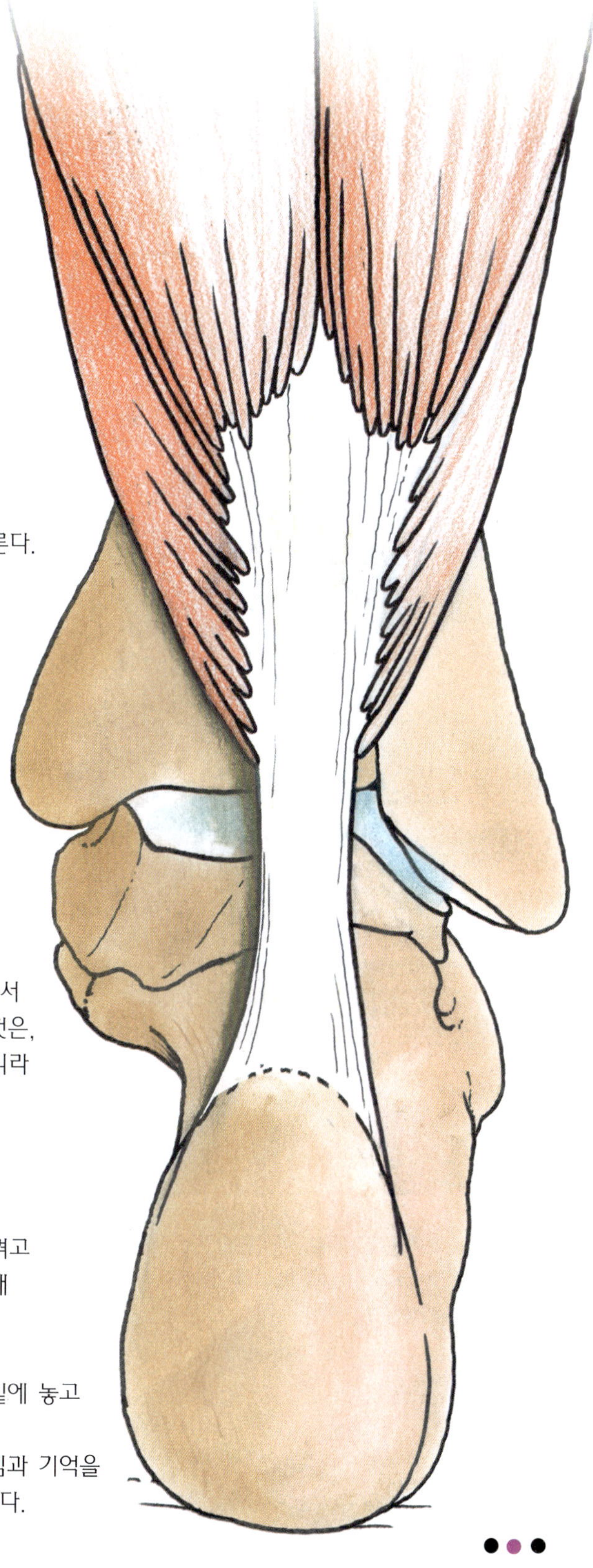

(계속하여) Eagle Pose 또는 *가루다사나(Garudasana)* 그리고 Tree Pose 또는 *브릭샤사나(Vrikshasana)*에서 발목 가쪽 근육을 통해 발뒤꿈치의 균형을 잡다

Eagle Pose 또는 *가루다사나(Garudasana)* :
그 후 엎침위치에서 시작한다 : 발뒤꿈치가 안쪽으로 굽는다.
그런 다음 ≪중앙≫ 위치로 돌아온다. 중앙 위치로 돌아오기 위해, 복사뼈 아래, *발뒤꿈치의 안쪽으로 지나가는* 근육들의 작용을 느낄 수 있다.

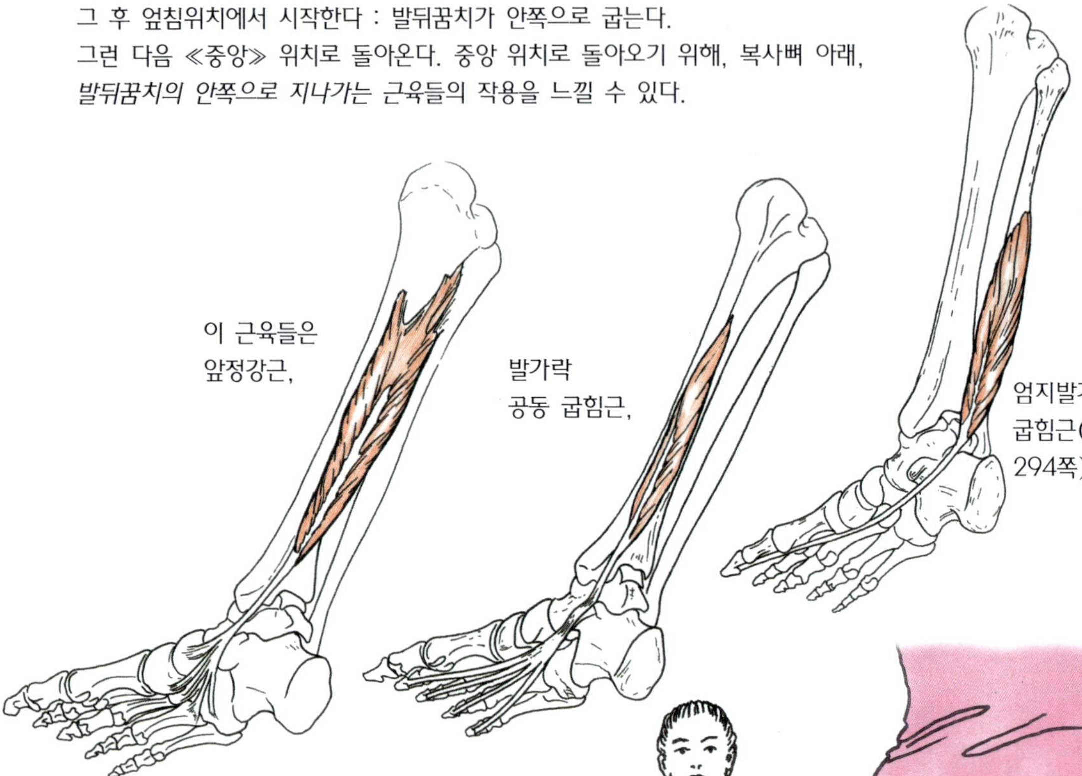

이 근육들은
앞정강근,
발가락
공동 굽힘근,
엄지발가락
굽힘근(apm1, 294쪽)이다.

Eagle Pose 또는 *가루다사나*
(Garudasana)
(오른쪽 발로 지지*) 자세를 취하면,

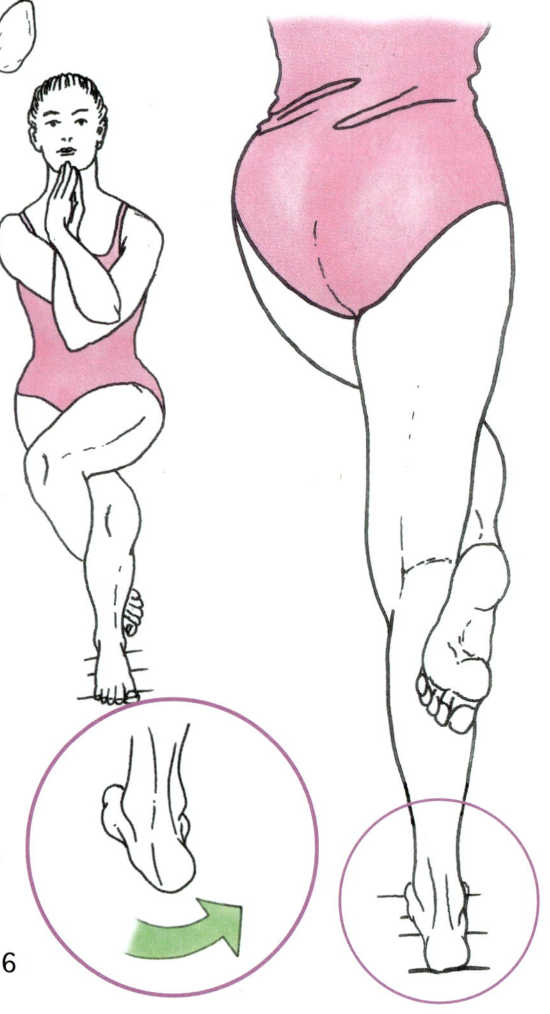

왼다리로 오른다리 주위를 교차하면 바닥을 지지하고 있는 오른다리가 어떻게 엎침이 되는 것을 느끼는가?
또한 지지 발을 뒤침으로 만드는 이 근육들의 정확한 작용을 찾을 수 있다.

* 이 작용은 오른발이 바닥을 지지하는 것으로 설명하는데, 물론 왼발로도 연습할 수도 있다.

Tree Pose 또는 *브릭샤사나(Vrikshasana)* :
다시 두 발로 선다. 뒤침자세를 한다 :
발뒤꿈치가 가쪽으로 기운다.
다시 한 번 ≪중앙≫자세로 돌아온다.
이를 위해 지금은 *다리와 발목 가쪽에*
위치한 근육들의 엎침 작용을 느낀다.

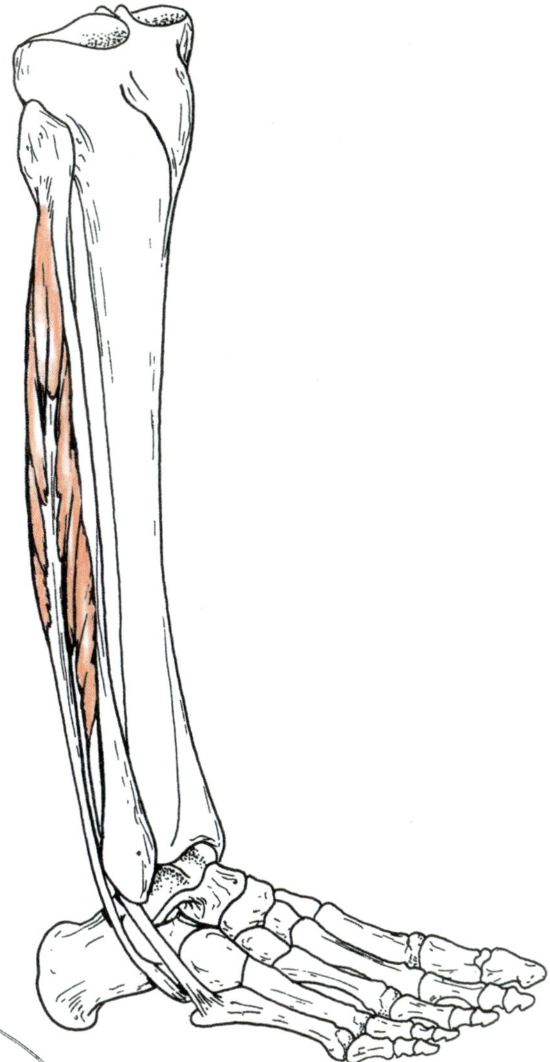

이 근육들은 종아리뼈(fibula)
또는 비골 근육들이다(apm1, 292).
이 근육들은 종아리뼈에 붙어 있고,
이 근육들의 힘줄은 가쪽 복사뼈 아래를 지나,
발의 옆과 아래를 통과한다.

Tree Pose 또는 *브릭샤사나(Vrikshasana)*
(항상 오른발로 바닥을 지지*)를 취하면,

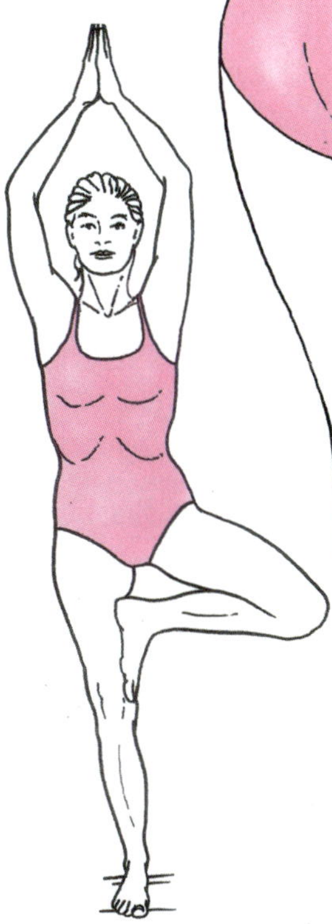

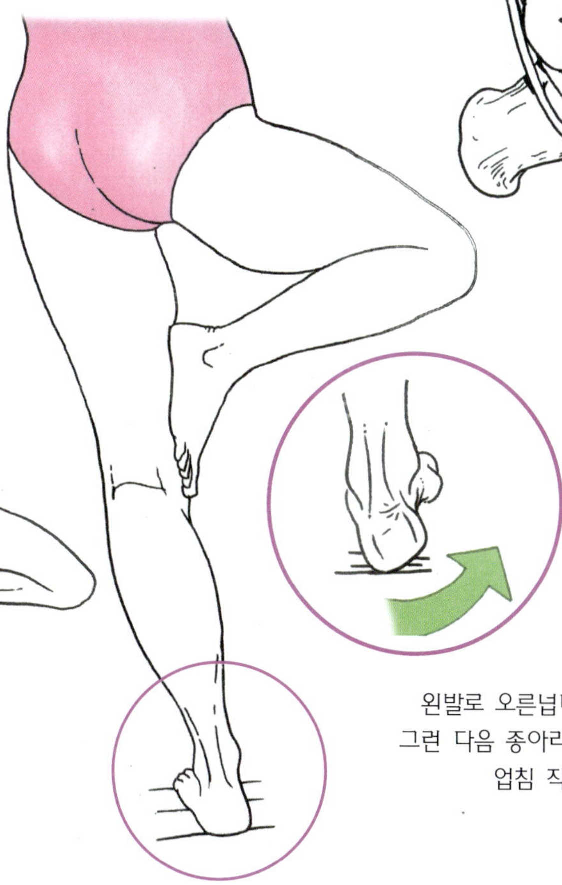

왼발로 오른넙다리를 밀면 지지 발은 뒤침이 된다.
그런 다음 종아리근육들의 작용을 찾아볼 수 있으며,
엎침 작용은 발뒤꿈치를 ≪정확하게 중앙≫
위치로 유지시킬 것이다.

Triangle Pose 또는 *뜨리꼬나사나(trikonasana)*에서 무릎 인대를 보호하기 위해 세갈래근을 수축한다

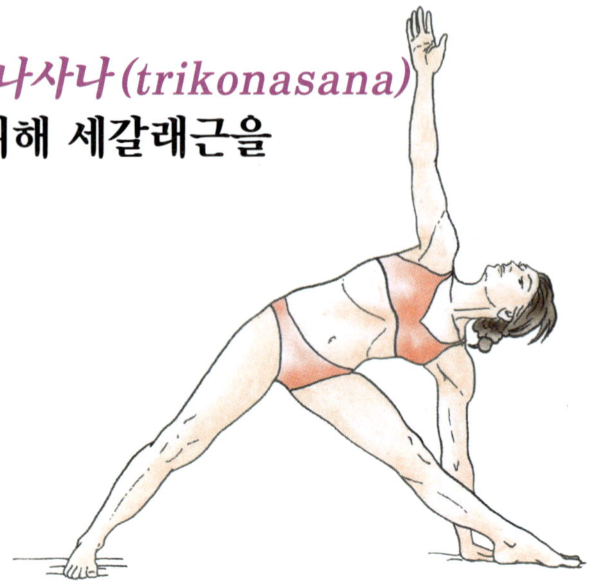

이 자세에서는 몸통을 크게 기울이는데,
이는 척주 가쪽기울기/비틀림/굽힘이 발생한다.

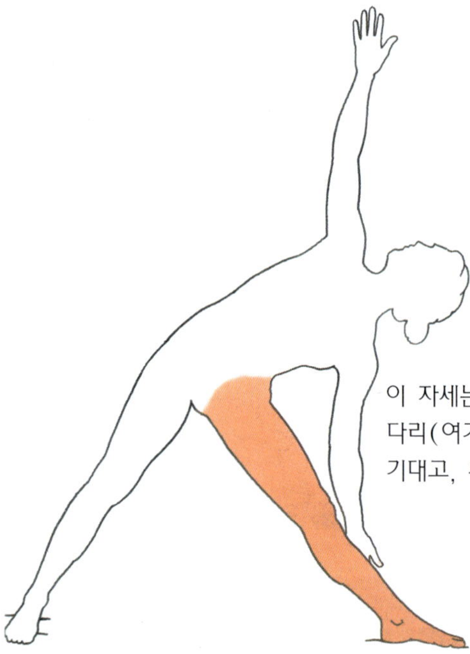

이 자세는 자연스럽게 기울어지는 쪽의 다리(여기서는 앞다리라고 부름)에 기대고, 무릎을 강하게 펴게 한다.

어떤 사람들에게는 이 무릎 폄이 너무 강할 수 있다.
무슨 일이 일어나고 있는지 이해하기 위해 무릎 해부학의 몇몇 특징을 살펴보자.

이 무릎관절은 몸의 가장 긴 두 개의 뼈를 잇는다. 넙다리뼈와 정강뼈이다. 서 있을 때, 이 두 뼈는 서로 서로 바르게 정렬하여 몸의 안정성을 보장해야 한다. 무릎은 주머니와 인대에 의해 안정화된다.
그러나 또한 매우 큰 움직임이 필요하다 : 굽힘은 175°까지 굽혀지고, 다시 무릎을 펴는 폄이라 부르는 넙다리뼈/정강뼈의 직선 정렬까지, 이것은 위에서 보았던 안정성을 유지하면서 주머니(capsule)와 인대를 움직일 수 있어야 한다.

주머니와 관절구 :
주머니는 관절의 움직임을 허용하는 주름이 있는, 관절을 감싸는 두꺼운 섬유겹 슬리브(무릎 패드와 같은)이다.
뒤쪽에서는, 주머니를 강력하게 보강하는 ≪관절융기 껍질≫을 형성하면서, 매우 두껍다.
이것은 무릎을 펼 때 긴장되어 움직임이 더 이상 진행되지 않도록 한다.
이것은 무릎이 과신전(hyperextension)되는 것을 제어하는데 주요한 역할을 한다.

십자 인대 :
관절 중앙에 있는 이 인대는
거의 수직으로 정렬되어 있으며,
인대방향은 부분적으로 교차된다.

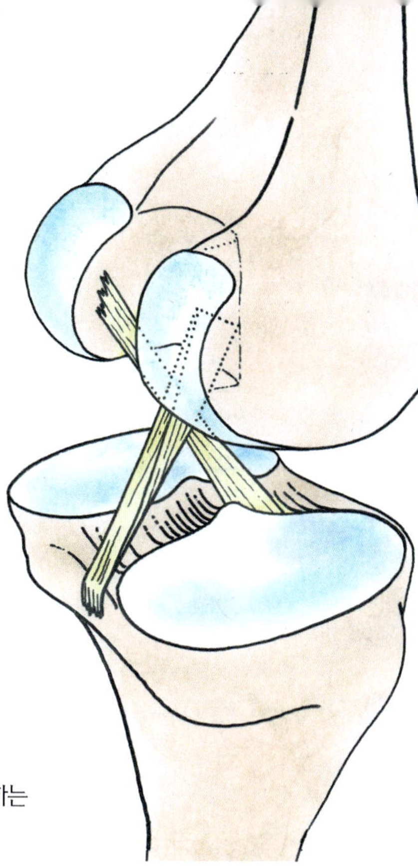

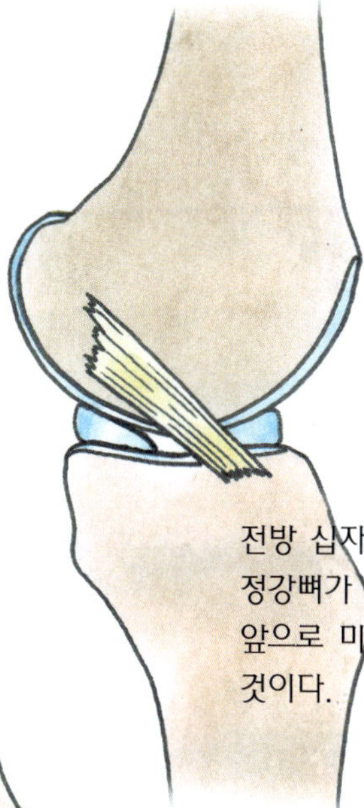

전방 십자 인대의 주요 기능은
정강뼈가 넙다리뼈 아래에서
앞으로 미끄러지는 것을 방지하는
것이다.

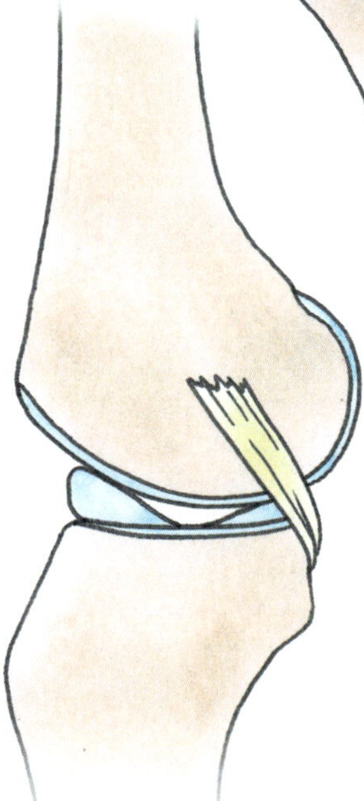

후방 십자 인대는 정강뼈가 넙다리뼈 아래에서 뒤로 미끄러지는 것을 방지한다.

이 2개의 인대로 인해, 2개의 긴뼈가 위에서 서로 엇갈리거나 또는
아래에서 엇갈리지 않는다. 2뼈의 완전함은, 특히 지지와 무릎작용이
필요한 강력하고 빠른 행동에, 필수 불가결하다.

무릎 과신전 :
폄에서, 2개의 인대는 긴장한다(≪정상적인≫ 긴장은 움직임을 멈춘다).
그러나 더 큰 움직임이, 과신전이 되어, 발생하면 이 인대를 더 강하게 늘인다.

때로는 지나치게 많이 : 따라서 인대는 늘어나고
약화 될 수 있다(인대는 거의 탄성적이지 않아서,
단순한 긴장상태에서 늘어나는 것 이상으로 늘어
나지 않아야 하는데 그 이상 늘어나는 경우,
이것은 염좌를 유발한다).

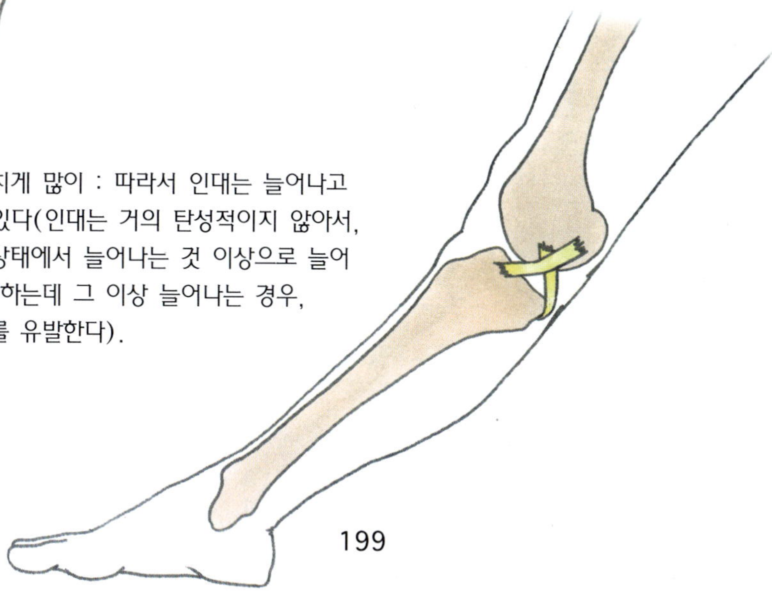

(계속하여) Triangle Pose 또는 *뜨리꼬나사나(trikonasana)*에서 무릎 인대를 보호하기 위해 세갈래근을 수축한다

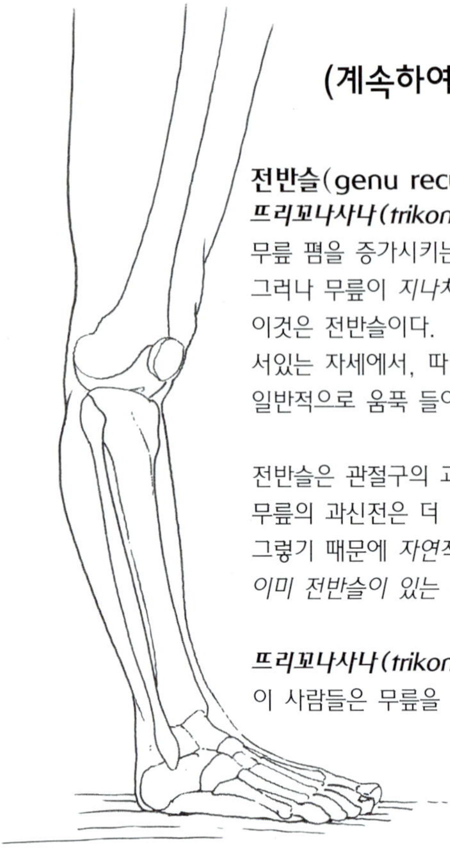

전반슬(genu recurvatum) :

뜨리꼬나사나(trikonasana)에서, 앞다리로 이동한 몸통무게는 무릎 폄을 증가시키는 경향이 있다. 일반적으로 이것은 관절구에 의해 잘 제어된다. 그러나 무릎이 *지나치게 이완된* 사람들은 무릎을 직선 정렬 이상으로 확장시킬 수 있다 : 이것은 전반슬이다.

서있는 자세에서, 따라서 정면에서, 요각(re-entrant angle, 재진입각)을 관찰한다. 일반적으로 움푹 들어간 관절의 뒷부위(무릎 오금(popliteal fossa)은 반대로 부풀어 오른다.

전반슬은 관절구의 과도한 유연성 때문에 발생한다. 무릎의 과신전은 더 이상 제어되지 않는다. *십자인대가 느슨해질 위험이 있다.* 그렇기 때문에 *자연적인 폭 이상으로 절대로 전반슬을 증가시켜서는 않된다.* 전반슬을 피하기 위해, *이미 전반슬이 있는 사람의 경우, 무릎을 수동적으로 과신장을 만들어서도 강조해서도 않된다.*

뜨리꼬나사나(trikonasana)는 이러한 사람에게 특별한 주의를 요구한다 : 이 사람들은 무릎을 ≪고정시켜야≫한다.

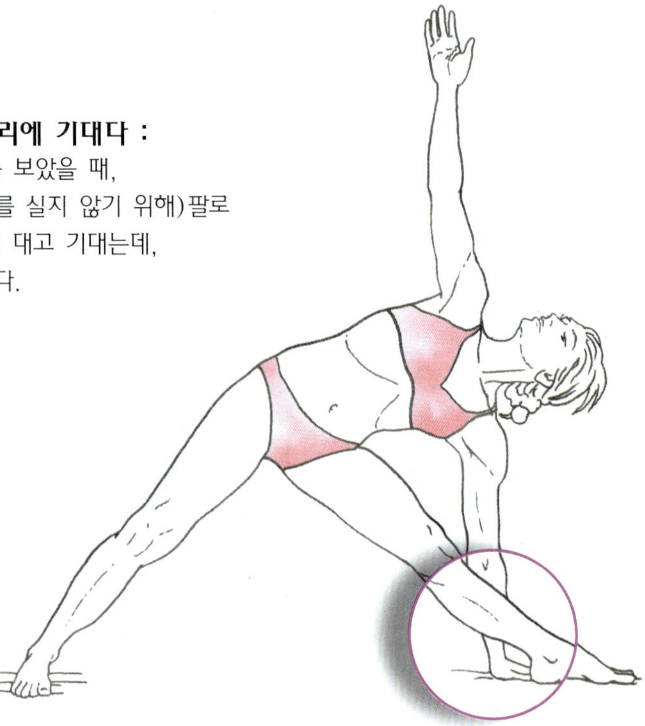

***뜨리꼬나사나(trikonasana)* 에서 한 다리에 기대다 :**

완성된 자세에서 몸통이 크게 기울어지는 것을 보았을 때, (척추사이원반과 척추사이인대에 지나친 무게를 실지 않기 위해)팔로 아래를 받치는 것이 좋다. 때로는 손을 바닥에 대고 기대는데, 이것은 곧 몸통이 아래로 내려간 것을 의미한다.

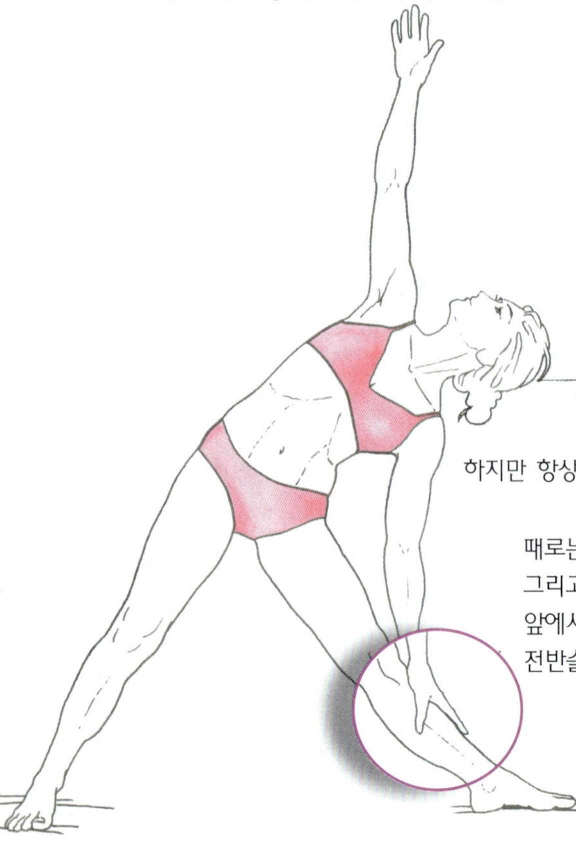

하지만 항상 가능한 것은 아니다.

때로는 손을 앞다리에 놓으면서 지지한다. 그리고 손을 정강뼈 위 부위에 대고 밀면 무릎 폄이 증가한다. 앞에서 언급한 내용에 비추어 볼 때, 이런 유형의 지지는 전반슬이 있는 사람들에게는 권장해서는 않는다.

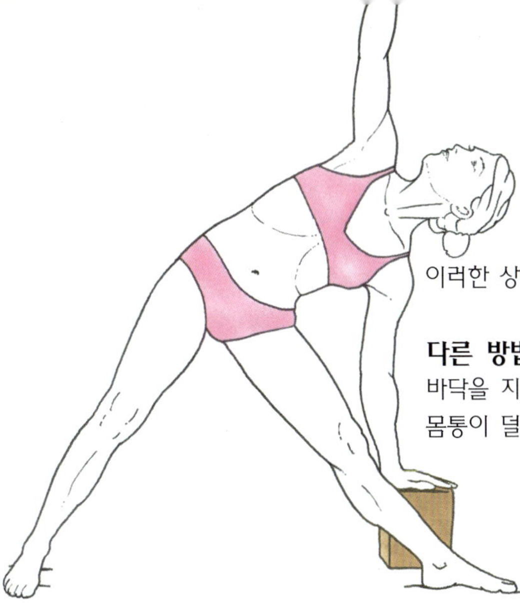

이러한 상황을 피하기 위해 여러 가지 제안이나/적용방법을 제시한다.

다른 방법으로 기대다 :
바닥을 지지한 손밑에 받침대(단단한 블록)를 놓으면
몸통이 덜 기울어지면서 몸통 무게를 지탱할 수 있다.

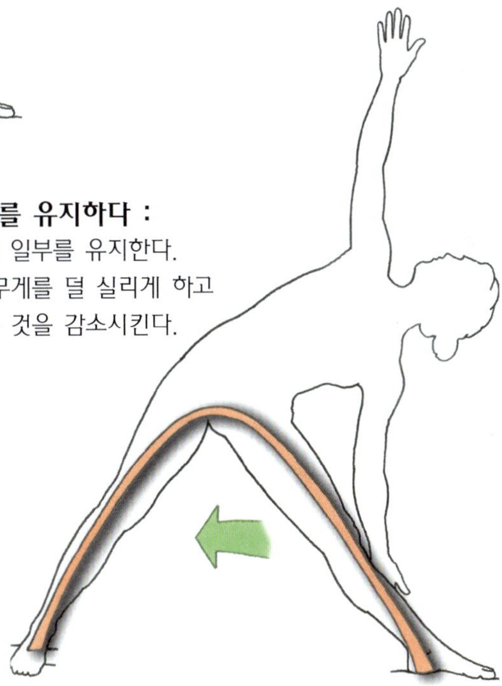

뒷다리에 몸무게를 유지하다 :
뒷다리에 몸무게의 일부를 유지한다.
이것은 앞무릎에 무게를 덜 실리게 하고
무릎이 과신장되는 것을 감소시킨다.

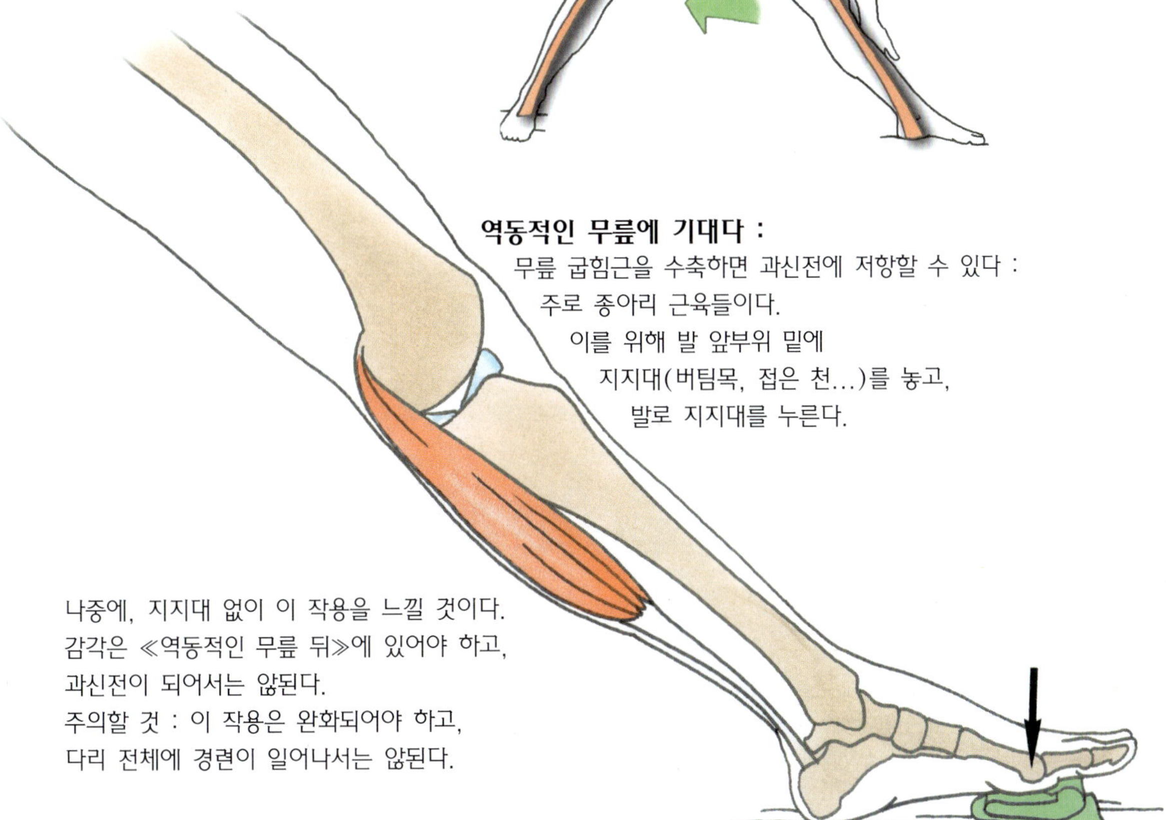

역동적인 무릎에 기대다 :
무릎 굽힘근을 수축하면 과신전에 저항할 수 있다 :
주로 종아리 근육들이다.
이를 위해 발 앞부위 밑에
지지대(버팀목, 접은 천...)를 놓고,
발로 지지대를 누른다.

나중에, 지지대 없이 이 작용을 느낄 것이다.
감각은 ≪역동적인 무릎 뒤≫에 있어야 하고,
과신전이 되어서는 안된다.
주의할 것 : 이 작용은 완화되어야 하고,
다리 전체에 경련이 일어나서는 안된다.

Half Bridge Pose 또는 *세뚜반다(Setu Bandha)*에서 골반 위치를 잡기 위해 두 개의 근육 사이에서 한 근육을 선택한다

이 자세를 취할 때, 자세가 더 높아질수록, 바닥에서 들려진 골반의 위치를 더 잘 정해야 한다. 여기서, 매우 다른 감각을 느끼고 매우 다른 효과를 볼 수 있는 두 개의 근육 (실제로는 오른쪽/왼쪽 이중 근육)이 골반의 방향을 정하는 것을 관찰할 것이다.

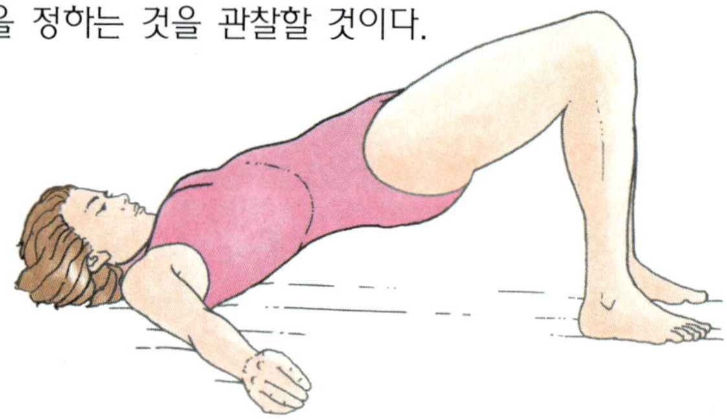

Half Bridge 자세가 완성되면, 양발과 양쪽어깨뼈로 바닥을 지지하여 균형을 다시 잡는다 : 이 지지대 사이에서 몸통 뒷부분과 다리 뒷부분이 바닥에서 들려진다.

이 자세를 완성하기 위해서는, 전반적으로 이러한 모든 뒷부분들이 (수축에 의해서) 짧아져야 한다.

움직임은 다리로 바닥을 밀거나 또는 어깨나 팔로 바닥을 지지하는 것으로 시작할 수 있다. 그러나 모든 경우에, *위로 올라간 골반은 전경이 되는 경향이 있다.*

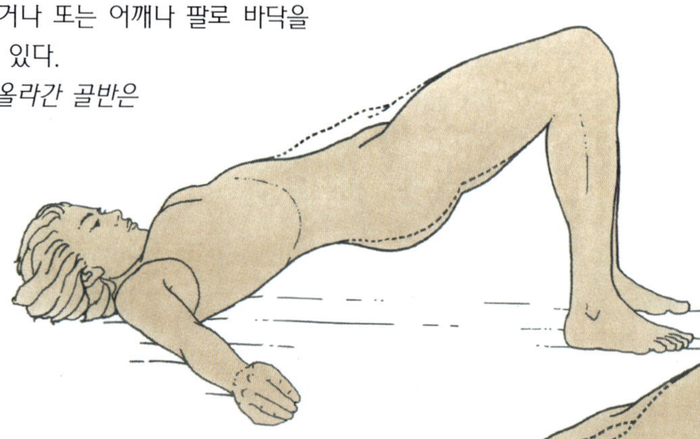

따라서 또한 골반이 반대방향으로 가야만 하는데, 즉 골반이 후경 방향으로 움직여야 한다.

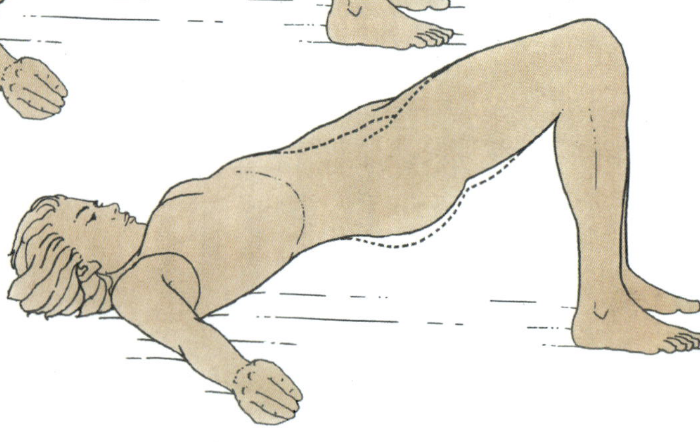

이 자세를 시작하기 위해, 골반전경과 골반후경의 2 움직임에 관해 몇 가지를 주의를 해야 한다. 이 두 가지 움직임은 **Staff** 자세에서 뒤넙다리근 늘이기(108쪽 참고)에서 이미 설명하였지만, 여기서는 매우 다른 맥락에서 접근할 것이다,

골반과 허리를 동원한다 :
쉽고 편한 자세에서 골반의 이러한 움직임을 관찰함으로써 시작할 수 있다. 바닥에 누워, 무릎과 넙다리는 구부리고, 발바닥은 바닥에 댄다(여기서 이 자세를 *시작자세*라고 부를 것이다). 골반을 움직일 때 바닥이 골반움직임이 너무 빨리 멈추지 않도록, 경우에 따라서는, 골반 아래에 부드러운 방석을 댄다.

약간 구부러진 모양의 엉치뼈를 느끼고, 엉치뼈를 발쪽으로 천천히 굴려, 엉치뼈를 꼬리뼈 방향으로 누른다. 이 움직임(누운 자세에서 전경)은 허리 부위를 안으로 들어가게 하는데, 이를 척추전만이라 부른다.

그런 다음 반대 움직임(후경)을 행한다.
척추전만은 허리뼈 부위에서 사라지고, 허리뼈는 바닥에 닿는다.
허리 아래에 손을 넣으면 이 변화를 느낄 수 있다.

이 두 움직임을 다시 시작한다. 골반뿐만 아니라 허리에서 각각 별도로 시작할 수 있다.
예를 들어, 허리를 안으로 들어가게 하면, 골반은 꼬리뼈로 향한다.
그러나 꼬리뼈를 바닥으로 향하게 하면, 이 움직임은 허리를 안으로 들어가게 한다.

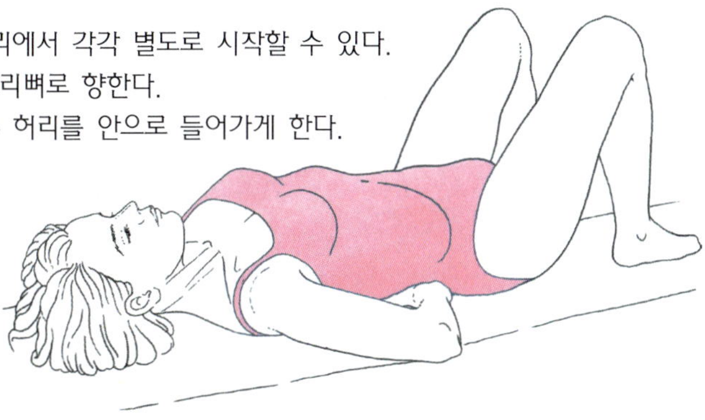

두 가지 방법으로 후경 :
지금은 골반을 후경(허리가 바닥에 닿았을 때)으로 만들어서 다른 두 개의 근육군에 의해 두 가지 방법으로 골반후경을 만드는 것을 체험한다. 이를 위해 시작자세로 다시 돌아간다.

1) 발을 조금 (약간만) 밀고, 그리고 즉시, 볼기근이 골반에 작용하도록 볼기근에 힘을 준다.
이 근육들은 뒤에서 골반을 움직여 골반을 만다. 그 후, 이 작용이 더 진행되면 골반을 들어 올린다.

처음에는 다른 작용이 볼기근 작용과 결합 되더라도,
볼기근으로만 작용하도록 한다.

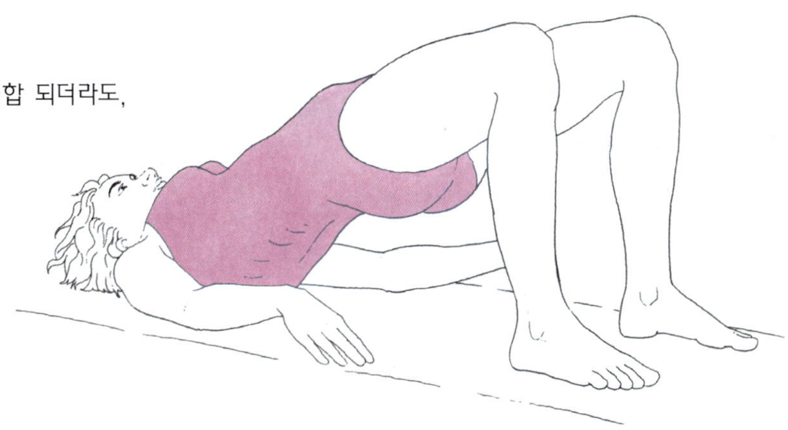

2) 항상 시작자세에 손가락을 약간 배꼽아래에 놓는다.
그런 다음 머리(약간만)를 약간만 든다. 손가락 아래에서 배근(배곧은근, rectus abdominis)의 수축을 느낀다. 머리를 바닥에 놓는다. 이제는, 배곧은근으로, 골반의 앞부분을 배꼽 방향으로 당긴다 :
이것은 골반후경을 발생시키지만, 배가 관여하는 작용에 의해, 앞의 움직임 작용과 매우 다르고, 볼기근을 이완시킨다. 배곧은근은 골반을 앞으로 움직이고, 큰볼기근은 골반을 뒤로 움직인다.

(계속하여) Half Bridge Pose 또는 *세뚜반다(Setu Bandha)*에서 골반 위치를 잡기 위해 두 개의 근육 사이에서 한 근육을 선택한다

이제 ***세뚜반다(Setu Bandha)***자세를 연습하고
자세를 행할 때 한 개 근육 또는 다른 근육의 작용을 조정하는 것을 느낀다.

***세뚜반다(Setu Bandha)*에서**
볼기근에 의해 움직이는 골반 :
몸을 들기 위해 볼기근을 수축하면,
배와 가슴우리는, 특히 호흡을 위해,
자유롭다.

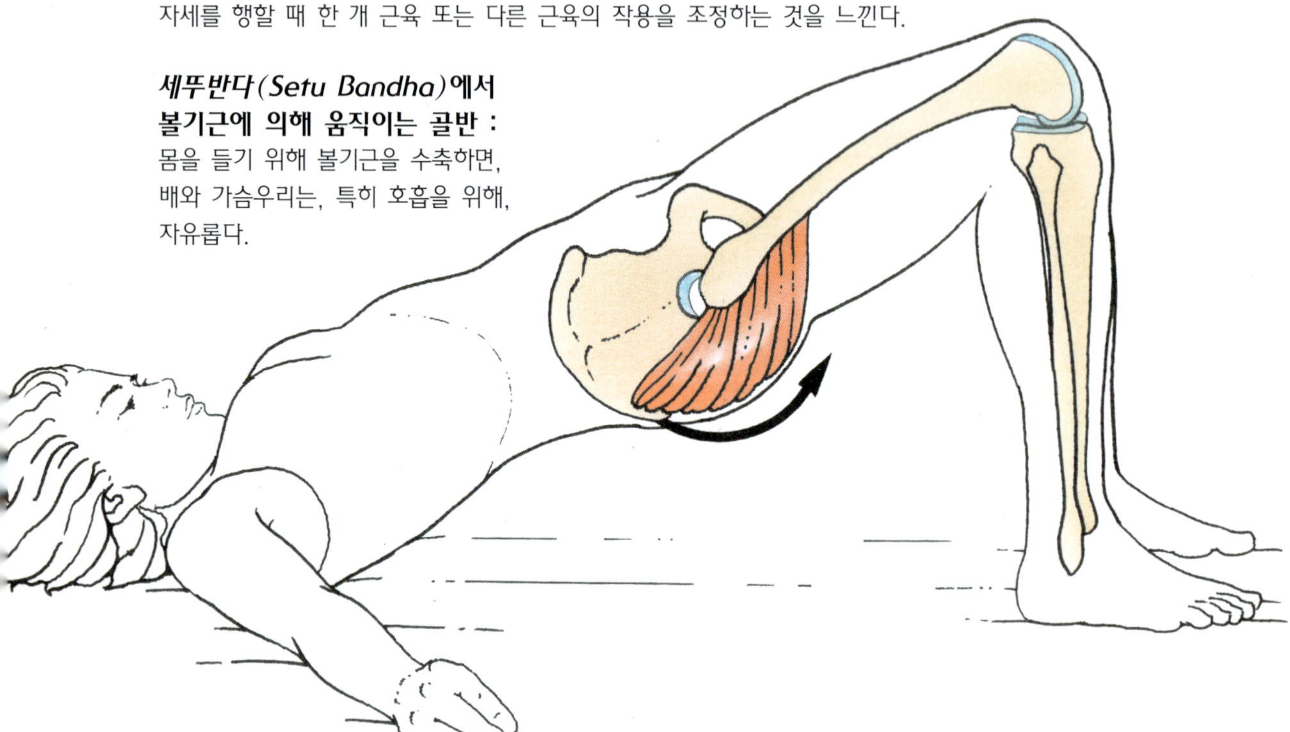

그러나 이것은 상응하는 부위를 제시한다 : 볼기근의 작용으로 인해
뒤에서 엉덩이관절이 강하게 ≪조인다≫. 이 작용은
다른 근육(엉덩이와 엉덩이 앞쪽에 위치한 넙다리곧은근)이
강하게 긴장하기 때문에 자세를 취하는
마지막 단계에서 이 작용이 훨씬 더 강렬해
질 수 있고,

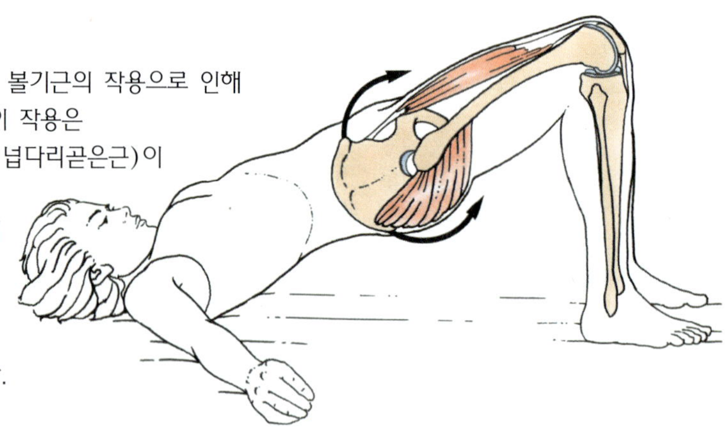

그리고 이것은 엉덩이를 정면에서 압박한다.
따라서 엉덩이연골이 약하면 자세를
유지하기가 어려울 수 있다.

130쪽에 제시된 넙다리곧은근 늘이기를 미리 연습하거나,
또는 Bow Pose, Cobra Pose 또는 ***부장가사나(Bhujangasana)***
또는 Warrior II Pose와 같이 엉덩이 앞 부위를 늘이는 자세를 미리
연습함으로써 ***세뚜반다(Setu Bandha)***를 잘 할 수 있다.
즉, 이러한 연습을 통해 ***세뚜반다(Setu Bandha)***를 행할 때
관절의 앞과 뒤를 동시에 ≪조이지≫ 않을 수 있다.

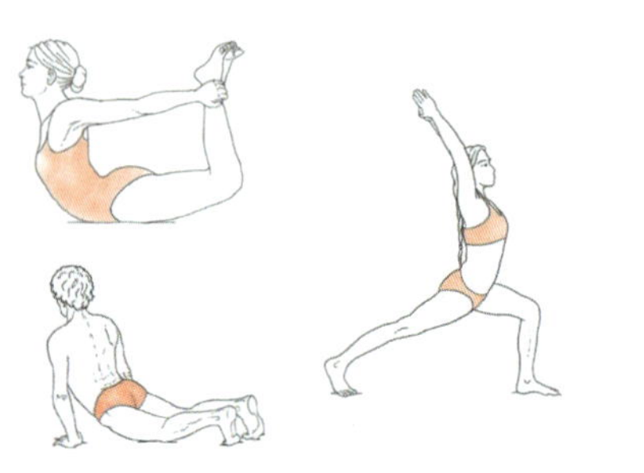

세뚜반다(Setu Bandha)에서 배곧은근에 의해 움직이는 골반 :
배곧은근이 수축하면 엉덩이가 더 자유로워지며, 특히 엉덩이가 약하거나 피곤할 경우 유익하다.
그러나 지금은 앞쪽에서 몸통이 매우 강하게 조인다.

호흡움직임이 일시적으로 방해받는다.

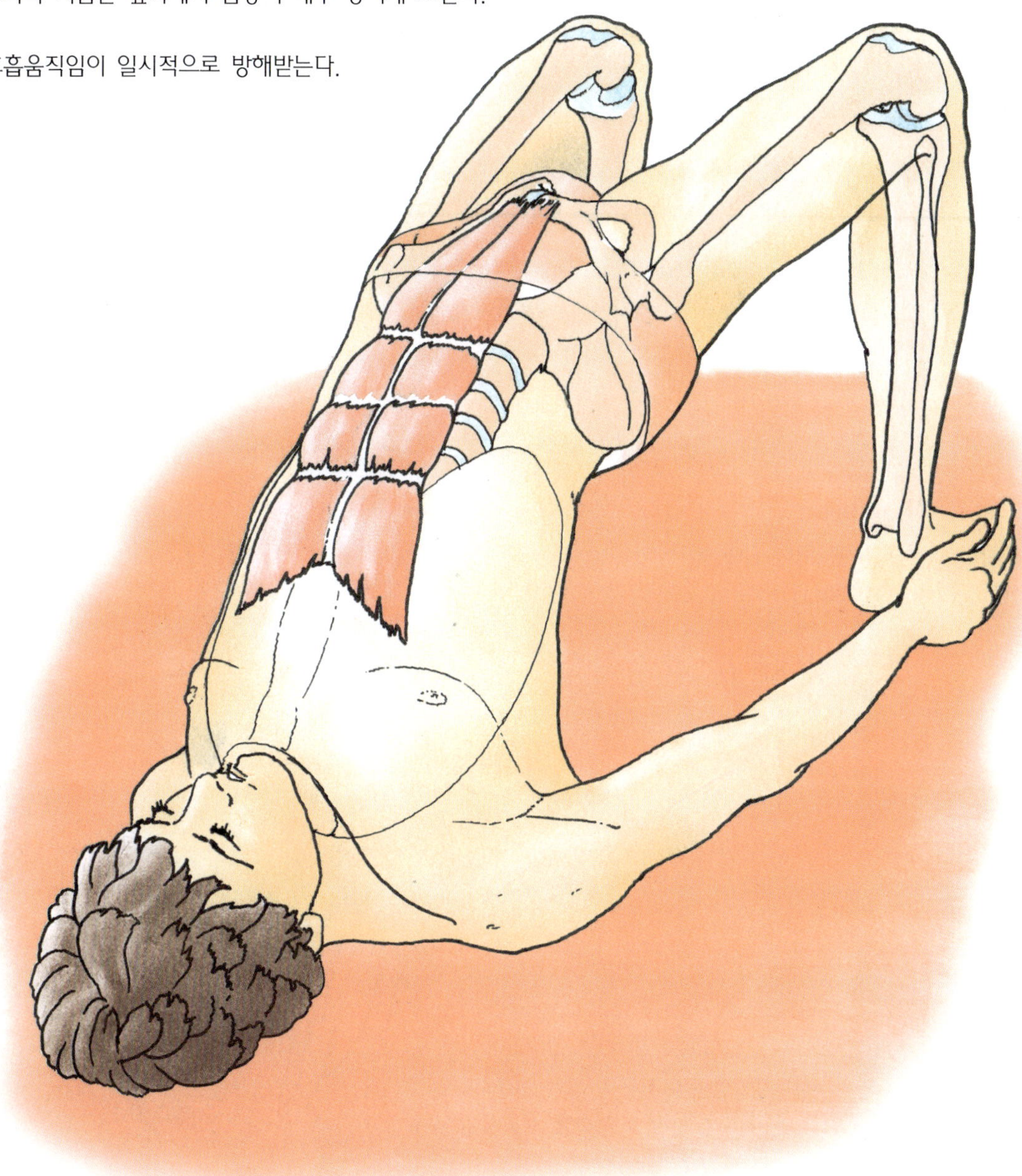

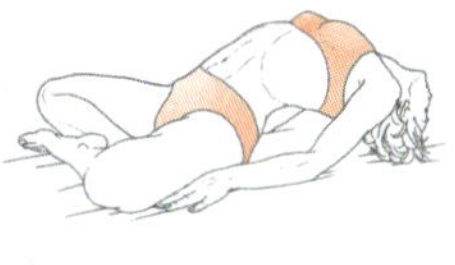

이러한 불편함은 자세를 취하는 시간에만 지속되기 때문에 어떤 결과를 유발하지 않는 것은 아니다. 그러나 Fish Pose 또는 ***마츠야사나(Matsyasana)*** 처럼 호흡량이 커서 가슴우리를 움직이기 위해 그리고 이 아사나를 행하기 위해 이 자세를 연습하는 것은 유익하다.

이 근육들의 작용을 잘 구별할 수 있으면, 이 두 근육들의 작용을 결합할 수 있다.
이는 자세를 취하는 동안 한쪽 근력이나 또는 다른쪽 근력에 더 집중하면서,
두 근력을 서로 보완할 수 있다.

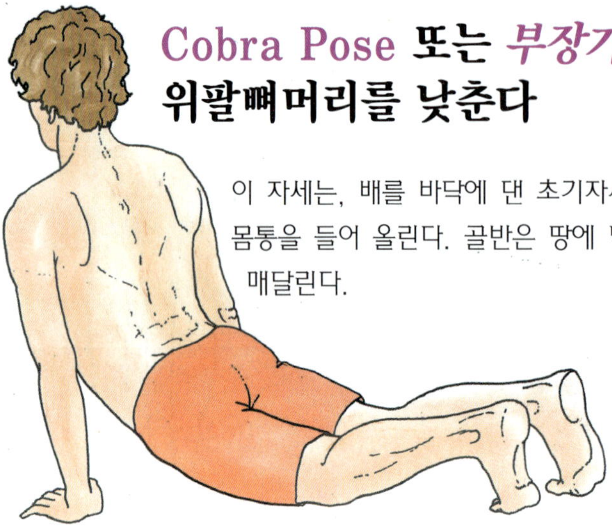

Cobra Pose 또는 *부장가사나(Bhujangasana)*에서 위팔뼈머리를 낮춘다

이 자세는, 배를 바닥에 댄 초기자세에서, 손바닥을 바닥에 대고 팔을 펴면서 몸통을 들어 올린다. 골반은 땅에 닿지 않는다. 몸통의 대부분은 주로 상지에 매달린다.

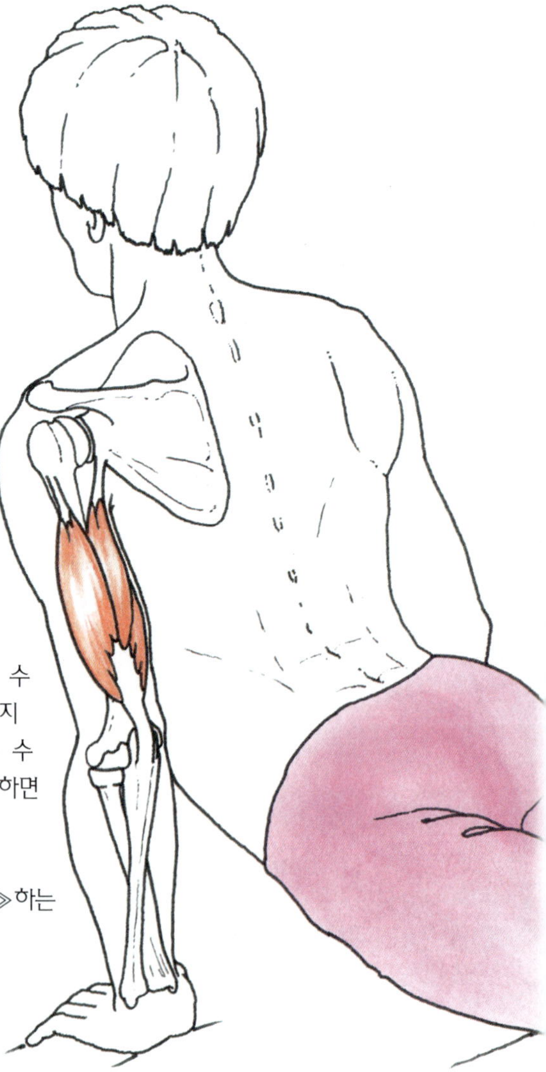

상지는 미는 작용에 의해 대응해야 하는데, 미는 작용은 3단계에서 다르게 진행된다 :

첫 번째 단계 :
팔꿈치는 팔이 강하게 펴지는 것을 유지해야 한다.

이것은 세갈래근의 수축으로 인한 것일 수 있다. 따라서 팔 뒤에서 수축을 느낀다.

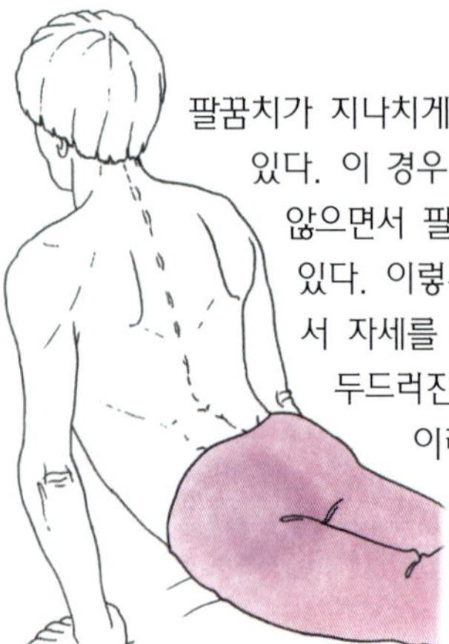

팔꿈치가 지나치게 느슨하다면, 팔꿈치는 과신전이 될 수 있다. 이 경우 세갈래근의 작용을 그리 필요로 하지 않으면서 팔꿈치뼈들이 서로 서로를 ≪고정할≫ 수 있다. 이렇게 하면 팔꿈치에서 근력을 덜 사용하면서 자세를 취할 수 있다(그러나 과신전이 두드러진다면, 과신전을 피하는 것이 좋다. 이러한 경우, 차라리 팔꿈치를 ≪고정≫하는 것이 좋다.

두 번째 단계 :
어깨는 ≪낮게≫ 있어야 한다.

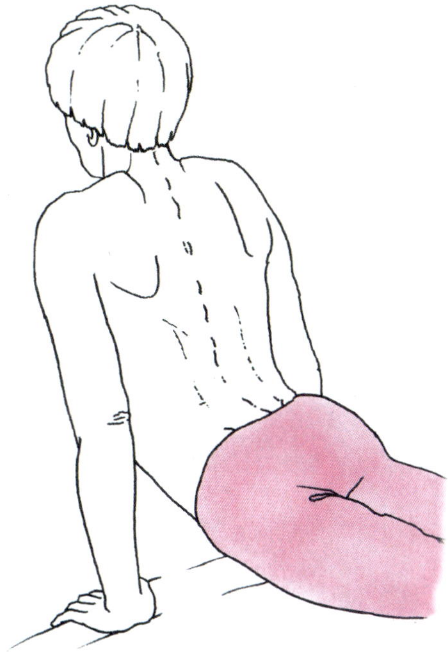

실제로, 몸통무게는 어깨뼈에 비해서 가슴우리를 강하게 아래로 내린다 : 따라서 어깨뼈는 ≪어깨를 귀 옆에 오도록 하면서≫, 동시에 올라가는 경향이 있다는 것을 느낀다.

목을 위로 올리고 목을 노출시키고 싶은 것처럼, 어깨뼈를 최대한 아래로 내리면서, 몸통이 미끄러지는 것에 대응한다.
이 작용은 공동 - 길항 작용을 하는 두 개의 근육인 앞톱니근(serratus anterior, 특히 아래섬유, apm1, 124쪽)과 중간 등세모근(apm1, 128쪽)에 의해 이루어진다.

이 작용은 ≪몸통을 위로 올라≫가게 하고 ≪어깨를 아래로≫ 내려가게 한다는 느낌을 준다.

세 번째 단계 :
팔 윗부분은 어깨뼈에서 멀리 떨어져 있어야 한다.

세 번째 단계의 부위는 작은 장소이며, 종종 이전 단계와 혼동된다.
더 이상 가슴우리에 비해서 어깨뼈를 낮추는 것이 아니라 어깨뼈에 비해서 팔을 낮추는 것이다.

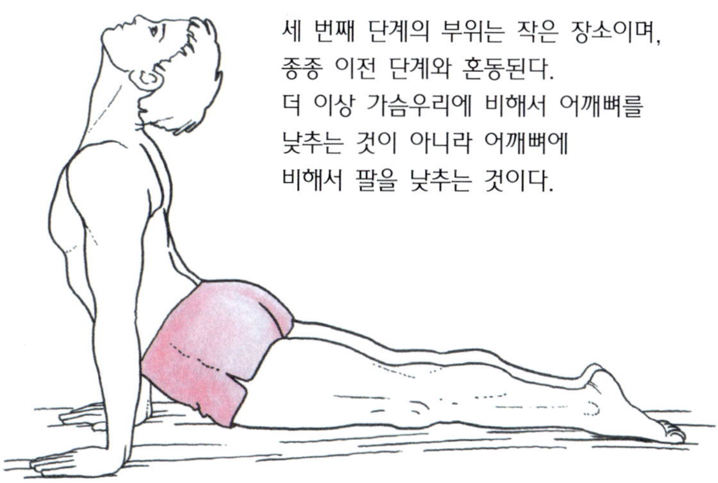

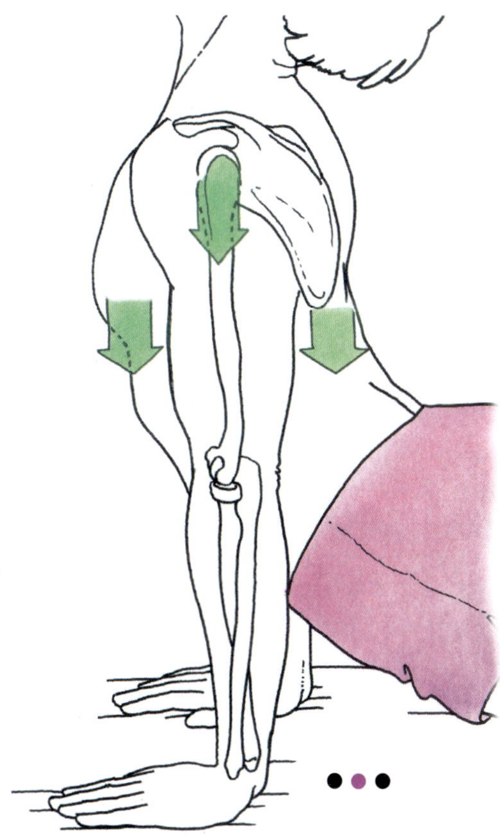

(계속하여) Cobra Pose 또는 *부장가사나(Bhujangasana)*에서 위팔뼈머리를 낮춘다

몸통무게와 머리무게(몸에서 중요한 부위)는 위팔뼈에 강하게 기댄다. 위팔뼈 꼭대기에서, 위팔뼈머리는 이러한 역동적인 지지의 선두에 있다. 몸통은 아래로 내려가는 경향이 있는 만큼, 위팔뼈머리는 봉우리(acromion)를 향해 피스톤처럼 위로 밀려난다.

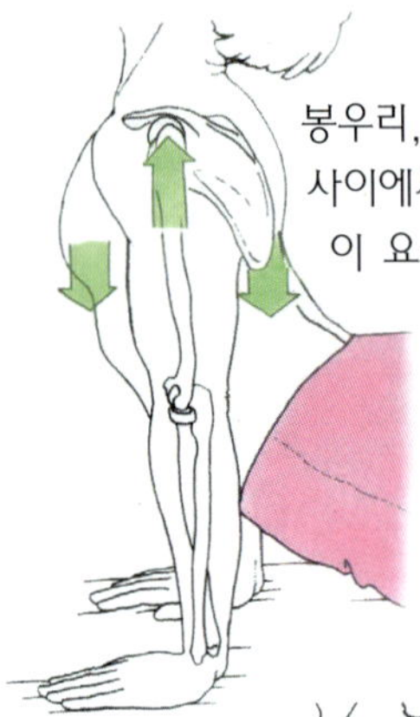

봉우리, 위팔뼈머리와 이 두 부위 사이에 위치한 요소들 사이에서 압박감이 너무 강해질 수 있는 곳이 있다 : 이 요소들은 가시위근 힘줄(supraspinatus tendon)과 위팔뼈머리가 봉우리 아래에서 마찰되는 것을 방지하는 장액낭(serous cyst)(86쪽에서 이 요소와 어깨세모근과의 관계를 설명하였다)이다.

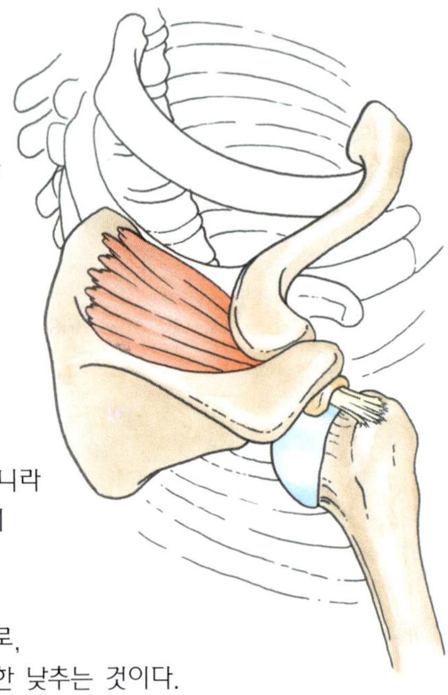

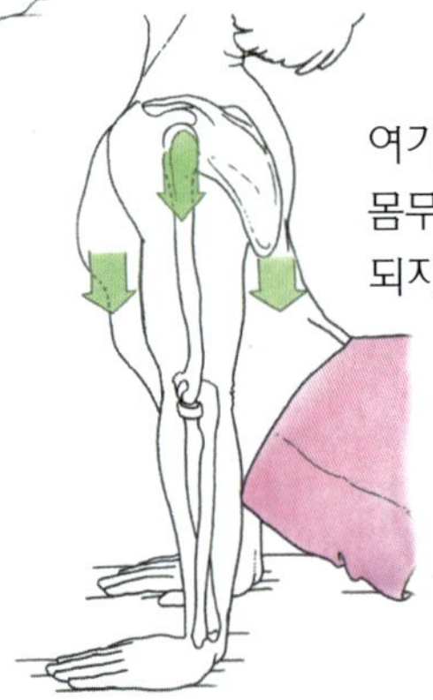

여기에서는 압박을 만드는 것은 근육이 아니라 몸무게이다. 어깨세모근을 이완해도 도움이 되지 않는다.

여기서 필요한 것은, 역동적인 방법으로, 위팔뼈머리를 봉우리 아래로, 가능한 한 낮추는 것이다.

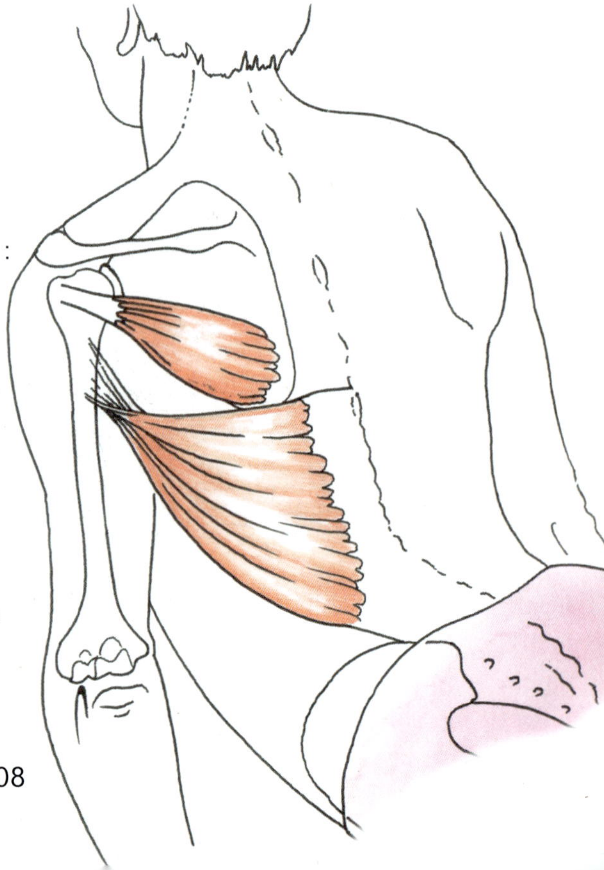

이것은 위팔뼈를 아래로 끌어당기는 모든 근육의 (전체 또는 부분적으로) 결합된 작용을 통해 가능하다 :

뒤에서 :

- 어깨뼈에서 위팔뼈 윗부분으로 가는 작은원근(teres minor) : 이 근육은 주로 어깨 가쪽돌림근이다. 그러나 이 근육 작용의 일부는 위팔뼈머리를 아래로 내린다.
- 넓은등근(latissimus dorsi)은, 골반에서 위팔뼈 윗부분(약간 밑)까지 올라간다 : 이 근육의 작용은 강력하게 위팔뼈를 아래로 내린다.

앞에서 :

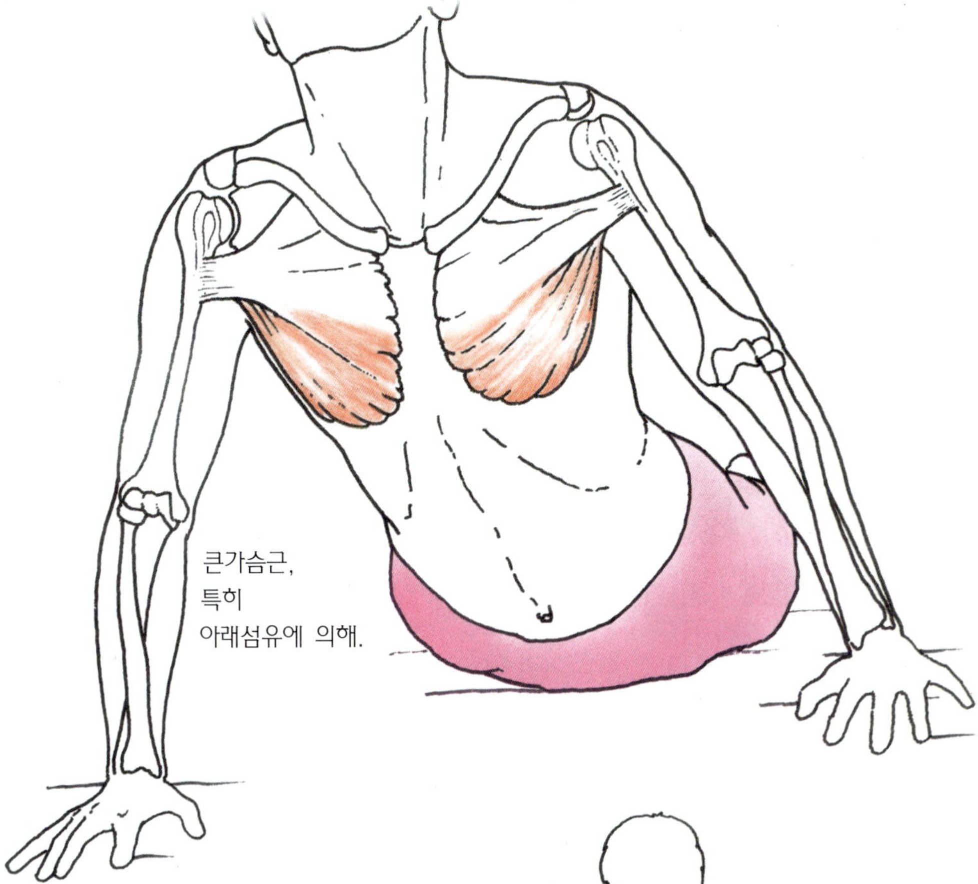

Cobra Pose 또는 ***부장가사나(Bhujangasana)*** 자세보다 쉬운 상황에서 위팔뼈를 역동적으로 아래로 내리는 것을 연습할 수 있다.
예를 들어 :

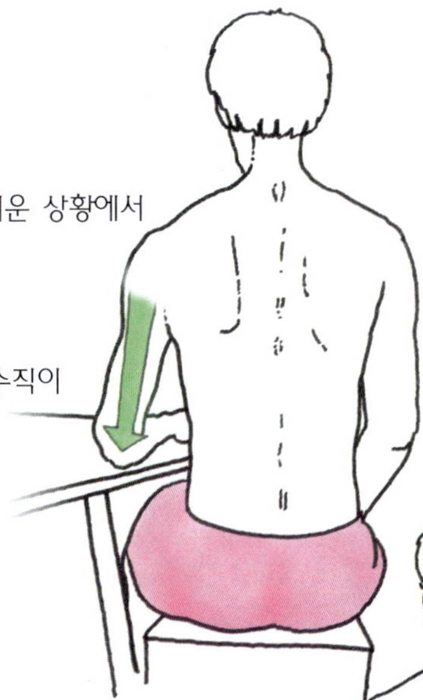

- 테이블의 가장자리 근처에 앉아, 팔꿈치를 테이블에 거의 수직이 되도록 올려놓는다(필요한 경우 의자 높이를 조절한다).
  팔꿈치로 테이블바닥을 민다. 어깨뼈를 내리는 것과 위팔뼈머리와 봉우리 사이에 공간을 만드는 것과의 차이점을 느낀다 ;

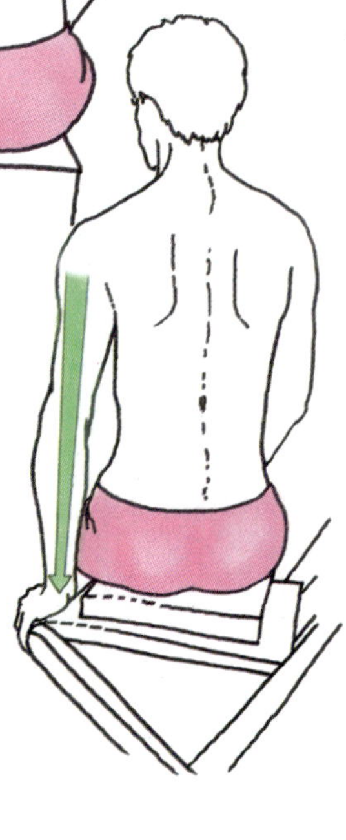

- 의자의 가장자리에 앉아 손목(손목 근처 부위)을 의자 바닥에 놓는다(조심할 것, 팔 길이에 따라 손이 의자바닥에 닿거나 또는 의자 면을 지날 것이다. 여기서 또한 의자 높이를 조정할 수도 있다).

  손으로 의자 바닥을 민다. 이 두 번째 연습은 팔꿈치를 펴야 한다.
  어깨뼈를 역동적으로 내리는 것과 위팔뼈머리를 역동적으로 내리는 것에서, 이 편의 차이점을 느낀다 :

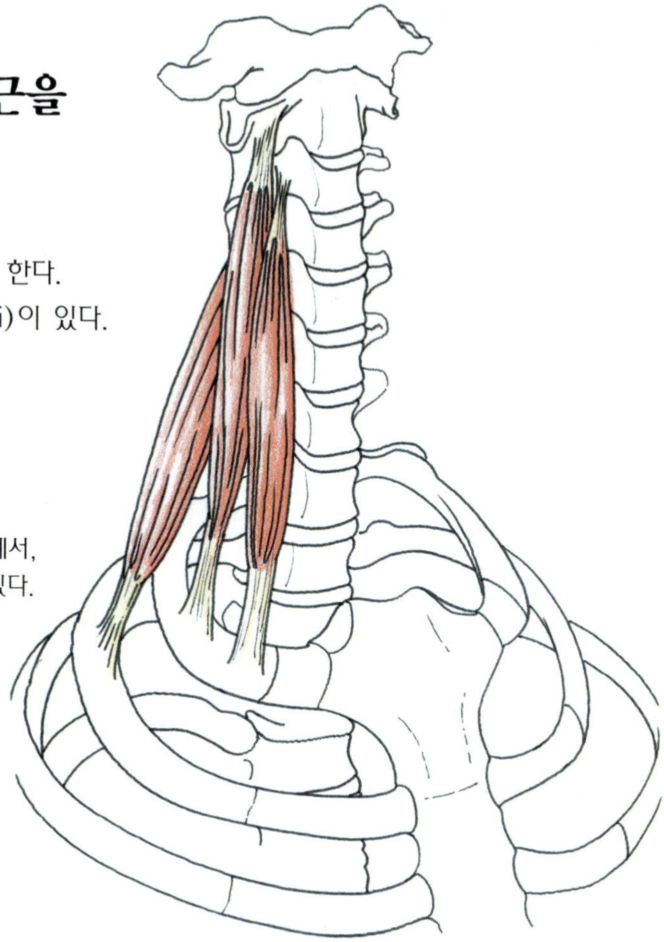

빗장뼈 호흡을 위해 목갈비근을 조정한다

요가 자세는 종종 유연하고 강한 목을 필요로 한다.
목을 세우는 근육들 중에서, 목갈비근(sacleni)이 있다.
그러나 이 근육작용은 쉽게 변형될 수 있다.

목 옆면의 목갈비근,
오른쪽과 왼쪽에는, 목갈비근은, 얇은 목뼈의 옆면에서, 하나 뒤에 하나씩(앞, 중간, 뒤) 3개가 배열되어 있다. 이 근육은 척추에서 첫 번째와 두 번째 갈비뼈까지 이어진다.
중요한 세부 사항 : 이 근육은 머리에 부착되어 있지 않다.

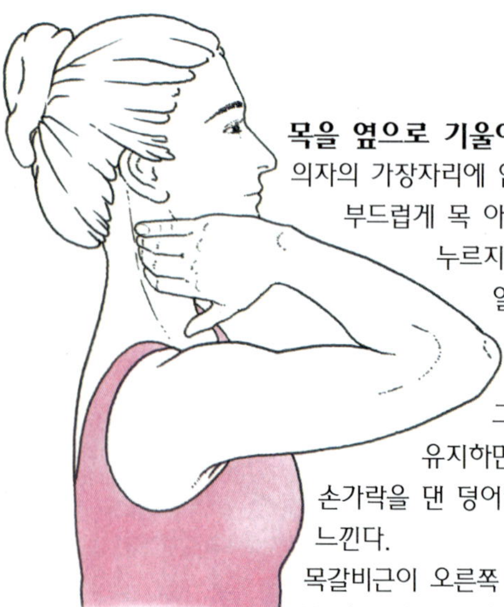

목을 옆으로 기울여서 목갈비근을 발견하다 :
의자의 가장자리에 앉아, 발을 조금 벌린다.
부드럽게 목 아래쪽 절반부위에 손가락을 댄다.
누르지 말고 가벼운 터치로 피부 아래에서 일어나는 일을 느낀다.

그런 다음, 오뚝이처럼 몸통과 목을 곧게 유지하면서 오른쪽으로 천천히 흔든다.
손가락을 댄 덩어리가 목 왼쪽을 따라 딱딱해지는 것을 느낀다.
목갈비근이 오른쪽 목 옆면이 아래로 기울어지는 것을 억제하기 위해 수축하는 것이다.
이 운동을 왼쪽에서도 행할 수 있다.

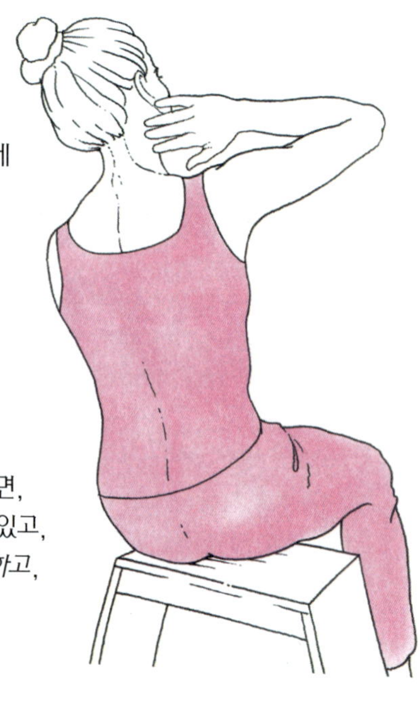

이 근육은 목뼈에서 ≪밧줄≫과 같다. 목이 오른쪽으로 구부러지기 시작하면, 이 근육은 이 움직임을 제어한다. 이 근육은 목을 수직으로 다시 세울 수 있고, 반대쪽으로 기울일 수도 있다(왼쪽). 이 근육은 *목의 옆쪽 움직임을 제어하고*, 그리고 하루 종일... 작용한다.

목갈비근, 흡기근 :
≪옆에서≫ 목갈비근의 작용을 관찰 할 수 있다. 이를 위해 왼손을 펴서 오른쪽 빗장뼈 아래에 둔다. 이 부위를 들어 올리는 움직임으로 숨을 들이마신다 : 여기에서, 목갈비근은 *첫 번째 두 번째 갈비뼈를 들어 올린다.*

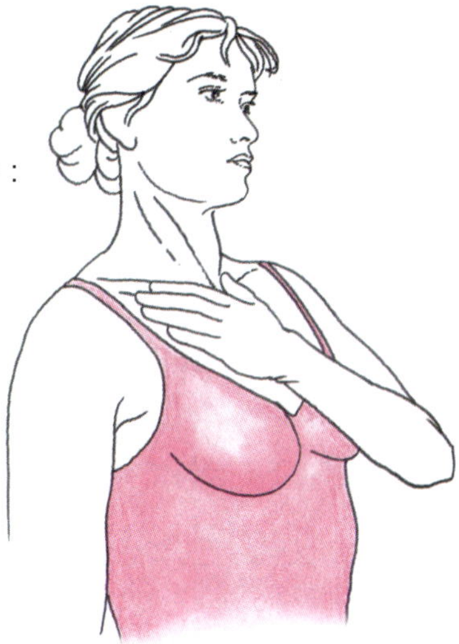

이 근육은, ***프라나야마****(Pranayama)*에서, 크고 완전한 호흡에서, 작은가슴근과 함께 빗장뼈 흡기근 역할을 한다.

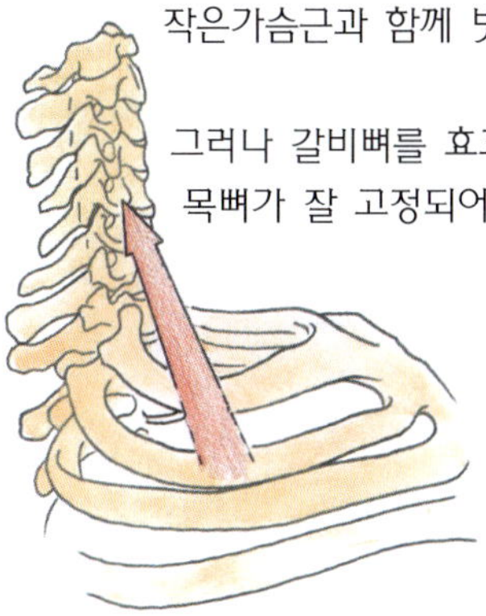

그러나 갈비뼈를 효과적으로 들어 올리기 위해서는 목뼈가 잘 고정되어야 한다.

이러한 경우가 아니라면, 목갈비근이 수축하면 목뼈를 아래와 앞으로 움직이게 한다.

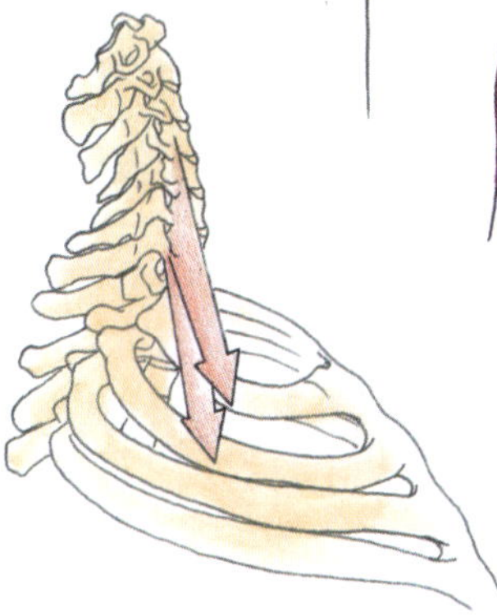

너무 짧은 목갈비근으로 인해 목이 당겨질 수 있다 :
어떤 사람들에게는, 짧아진 목갈비근으로 인해 목이 첫 번째 갈비뼈에 묻힌다. 특히 서 있을 때 그렇다(Mountain 자세 또는 ***따다사나****(Tadasana)*) : 목의 아래쪽 절반이 돌출된다. 머리는 가슴 위가 아니라 앞쪽에 있다.
Corpse 자세 또는 ***사바사나****(Shavasana)*에서, 받침대 없이 바닥에 머리를 두는 것이 어렵거나 불가능하다.

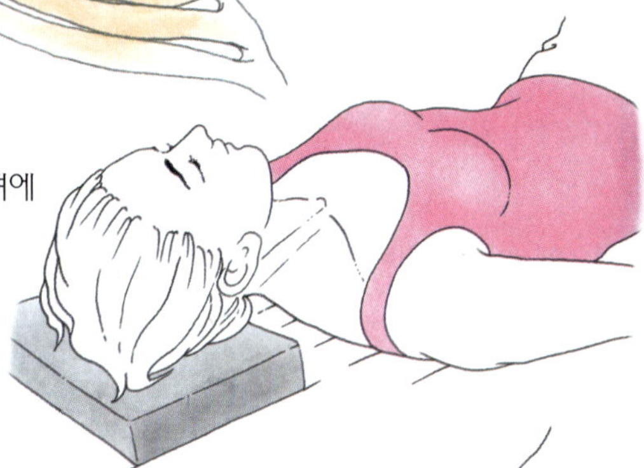

만약 목이 짧은 사람들이 자세를 취하면, 머리는 뒤로 젖혀진다.

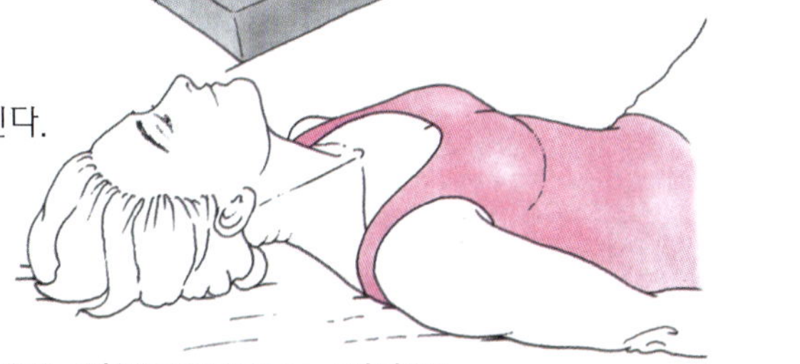

어떤 사람이 이 자세를 취하는데 어려움이 있으면, 힘으로 자세를 재정렬하려고 하는 것은 무의미하다 : 일시적으로 머리에 받침대(버팀목)를 설치하여 연습하는 것이 적합한데, 몇 주 또는 몇 달 동안 연습하면서 점진적으로 목갈비근을 늘릴 수 있다.

두 가지 연습이 도움이 될 수 있다.

바닥에 목을 정렬시키면서 목갈비근을 늘일 수 있다 :
머리 아래에, 바닥과 평행이 되도록 하는, 버팀목을 대고 눕는다.
손으로 부드럽게 머리를 당긴다.
수동적인 정렬이 되도록, 몇 분 동안 자세를 유지한다.

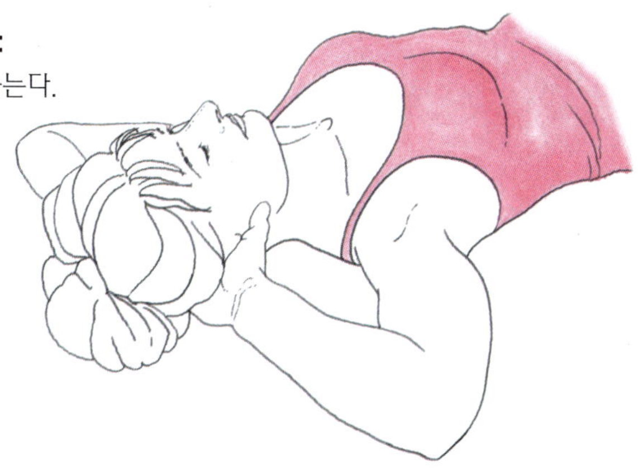

비틀림으로 목갈비근을 늘이기 :
양손으로 목을 받치고 목을 오른쪽과 왼쪽으로 천천히 굴린다. 비틀림은 *목갈비근을 늘인다.*

부 록 Annexes

일반적인 색인 Index général

| 국문색인 |

ㄱ

ㄴ

| 영문색인 |

여기서 다룬 자세의 영어 색인

Index en français des postures abordées

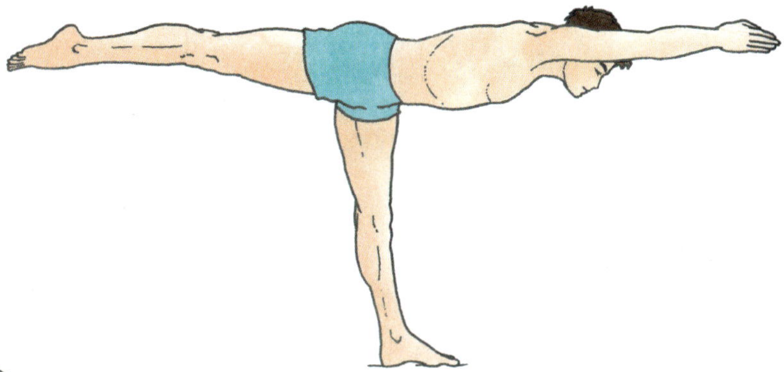

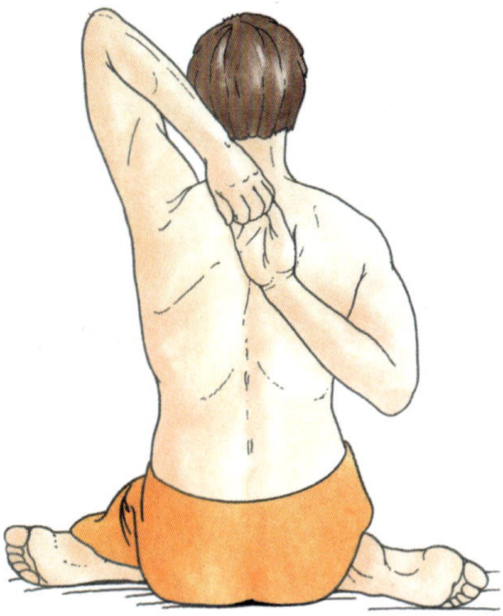

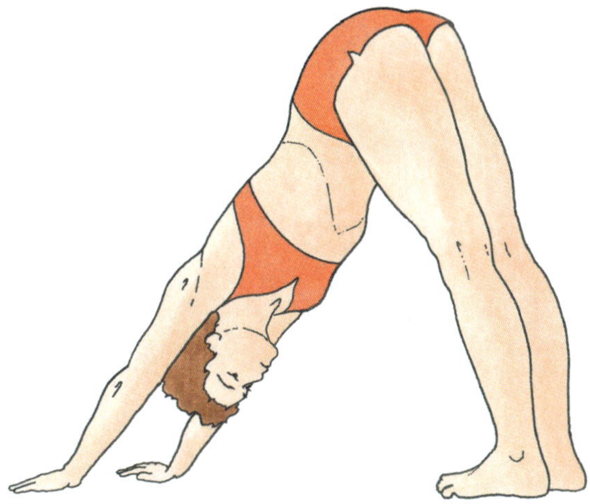

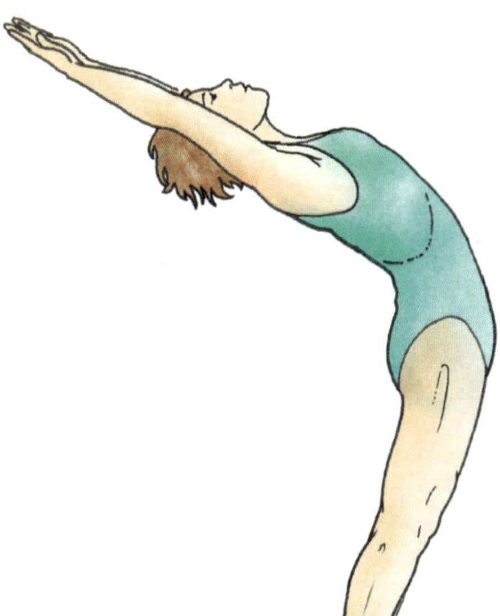

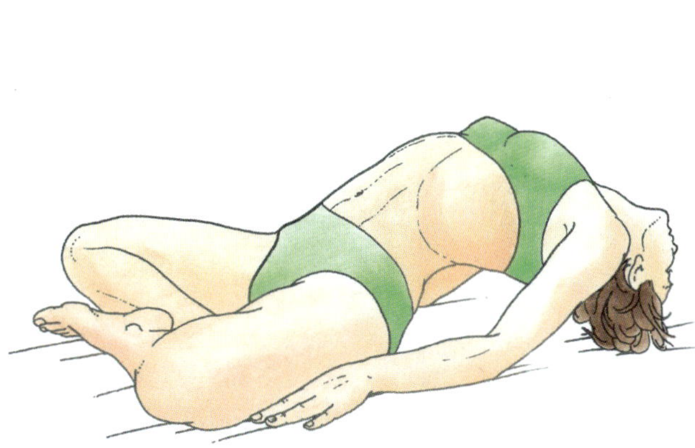

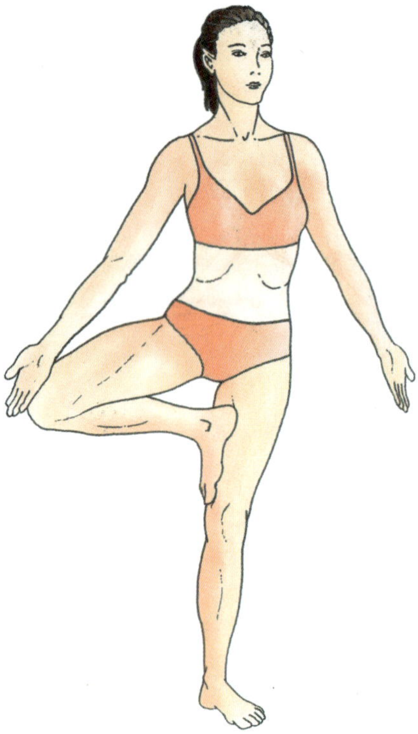

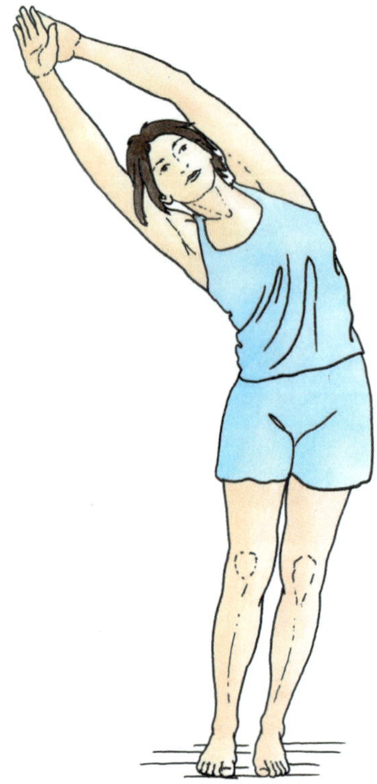

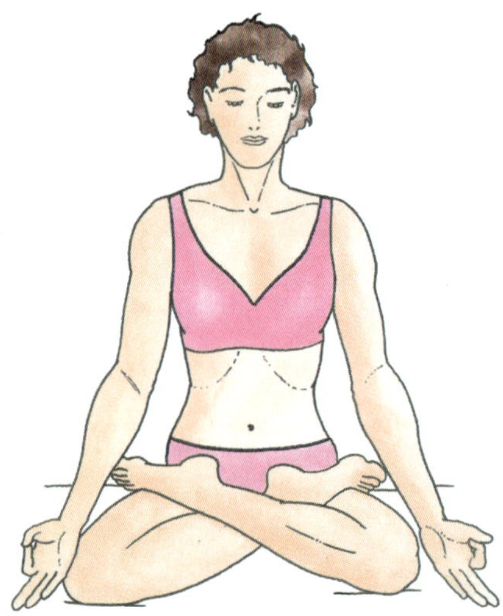

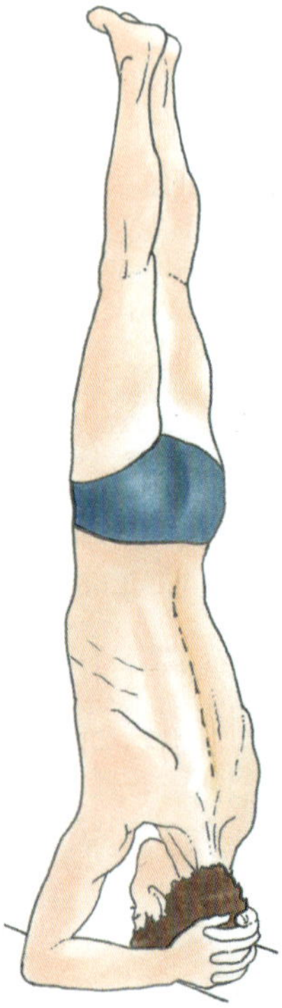

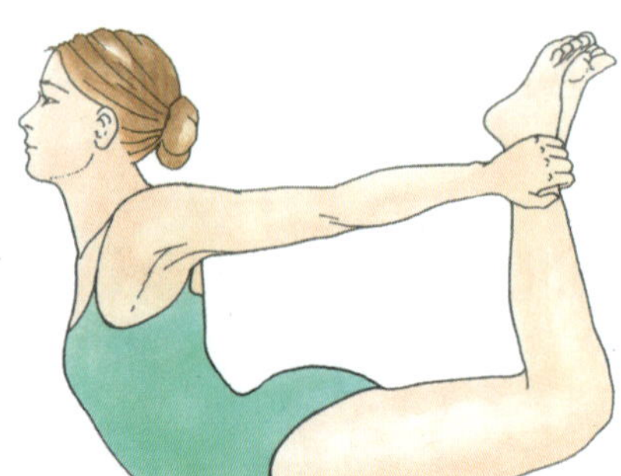

여기서 다룬 자세의 산스크리트어 색인
Index en sanskrit des postures abordées

BlandineCalaisGermain

움직임 해부학은 동시에

- 해부학의 다감각(plurisensorielle) 교수법이며,
- 해부학에 기인해서 몸을 움직이는 방법이다.

Blandine CALAIS-GERMAIN에 창시된
이 개념은 여러 방법을 통해 확산된다:
- 출판: 논문, 책, 포스터,
- 지속적으로 이론(해부학)과
  실기(움직임)가
  교대로 이루어지는
  구두 교육,
  수업 형태,
  컨퍼런스, 연수.

사이트 정보:
www.calais-germain.com
calais-germain@calais-germain.com